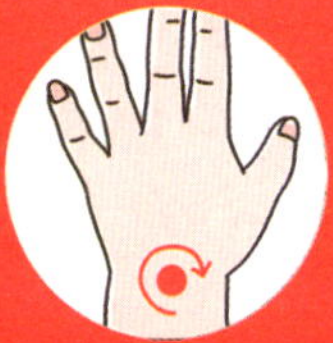

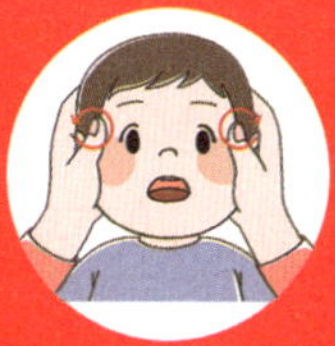

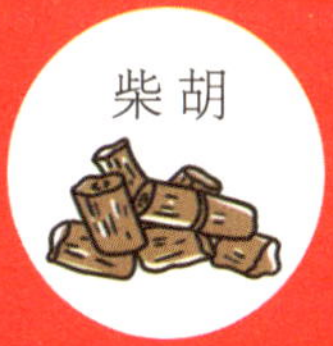

让宝宝不生病的家庭红宝书

小小身体 大大健康

李璇 编著

黑龙江科学技术出版社

图书在版编目（CIP）数据

小小身体　大大健康 / 李璇编著 . -- 哈尔滨 : 黑龙江科学技术出版社 , 2025. 5. -- ISBN 978-7-5719-2827-8

Ⅰ . R179

中国国家版本馆 CIP 数据核字第 2025H3G941 号

小小身体 大大健康

XIAOXIAO SHENTI DADA JIANKANG

李 璇 编著

责任编辑 / 陈裕衡

出　版 / 黑龙江科学技术出版社

地址：哈尔滨市南岗区公安街 70-2 号　邮编：150007

电话：（0451）53642106　电话：（0451）53642143

网址：www.lkcbs.cn

发　行 / 全国新华书店

印　刷 / 三河市九洲财鑫印刷有限公司

开　本 / 710mm × 1000mm　1/16

印　张 / 14.75

字　数 / 123 千字

版　次 / 2025 年 6 月第 1 版

印　次 / 2025 年 6 月第 1 次印刷

书　号 / ISBN 978-7-5719-2827-8

定　价：68.00 元

序言

是日，收到了编者寄来的书稿。初阅之，欣慰于其专业的医学素养、严谨的医学态度。再阅之，则为编者那拳拳慈爱之心所感动。

天下最慈悲者，莫若医者治病救人之心切，以助患者减轻病痛为己任。古有孙思邈的“大医精诚”，近有白求恩之舍生取义。天下最无私者，莫过于父母的伟大奉献，古有“孟母三迁”，今有汶川大地震中，将孩子藏于身下的遇难母亲。如今，编者通过此书，希望为天下家长分忧，携手共为孩子健康助力，使其远离病痛，增强体质。可谓众人同心，其利断金，实乃幸事。

古云：“为人父母者不知医，谓不慈；为人子女者不知医，谓不孝。”

随着21世纪的到来，人类医学也取得了长足的进步和发展。然而，现代西方医学的治疗方法，常常因不良反应令幼儿无法耐受。另外，不断增长的医疗支出体系，也给家长们带来了较大的经济负担。

为了不受疾病困扰，越来越多的有识之士认识到，中医药学是一个伟大的宝库。越发壮大的这个队伍，已经不局限于医学专家。如今的家长们，也把学习中医医学知识，如何帮助孩子健康成长，视作人生的必修课。

中医，以其简、便、廉、效为显著特点，中药因具有安全性、治疗方法具有亲和力，且易懂易学而受到东方国家人民的推崇。中医认为，病后才治，是斗而铸锥，为时晚矣。治未病，方为其根本思想。本书中就采用了大量的篇幅，针对不同病种给出预防方法，特别强调了预防的必要性。不得不提的是，编者根据自己丰富的临床经验，将小儿推拿治疗方法作为本书的主要内容，也是从其更安全、更温和、更易于上手的方面来考虑。余在诊之余,时常阅读医学专业书籍，像本书这般图文并茂，生动、简洁、清晰、丰富、实用者，确不多见，乃难得之佳作。

在人类的历史长河中，中医作为智慧的象征，在漫漫岁月中熠熠生辉。虽然，医学书籍浩如烟海，但是用心付出的成果，终归不会于书架蒙尘。治病之法虽多，而良方效法难求。这本书的出版，对于家长们具有重要的现实意义，同时，对整理、继承和发扬中医学遗产也具有一定贡献，有助于加快中医事业发展的步伐。故乐以为之序。

崔炳南

于甲辰年六月

中国中医科学院广安门医院

前言

曾几何时，宝宝的高热让我们彻夜难眠，持续的咳嗽让我们寝食难安、日夜忧虑。我们不禁深思，是否有可能在家中，就能帮助宝宝远离疾病的困扰？能否有一种简单的方法，能够迅速缓解宝宝的病情，让他们恢复健康与活力？

幸甚至哉，我们生于华夏大地。借助古人的智慧，我们就可以通过学习并运用推拿等低药方法，为宝宝筑起一道健康屏障。

对于年幼的孩子来说，服药困难，针刺疼痛。而小儿推拿疗法，是一种具有优势的物理疗法，因其简便有效、手法温和，而深受人们喜爱。其疏通经脉、调畅气血的独特功能，不仅具有保健作用，还能迅速缓解病痛。

追溯推拿的历史，让我们从中看到中国古代医家们倾注的心血与努力。早在远古时期，人类就已经积累了通过按摩的方法治疗疾病的经验。在我国现存最早的医学著作《五十二病方》中，就有关于小儿推拿的文字记载。随着时代的演变，推拿疗法不断发展和完善。到了明代，杨继洲所辑的《小儿按摩经》标志着小儿推拿理论体系与临床实践的成熟。

小儿的生理特点决定了他们在疾病防治方面具有特殊性。他们的脏腑柔弱、血气未充、经脉未盛、精气不足，但同时又发育迅速、活力充沛、组织再生和修补力强、机能恢复也较快。因此，针对小儿的经络穴位进行推拿治疗，能够迅速修复身体问题，达到良好的治疗效果。

小儿推拿疗法的穴位虽多，但多固定集中，学习起来相对简单，易于上手。家长们只需认真学习，就能够掌握，并通过推拿的方法增强宝宝的免疫力，预防多种疾病的发生。在宝宝感染疾病的初期，也能够帮助他们尽快恢复健康。

以上就是此书出版的缘起。我们热切期望，这本书能帮助更多的家长们了解并掌握小儿疾病的居家防治方法，从此不再为宝宝的健康担忧。同时，我们也希望更多的孩子能够从中受益，远离疾病的困扰。

因时间有限，知识储备不足，本书难免有疏漏之处，敬请广大专家、老师和读者惠予雅正！

李 璇

2024 年立夏

儿童经络推拿穴位图

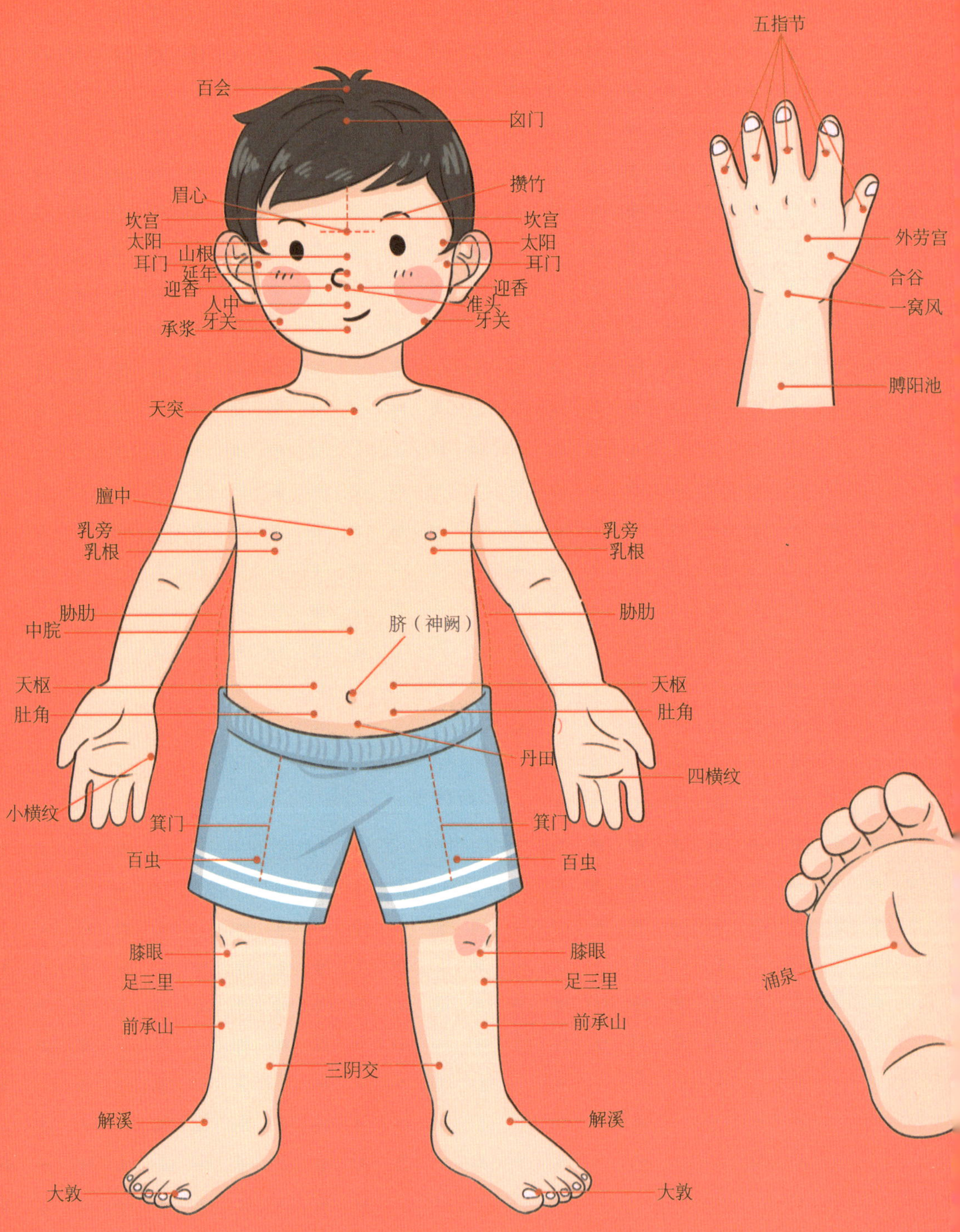
五指节
百会
囟门
攒竹
眉心
坎宫
坎宫
太阳
太阳
山根
耳门
耳门
延年
迎香
迎香
人中
准头
牙关
牙关
承浆
外劳宫
合谷
一窝风
膊阳池
天突
膻中
乳旁
乳旁
乳根
乳根
胁肋
胁肋
中脘
脐（神阙）
天枢
天枢
肚角
肚角
丹田
四横纹
小横纹
箕门
箕门
百虫
百虫
膝眼
膝眼
足三里
足三里
涌泉
前承山
前承山
三阴交
解溪
解溪
大敦
大敦

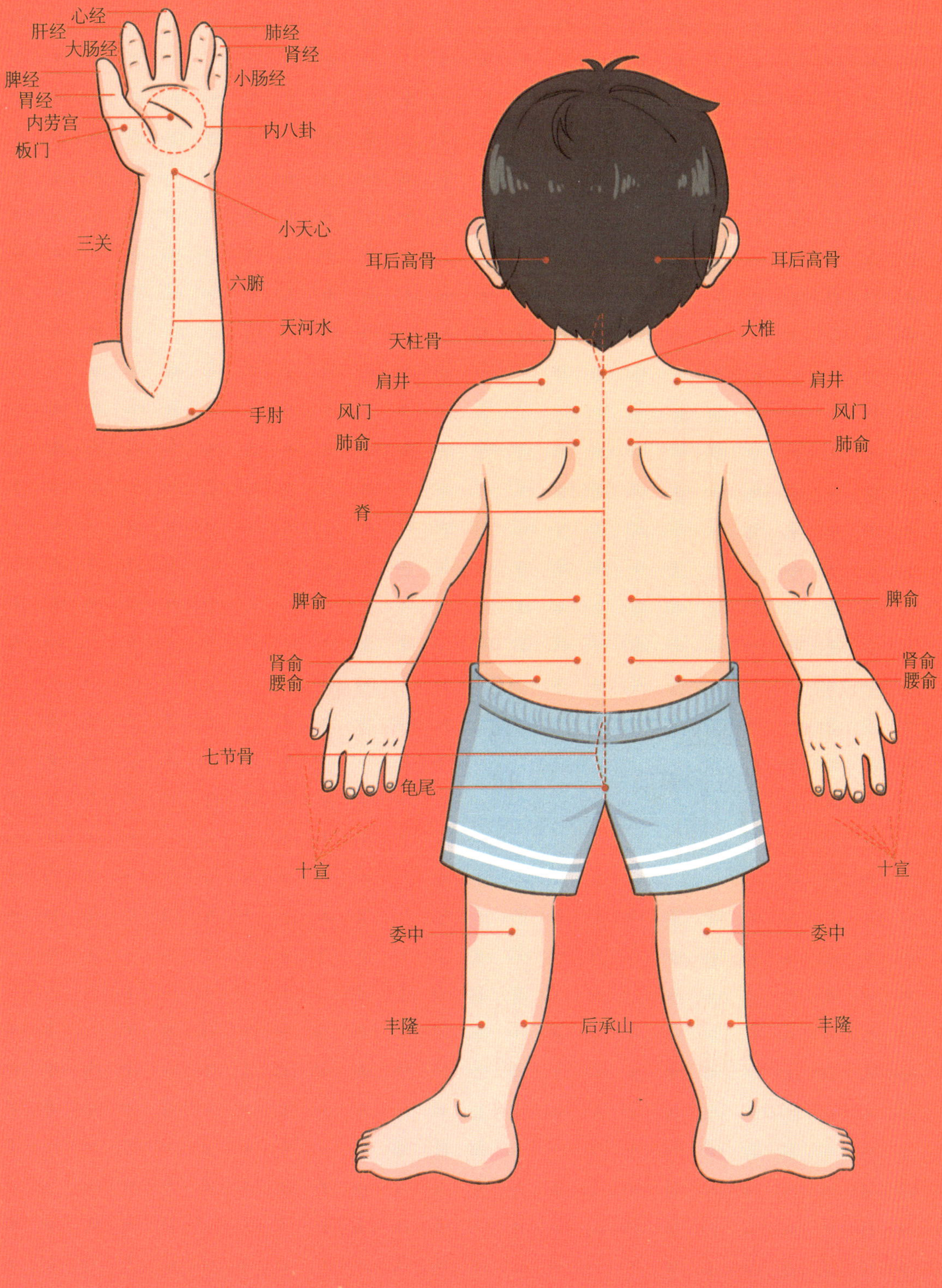

心经
肝经
肺经
大肠经
肾经
脾经
小肠经
胃经
内劳宫
内八卦
板门
小天心
三关
六腑
天河水
手肘
耳后高骨
耳后高骨
天柱骨
大椎
肩井
肩井
风门
风门
肺俞
肺俞
脊
脾俞
脾俞
肾俞
肾俞
腰俞
腰俞
七节骨
龟尾
十宣
十宣
委中
委中
丰隆
后承山
丰隆

目录

第四章 小儿哮喘

第五章 小儿肺炎

第六章 小儿支气管炎

第七章 小儿呕吐

第八章 小儿腹泻

九章 小儿便秘

第十章 幼儿急疹

第十一章 小儿湿疹

第十二章 儿童过敏

第十三章 儿童中暑

第十四章 小儿脱水

第十五章 手足口病

第十六章 儿童中耳炎

第十七章 小儿贫血

第一章 小儿感冒

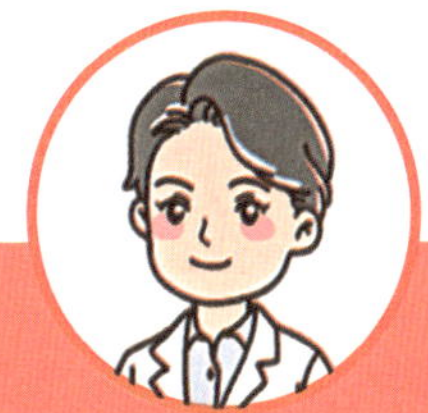

小儿感冒的定义

小儿感冒，是由于宝宝感染了外来病邪，而引起的一种急性呼吸道疾病。

清代著名医家吴鞠通在其著作《温病条辨》中，曾提出："小儿稚阳未充，稚阴未长，外感温邪，最易化热化燥，伤阴耗液。"概括了小儿体质娇嫩，免疫力低下，容易感染病邪的生理特点，为现代儿科的诊疗提供了理论依据。

小儿感冒的临床表现有恶寒、发热、头痛等主要症状，多数会伴随鼻塞、流涕、打喷嚏、咳嗽等并发症状。感冒，虽然并不是什么大病，但失治误治，发展成重症，就可能引发变症，形成肺炎或对其他脏器造成伤害。

所以，小小感冒，家长们也要认真面对，积极防治。

应该如何防治感冒呢？

首先需要了解疾病证型，感冒可分为风寒型、风热型、暑湿型、积食型、流行型等多种证型。每种证型都有不同的发病原因和症状，需要正确区分，再对证治疗。

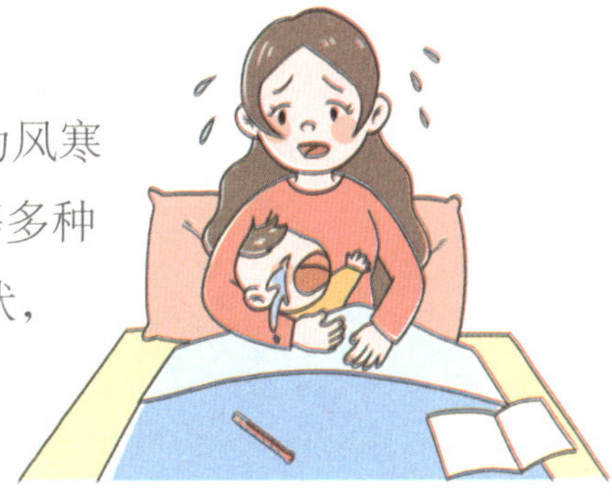

小儿感冒证型的划分

●小儿感冒中医辨证分型及用药参照表

证型	症状表现	病因	简单处理及用药
风寒型	恶寒、头痛、身重、鼻塞、流清涕、咳嗽、吐稀白痰、舌苔薄白。	儿童身体的承受能力比较弱，气候骤变，感受风寒，邪犯肺卫，卫表不固而致病，秋冬多发。	小儿氨酚黄那敏颗粒、伤风感冒冲剂、荆防颗粒
风热型	发热、头胀痛、有汗、咽喉红肿疼痛、咳嗽、痰黄、鼻塞、舌苔黄且厚。	儿童感受风寒后，郁而化热，邪结于内，难以透达肌表。	板蓝根冲剂、小柴胡颗粒、感冒清热冲剂
暑湿型	畏寒、发热、口淡无味、头痛、头胀、腹痛、腹泻，舌苔黏腻。	盛夏闷热伴有大量湿气，因此宝宝喜欢纳凉饮冷，使体内的暑湿为风寒所遏，疏泄受阻。	藿香正气水、暑湿感冒冲剂
积食型	食欲不振、厌食、口臭、肚子胀、胃部不适甚至上吐下泻、发热、咳嗽等。	受天气、饮食、生活习惯等因素的影响，对宝宝肠胃产生刺激而发病。	复方胃蛋白酶颗粒、保和丸
流行型	全身症状重，多喷嚏、多鼻涕、鼻塞重、咳嗽、多痰、头痛、发热、全身酸痛无力等，多为数种症状并发。	由流行性感冒病毒侵犯上呼吸道引起。	抗病毒口服液、连花清瘟胶囊

很多宝宝感冒后，会发展为肺炎，但症状却不是很典型，让父母们错过了最佳的防治时机，增加了患上其他疾病的风险。所以，当孩子出现感冒症状并逐渐加重时，需要及时请专业医生给孩子做出明确的诊断，采取相应的治疗措施，以防延误病情。

●判断小儿感冒轻重参照表

分型名称	对应症状
轻度感冒	发热在 37.5℃到 38.5℃之间或不发热，以局部症状为主。有鼻塞、流涕、打喷嚏、流泪、咳嗽、吞咽疼痛或困难等相关表现。
重度感冒	发热 38.5℃到 40.0℃之间，起病急，病情较严重。可有头痛、身痛、烦躁不安、全身乏力等症状。有时局部呼吸道症状不明显，仅仅有流涕、咳嗽。 当小儿高热持续不退时，请即刻前往医院就诊，以免病情加重。

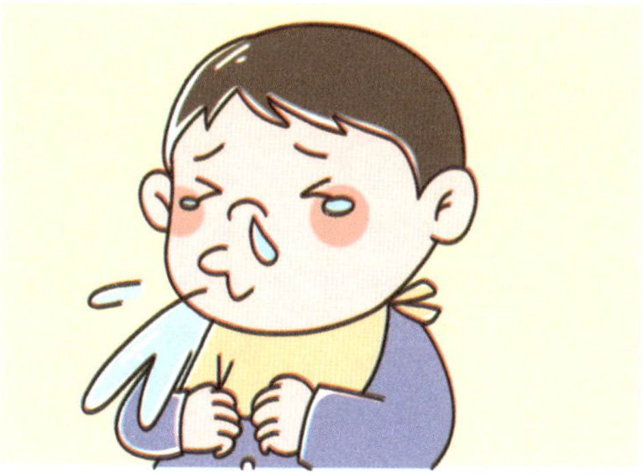

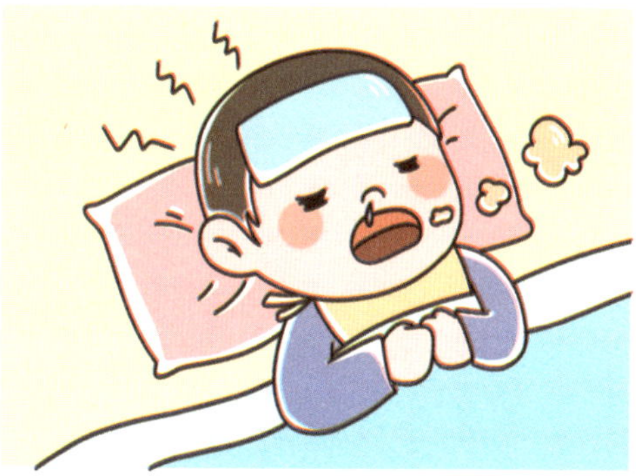

根据鼻涕特点区分感冒参照表

鼻涕类型	感冒症状	简单用药
清鼻涕	以恶寒、头痛、流清涕为主。通常感冒症状较轻，很少咳嗽，偶有鼻塞、喷嚏。	小青龙颗粒
白或青鼻涕	咽痒痰多，咳声紧、痰声重，白痰多，或伴发热、无汗、恶寒、鼻塞、流清涕，或鼻涕较多。	通宣理肺丸
黄鼻涕	发热、头痛、咽痛、黄色鼻涕、痰液多且黏稠，多伴随剧烈咳嗽或鼻塞，精神状态不佳。	双黄连口服液
浓鼻涕	当感染流感病毒，或感染上呼吸道合胞病毒时，鼻涕浓稠，并伴有高热不退，咽喉肿痛、口干舌燥，浑身疼痛无力，偶见褐色浓血痰。	四季抗病毒合剂
无鼻涕	鼻腔干燥，呼吸道有明显发热感，常伴咽干、发热、咳嗽。	桑杏感冒颗粒

小儿出现了感冒的情况，如果症状并不是很严重，可以采取小儿推拿的方法来促进身体的康复。

按摩手法

1 揉太阳，缓解头痛

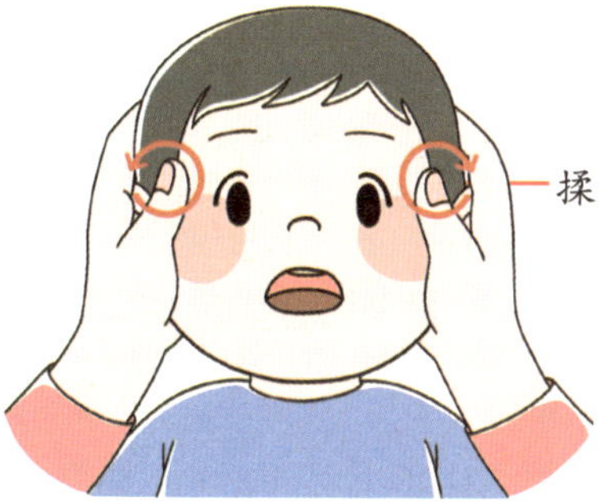

太阳位于头部侧面，眉梢和外眼角中间向后一横指凹陷处。按揉后，可以缓解感冒引发的头痛、鼻塞和流鼻涕的症状。

操作：用两拇指轻轻地按揉该部位，需要按揉 1~2 分钟，切忌按揉时间过长。

2 开天门，提高免疫力

天门是鼻翼根部到发际线的连线，推拿的时候使用拇指从鼻根部推向发际线，需要连续推 3~5 分钟，效果比较好。

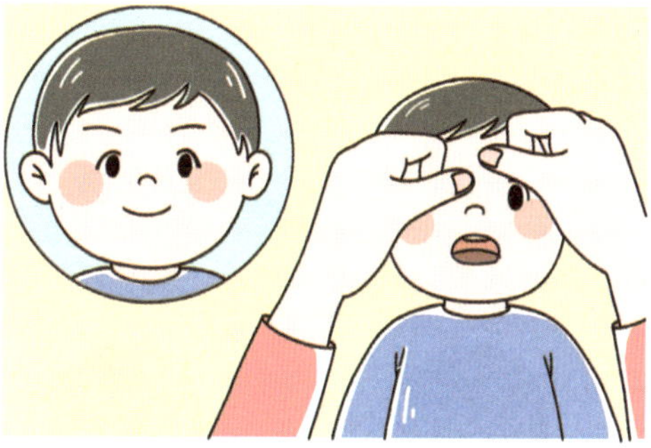

开天门

开天门的注意事项

额头这个地方的皮肤很薄，不需要用太大的力气，以免搓破宝宝娇嫩的肌肤。开天门的频率，一般是 150 次 / 分即 2~3 次 / 秒，只要频率一快，力度就出来了。如果频率过慢，力度就不够。

3 点按攒竹，清热镇痛

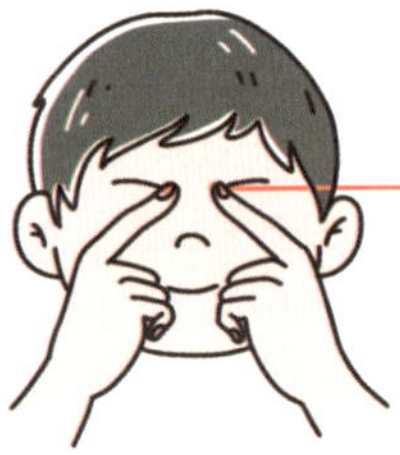

点按攒竹

攒竹位于人体的面部，眉毛内侧边缘凹陷处。

操作：用两食指点按 50 次。

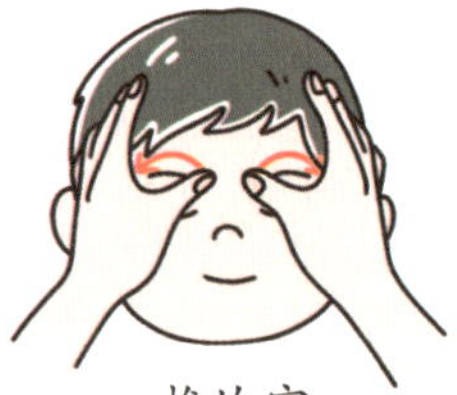

推坎宫

推坎宫

坎宫位于自眉头起沿眉向眉梢的横线上。

操作：用两拇指自眉心向两侧眉梢分推 50 次。

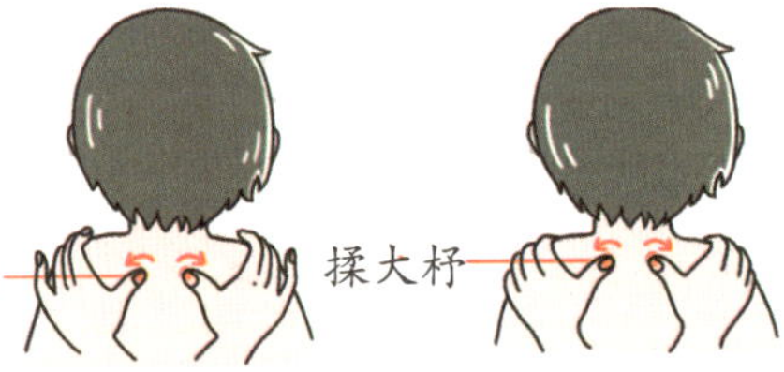

揉大杼、风门

大杼位于背部第 1 胸椎棘突下旁开1.5 寸,左右各有1个穴位。

风门位于背部第 2 胸椎棘突下旁开 1.5 寸，左右各 1 个穴位。

操作：此二部分各揉100次。

4 清肝肺，推天河，退热除烦

如果宝宝高热并伴有严重的嗓子疼，还可以给宝宝采用清肝肺、推天河水等方法来进行推拿。具体操作如下：

清肝经

肝经手部反射区位于手掌侧，食指从指根到指尖的一条直线。具体操作方法是用拇指从宝宝食指的指根推到指尖 100~200 次。

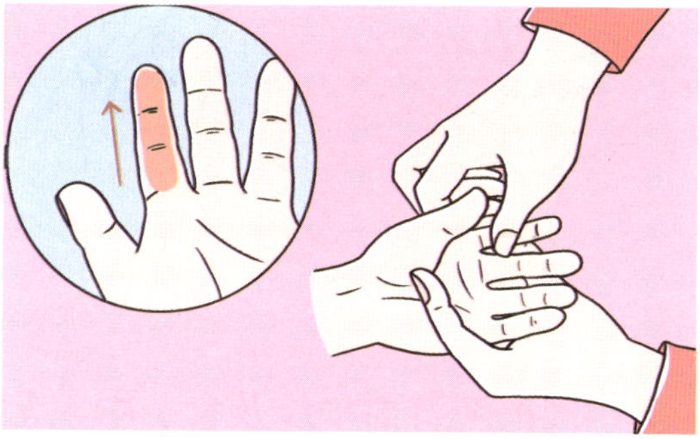

清肺经

肺经手部反射区位于手掌侧，无名指从指根到指尖的一条直线。具体操作方法是用拇指从宝宝无名指指根推到指尖 100~200 次。

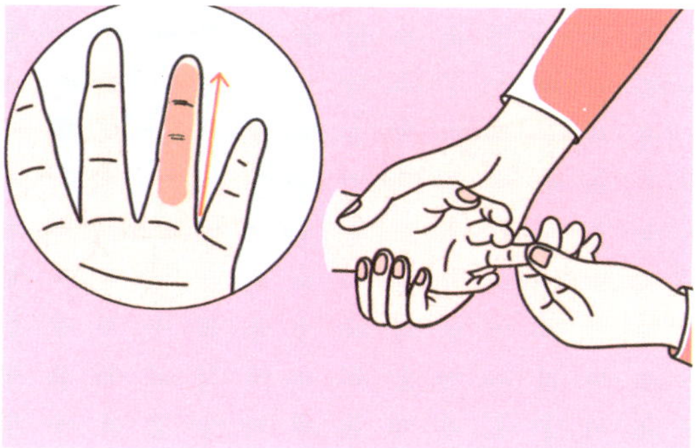

推天河水

天河水位于前臂正中，是从腕横纹至肘横纹的一条直线。具体操作方法是，用食指和中指从宝宝腕横纹均匀推到肘横纹 200 次。

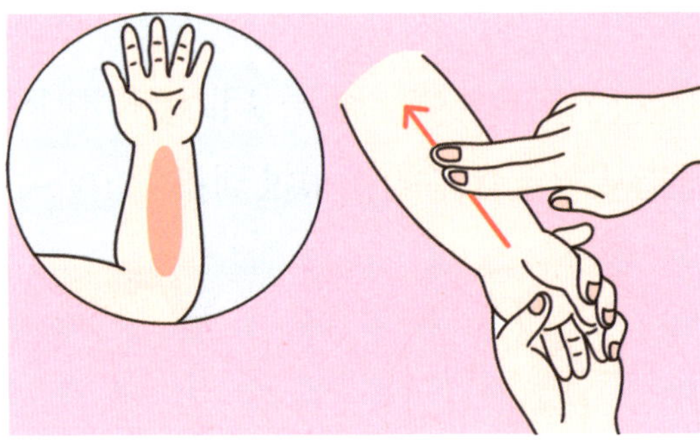

掐五指节

五指节位于拇指间关节背面横纹及食、中、无名、小指近端指间关节背面横纹处。具体操作方法是，用拇指指甲分别掐宝宝五指节各 5 次。

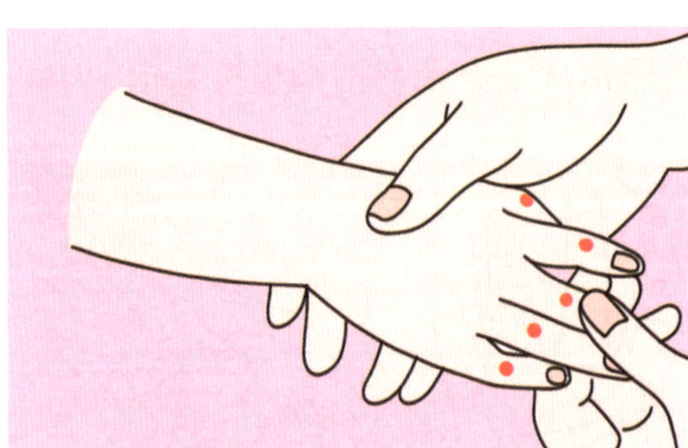

5 点按合谷，清肺经火

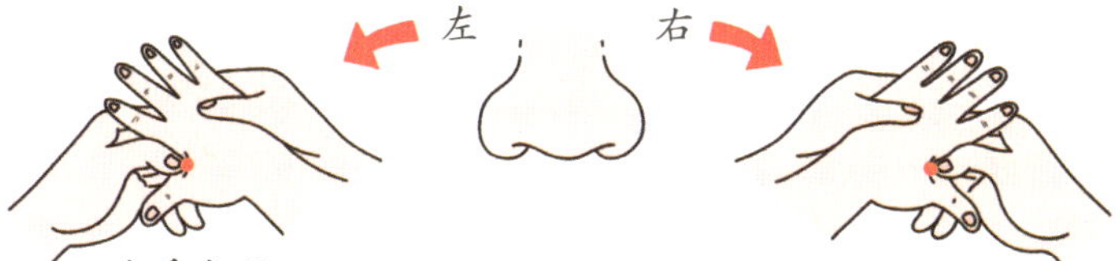

合谷位于手背侧第二掌骨中点。

操作：单侧鼻塞，按摩对侧的合谷 100 次。双侧鼻塞，按摩双侧合谷各 100 次。

6 黄蜂入洞，温中止涕

黄蜂入洞取位于两鼻孔下外侧。黄蜂入洞可以调理急慢性鼻炎、鼻塞流涕、呼吸不畅等病症。

操作：以一手轻扶宝宝头部，使宝宝头部相对固定，另一只手食、中两指的指端着力，紧贴在宝宝鼻孔下反复揉动 50~100 次。

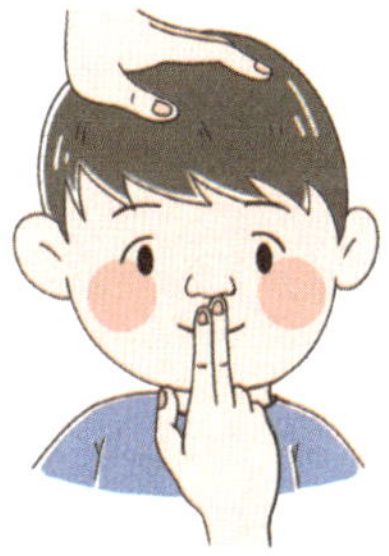
黄蜂入洞

7 按摩迎香、素髎，通利鼻窍

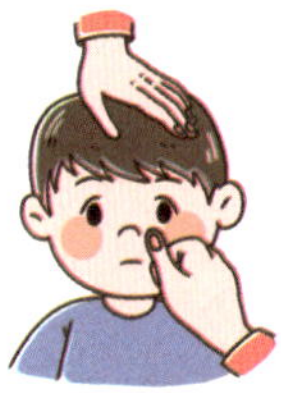
迎香

迎香位于皱纹(鼻唇沟)处，鼻翼中点旁开0.5寸，左右各1处穴位。

操作：固定住宝宝头部，然后用拇指按摩迎香50次。

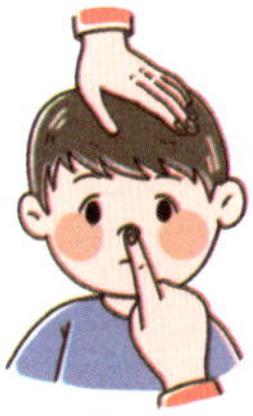
素髎

素髎位于鼻尖的正中央。

操作：单手食指伸直，其余四指自然合拢，以食指的指腹直接按压或按揉30次，可以减少鼻涕。

食疗

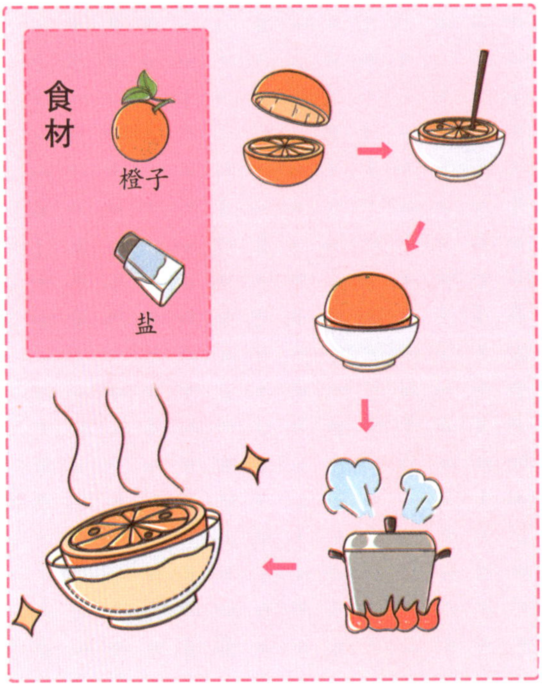

蒸盐橙

操作：用盐清洗干净橙子。切开橙子，皮保留做盖，装于一只小碗内。用筷子在果肉上戳几个孔。加盖上蒸锅蒸10分钟。弃皮，橙肉同汤趁温热服下。

功效：橙子皮含有那可丁和橙皮油。那可丁是西医药方中常见的止咳药物；橙皮油也有止咳化痰的作用。

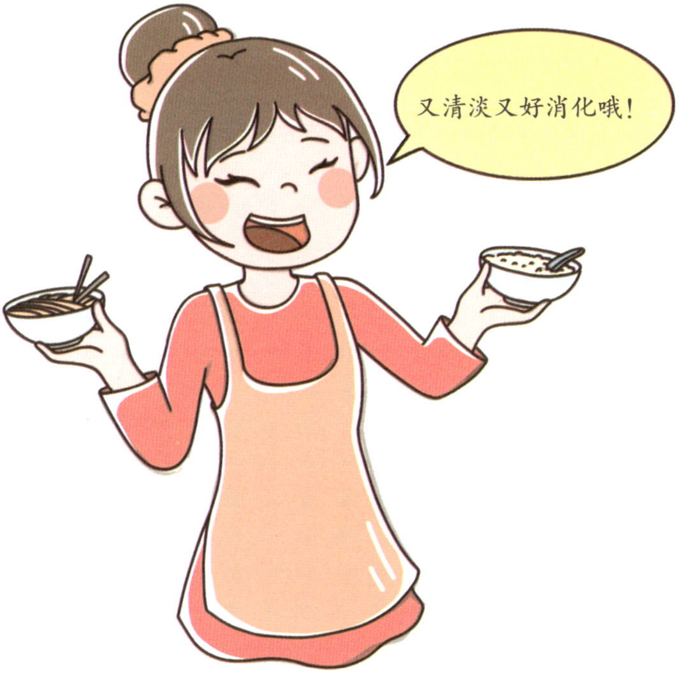

感冒初起，大多是感受风寒导致的，感冒以后，宝宝可能会大量地流鼻涕，发热伴恶心呕吐，或咳嗽及打喷嚏。在饮食调节方面要格外注意，每天给宝宝喂两次姜汁红糖水，每 30 分钟喝少量的温开水，也可以用大白梨熬水喝，能够起到湿润呼吸道的作用。同时，可以帮助宝宝退热。

饮食方面，稀粥、烂面条比较适宜，以清淡为主，选择容易消化的食物，尽量不要吃生冷硬辣的食品或小零食，尤其是不易消化的肉食，容易抵消治疗效果或加重感冒病情。

忌口：感冒时，饮食上不要吃肉和其他的荤菜，尤其是不好消化的食物，此类食物易加重感冒的程度，或者令感冒反复发作。

●小儿感冒食疗参照表

品类	具体方法
姜汤水	水烧开后把去皮生姜放到锅里，3分钟关火，趁温热及时喝掉。一般用三片生姜，感冒略重的话，用四五片。注意：（1）散寒，煮姜一定要去皮。（2）煮姜水时间要短。（3）以出微汗为最好。
萝卜白菜水	白萝卜切丝，加三四个白菜根，水开后下锅煮10分钟关火，趁热喝下去，每天喝三次。白萝卜清热化积，白菜根解毒退热，是退热和化积食的佳品。此汤可辅助治疗风热型感冒，适合有发热、咳嗽、咽痛等症状的宝宝。注意：要徐徐饮用，切不可一次性多服。
鱼腥草煮水	用5克干品鱼腥草，冷水下锅，以没过鱼腥草为度，然后煎煮，开锅2分钟后关火。去草喝水。现代药理证明鱼腥草素具有抗菌、抗病毒、抗炎、抗过敏、平喘镇咳作用，还可增强机体免疫功能。注意：如果宝宝平时体寒，可在煎煮时加几根姜丝，中和鱼腥草的寒凉。
西红柿拌白糖	西红柿清热解毒，还可以补充维生素、增强免疫力，白糖味甘入肺经，清肺热、润肺生津、清热解燥、化痰止咳，减缓疼痛。注意：只能用白糖，其他糖类不可。
蚕沙竹茹陈皮水	蚕沙、竹茹、陈皮各10克，水适量，煮开后3~5分钟关火，每3小时喝1次。适合高热及喉咙痛的宝宝。注意：因为此水略苦，所以如果宝宝在1岁以内，可加一点白糖改善口感。

小儿感冒的误区

❶给宝宝穿过多的衣物。常言道，若要小儿安，三分饥与寒。在孩子发热的时候，家长们容易给孩子穿得过多，包裹得太厚，而且也不注意开窗通风，生怕孩子着凉，这种做法是错误的。

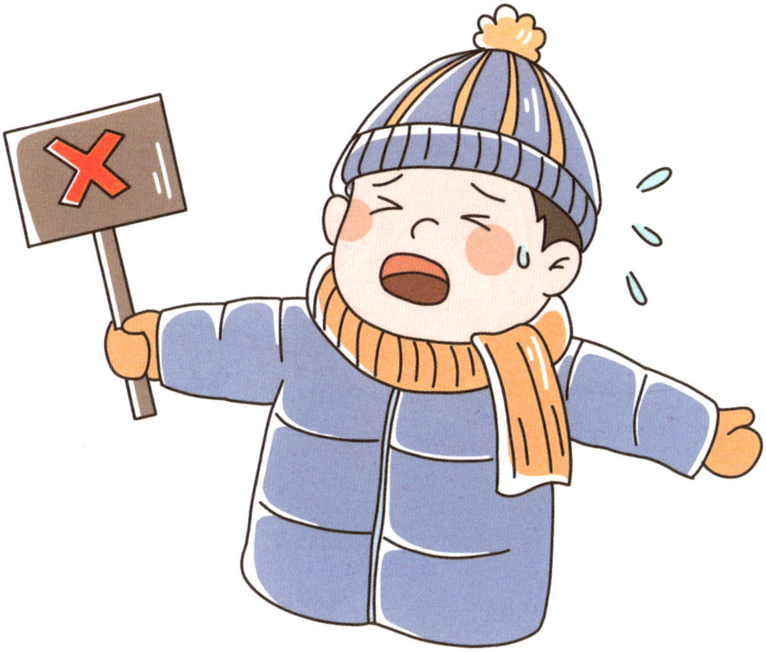

❷ 滥用抗生素。引起孩子发热最常见的原因，就是上呼吸道感染，这种情况以病毒感染居多，很多家长就直接给孩子喂抗生素类药。这样对孩子的身体非常不利，容易增加病原菌对药物的耐药性。

❸ 轻易就输液。很多家长认为给孩子直接挂吊瓶，机体恢复快，但这种做法有时会导致过度治疗，反而损害孩子的身体健康。

❹ 睡觉用过高的枕头。孩子的骨骼处于成长期，长期姿势不良会导致骨骼变形，也会影响肺脏的功能，很容易导致感冒及其他疾病。

小儿感冒的注意事项

小儿感冒母乳喂养注意事项

6个月以内的婴儿主要靠吃母乳来满足身体发育的所需营养。母乳喂养的婴儿，无论是身体素质还是免疫力都比代母乳喂养的婴儿要强，但是偶尔也会罹患感冒。那么，在婴儿感冒时，母乳喂养要注意哪些事项呢？

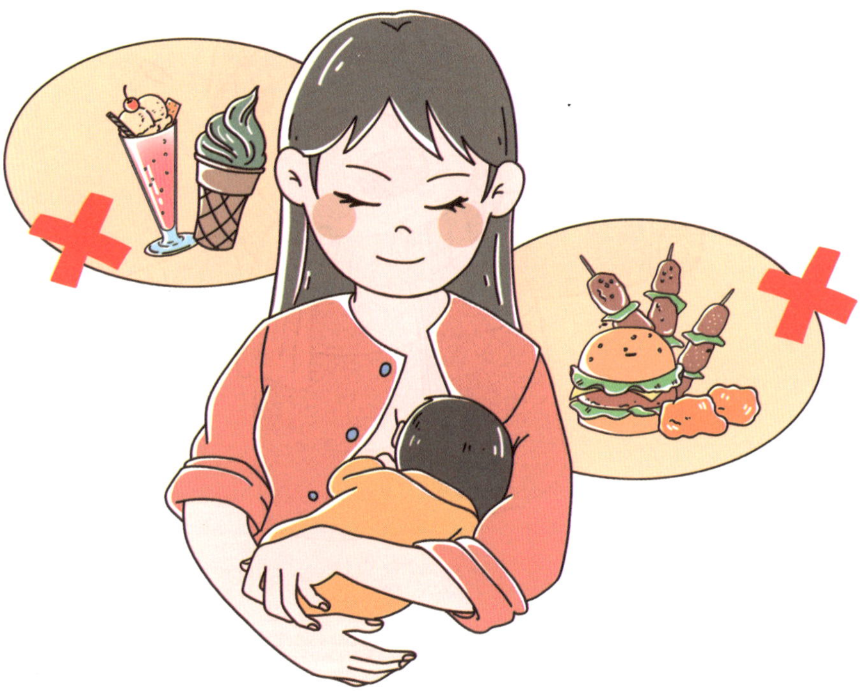

婴儿在患有感冒期间，喂母乳的妈妈主要注意事项是饮食方面。因为婴儿本身肠胃功能发育还未完善，而感冒期间会更差。因此对于母乳的质量要求会较高，喂母乳的妈妈要避免吃生冷、油炸、油腻之类的食物。

要多吃一些富含维生素 C 的水果以及绿叶根茎类蔬菜，富含高蛋白质的食物要适量食用，应注重饮食结构营养均衡合理，这样才能让乳汁质量较好，对婴儿感冒期间的喂养会有益处。

婴儿在感冒期间可能会出现厌奶和拒奶现象，但是父母一定要坚持母乳喂养。因为母乳对于婴儿来说是最好的营养食品，对于婴儿感冒的康复，也会有较好的促进作用。

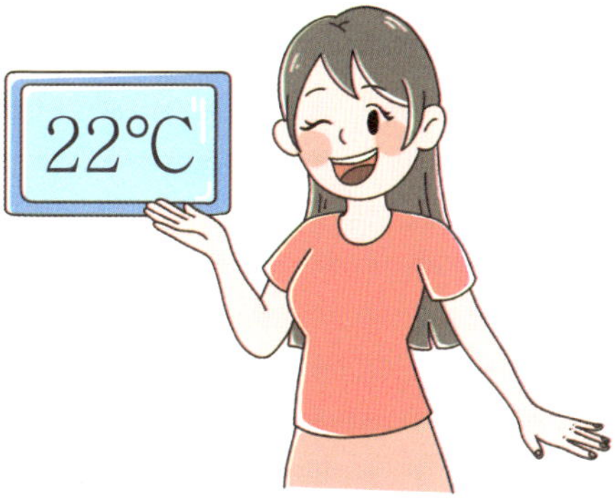

另外，卧室要注意通风并散热。室内温度要保持在 22℃左右，若感冒期间婴儿发热后，体温较高，还需采取药物退热或物理降温的方法来控制体温。

小儿感冒的居家注意事项

如果家里有人感冒，最好避免跟孩子密切接触。因为小儿本身免疫力较差，在这种情况下，很容易传染宝宝。

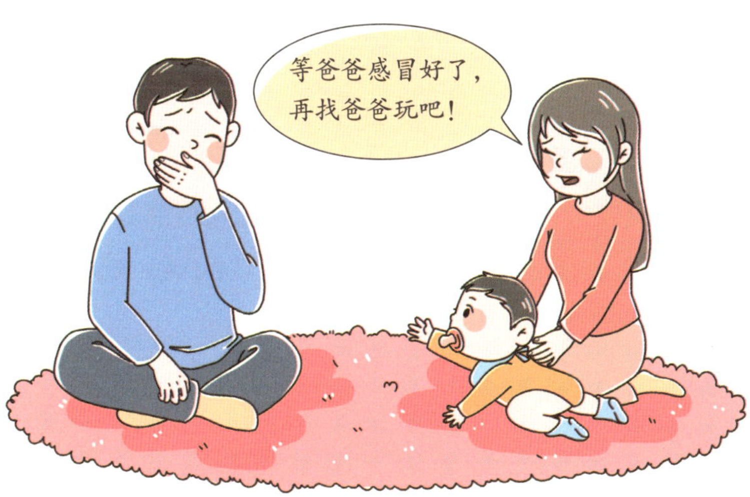

如果宝宝症状比较轻，只是稍有流涕、鼻塞，精神状况良好的话，就可以先不用考虑吃药。让宝宝多休息，同时注意保暖、通风，给宝宝多喝些温开水，有必要的前提下，可以用推拿、食疗等温和疗法，来缓解宝宝的症状。

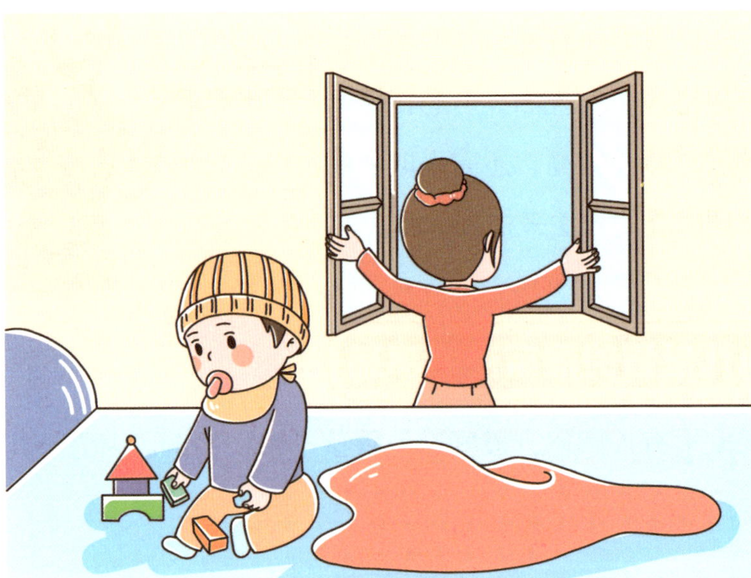

小儿年龄较小，各系统发育还不完善，只是单纯的感冒就可能诱发小儿肺炎。如果宝宝出现发热的症状持续不退，或者是精神差、嗜睡、食欲下降，甚至伴有呕吐、腹胀、腹泻等症状的话，就要及时带宝宝去医院诊治。

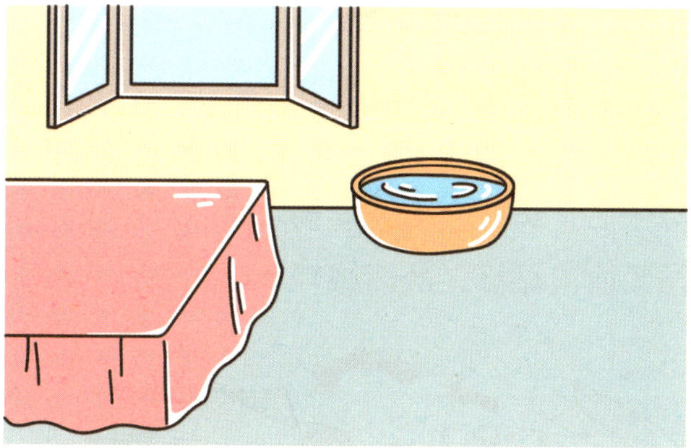

日常生活中要给宝宝做好保暖防护，降温后要留意增添衣物，这样可以在一定程度上预防感冒。

还可以通过改善室内的环境，比如在室内放一盆水，来保持空气的新鲜湿润，用以缓解宝宝的咳嗽。

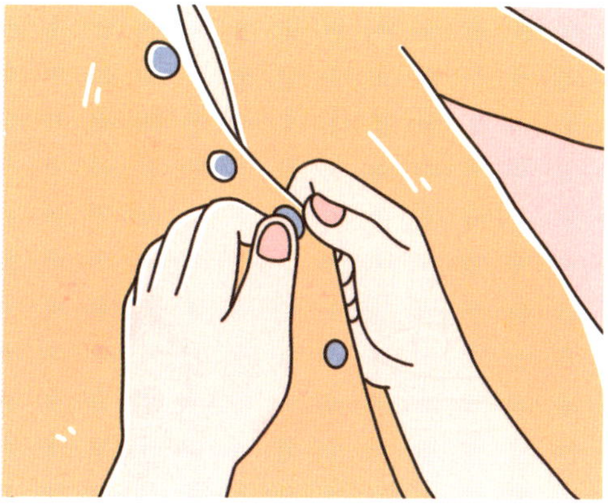

如果宝宝感冒后鼻塞、咳嗽症状比较严重，通过物理疗法治疗后，症状也没有减轻，还可以在医生的指导下，服用小儿感冒颗粒或者小儿氨酚黄那敏颗粒等药物，来缓解宝宝感冒鼻塞和咳嗽的症状。

小儿感冒的家庭基本护理

宝宝感冒时，由于鼻黏膜充血肿胀，会出现鼻塞的症状。可以用湿毛巾或双手搓热后在其脑门处暖一会儿，直到宝宝额头出细汗为止。温热毛巾热敷鼻子后，鼻腔会比较通畅。之后再给宝宝轻轻按摩鼻梁两侧，促进鼻黏膜血液循环，从而减轻鼻黏膜充血、肿胀，以缓解鼻塞的症状。

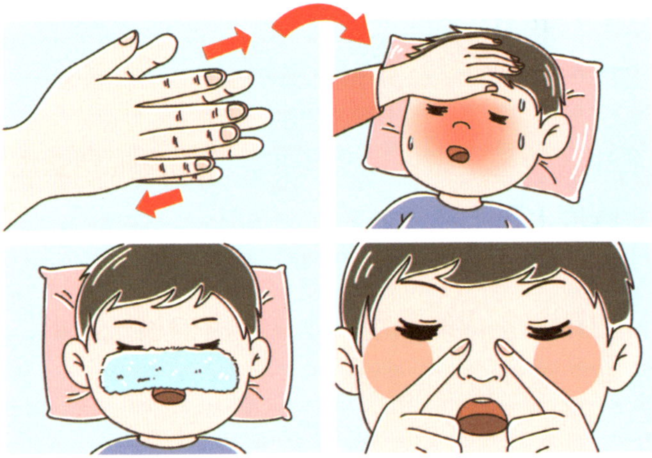

小儿感冒的家庭治疗

小儿感冒时的鼻塞、咳嗽等症状，可以通过物理疗法缓解，在加重的情况下，也可以服用适当的药物。

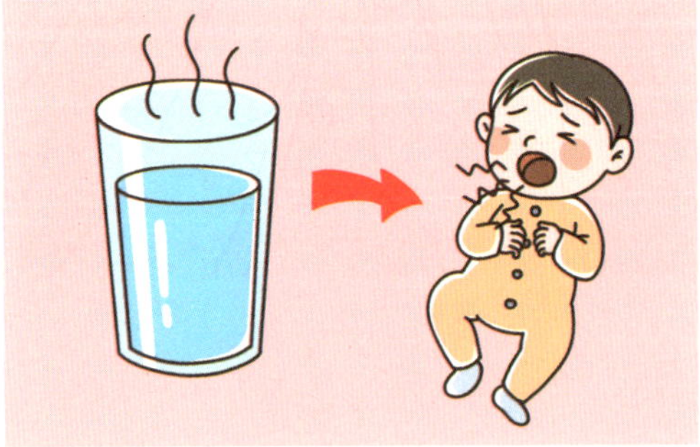

如果鼻塞、咳嗽的症状不是特别明显，暂时不要给宝宝吃任何药物，可以适量喝一些温开水，促进身体的新陈代谢，以缓解咳嗽的症状。

小儿呼吸急促的处理

小儿呼吸的频率,比正常成年人的速度快一些,超过每分钟60次,才属于呼吸急促。如果宝宝呼吸频率较快,先不要惊慌,一定要先确认他的呼吸次数。

如果宝宝呼吸急促,并伴有鼻塞的情况,那有可能是因为鼻黏膜过于娇嫩,分泌物较多,堵塞了呼吸道。这时候,可以用一些生理盐水,来给宝宝冲洗鼻腔。分泌物冲洗干净了,鼻腔自然就通畅了,呼吸就不会那么急促了。如果宝宝不但呼吸急促,鼻塞严重,还出现嘴唇发绀或者口周发绀这种比较严重的症状,就要马上到医院治疗,不能在家里自行处理,以免延误病情。

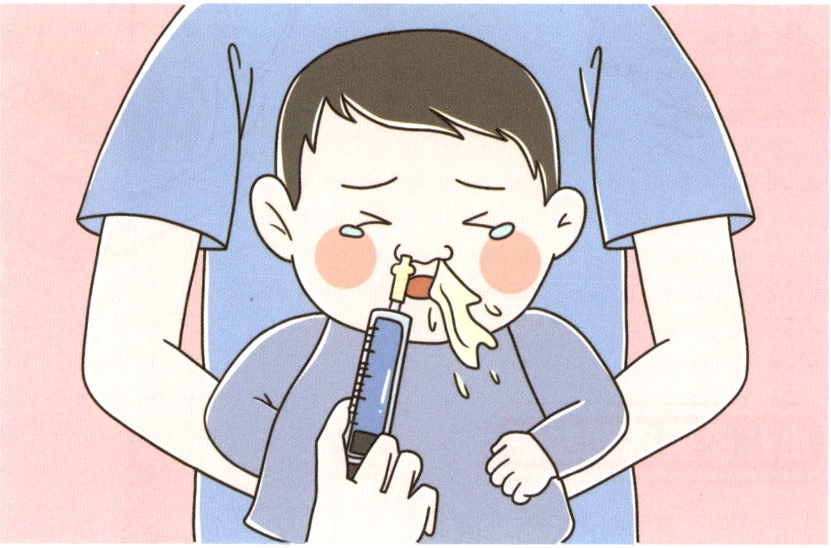

小儿感冒用药的注意事项

疏风清热类的感冒药物，可能令宝宝发生过敏反应，比如银翘散、桑菊饮、桑菊感冒片等。有的药物会对胃肠道产生刺激，导致胃肠道蠕动速度加快，出现腹痛、腹泻等症状。如果腹痛、腹泻情况不严重，停药后即可恢复正常。

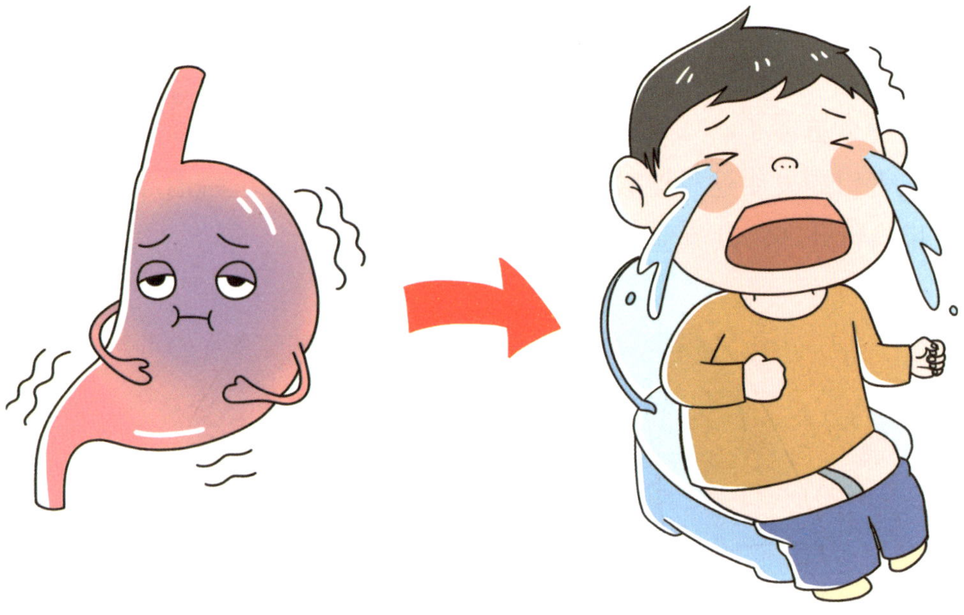

小儿感冒用药禁忌

宝宝感冒，不要用含咖啡因和伪麻黄碱类药物，因为这类药物有中枢兴奋作用，如快克、新帕尔克、日夜百服宁、复方阿司匹林片等。

在服用药物时，要根据儿童年龄、身高、体重调整药物剂量，一般剂量为成人的 1/6~1/2，剂量过大可能产生不良反应。

第二章 小儿发热

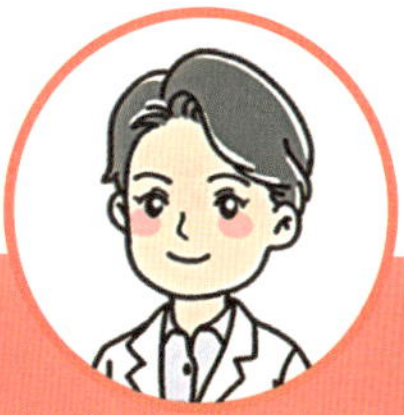

小儿发热的定义

小儿发热是指体温超过正常范围高限，为儿科疾病中的常见症状。儿童时期的正常体温较成人稍高，腋下温度为36.0~37.4℃。发热的温度尚未统一，一般认为37.5~38.0℃为低热，38.1~39.0℃为中度发热，39.1~40.4℃为高热，40.5℃以上为超高热，低于35.0℃为体温过低。小于7天的发热称为急性发热，发热持续在两周以上为长期发热。

小儿发热证型的划分

中医把小儿发热分为两大类，一类是外感发热，一类是内伤发热。其中外感发热包括风寒发热、风热发热、暑湿发热、感染发热等。内伤发热包括食积发热、惊恐发热等。

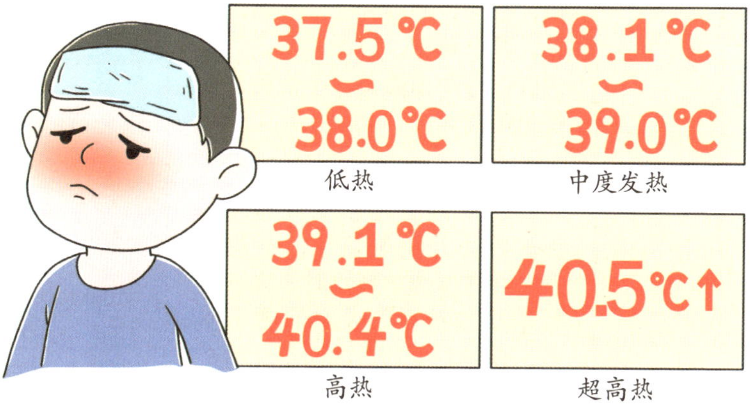

在日常生活当中，我们时常会看到有些家长用手摸一摸孩子的头和手心，感到皮肤发烫，就认为宝宝是发热了。也有的人认为，只要宝宝的体温超过37.0℃就是生病了。其实，这些认识并不是完全正确的。

●小儿发热中医辨证分型及用药参照表

发热分型	类型	症状	家庭治疗方法和用药
外感发热	风寒发热	小儿正气不足，卫外不固，风寒之邪外袭皮毛，郁于肌腠，致卫阳之气外闭，毛窍不通，邪气不能及时外泄，化而为热。症状表现为怕冷怕风严重，添加衣物或者盖上被子还不能缓解，甚至瑟瑟发抖，无汗，咳嗽声音低怯，咳痰色白、稀薄，不爱喝水，或喜喝热水，舌色淡润泽，小便清，大便稀不太臭。	发热初起，可泡热水澡或艾灸大椎，改善怕冷症状，若发热未能减轻，可通过小儿推拿改善或减半服用小儿柴桂退热颗粒。
	风热发热	由于小儿的个体差异，风寒之邪入里亦可化热而呈里热实证。因感受风邪之后，若从寒化则成风寒，若从热化则成风热。其症状表现为发热温度高，不怕冷，头痛，有汗，咽喉肿痛，咳嗽，痰黏，鼻塞黄涕，口渴喜饮，舌尖边红，苔薄白微黄，小便黄，大便色黄较臭。	热势发展为高热不退，可服用小柴胡颗粒，如热势仍不退，可适量服用小儿退热口服液。
	暑湿发热	夏日炎热，小儿感受暑邪而发热。因小儿畏暑贪凉，不避寒气，或在乍热乍寒之时，未能及时增减衣被，以致寒邪袭于肌表，令暑月受寒。或因小儿常在烈日之中，坐于热地之上，或恣意冷浴所致。其症状表现为发热兼头痛，大汗之后大渴，身体困重、头重、鼻塞、流黄鼻涕、胸闷、胃口不好。	初期发热，可适量服用金衣祛暑丸或小儿暑感宁糖浆。如热势不退，则须及时就医。

发热分型	类型	症状	家庭治疗方法和用药
外感发热	感染发热	感染发热的病邪是一类具有较强传染性的致病邪气。临床以发病急，发热高，病情重，传染性强等为特点。如H1N1流感，SARS，新冠病毒肺炎。	此感染病情发展较快，应尽快服用连花清瘟颗粒或小儿肺热咳喘颗粒，密切观察，热势不退，需要前往医院诊治。
内伤发热	食积发热	小儿脾常不足，易为乳食所伤。如果饮食不节，生冷过度，饮食内停，伤害脾阳，脾虚不运，水湿不化，郁蒸为热。食积发热症状表现为胃口差，腹胀或痛，便秘或者大便烂不成形、气味大，小便色黄味骚，同时烦躁，口渴，怕热，舌红苔厚腻。	此类发热，有明显无胃口或腹痛等症状，要注意区分。不要和普通发热混淆。此类发热适合服用枳实导滞丸，小儿消积止咳口服液之类的药物。
	惊恐发热	小儿神志怯弱，肾常不足，易受惊恐。如耳闻异声，目睹异物，或大声呼叫，失足跌仆等均可受到惊吓。惊则气乱，恐则气下，惊恐内迫，易动五志之火，火动则阳旺，阳旺则火炽，阳旺火炽引动肝风，风火相煽则致发热惊搐。	此病情发展迅速，要找专业医生治疗。要尽量给宝宝提供安静的环境，并避免刺激宝宝，同时密切关注病情变化。在就医之前，可暂时用黄连解毒丸或琥珀抱龙丸缓解症状。

发热原因不同，推拿穴位和手法也有差异。具体操作如下：

按摩手法

风寒发热

1 开天门、推坎宫

开天门：双手拇指自下而上，自两眉正中向上推至发际线 50~100 次。

推坎宫：两拇指自眉心向两侧眉梢分推 50~100 次。

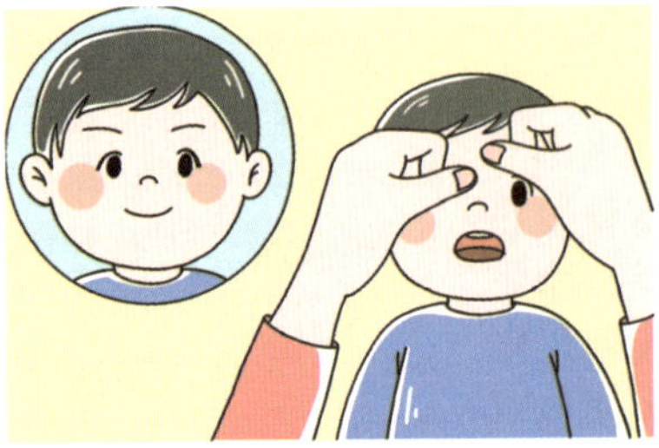

开天门

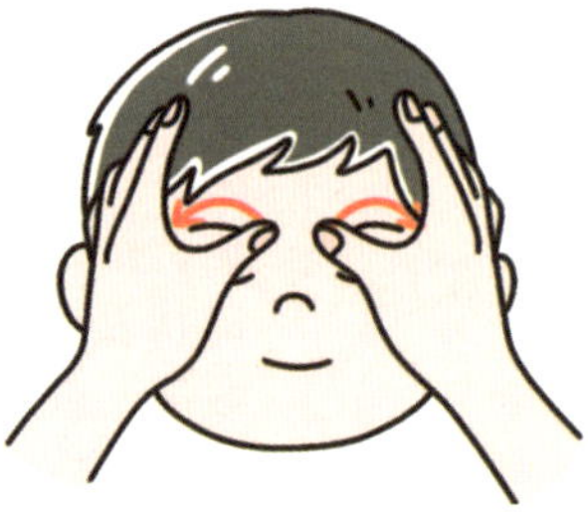

推坎宫

2 揉耳后高骨、揉风池

揉耳后高骨：用拇指揉耳后发际高骨下凹陷中 50~100 次 。

揉风池：两拇指按揉后发际线，两大筋外侧凹陷 100~200 次。

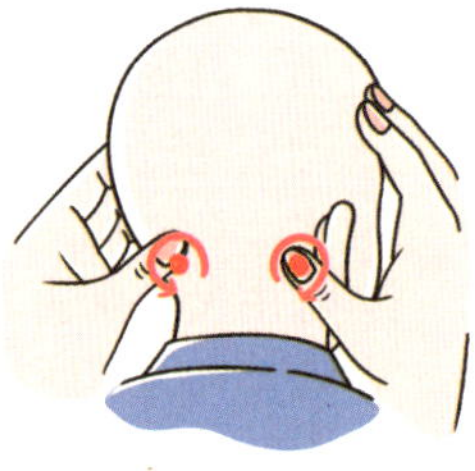

揉耳后高骨

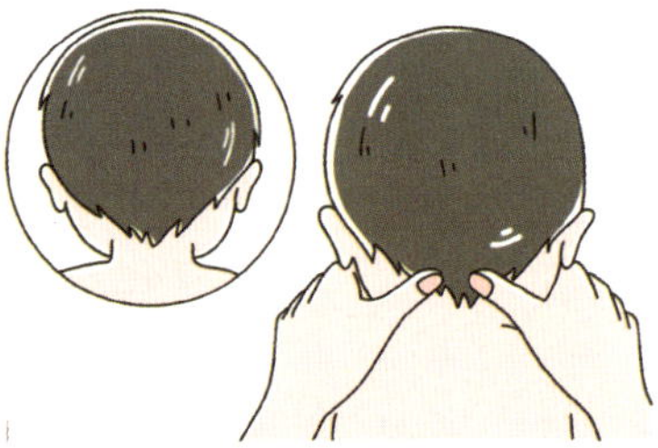

揉风池

风热发热

1 揉太阳、清肺经

揉太阳：太阳位于头部眉梢和外眼角中间，向后一横指凹陷处。操作时，用拇指轻揉宝宝太阳 50~100 次 。

清肺经：肺经手部反射区位于手掌侧，无名指从指根到指尖的一条直线。操作时，将宝宝的无名指指面向上，手部展开，固定宝宝手指，由其无名指指根推向指尖 100次。

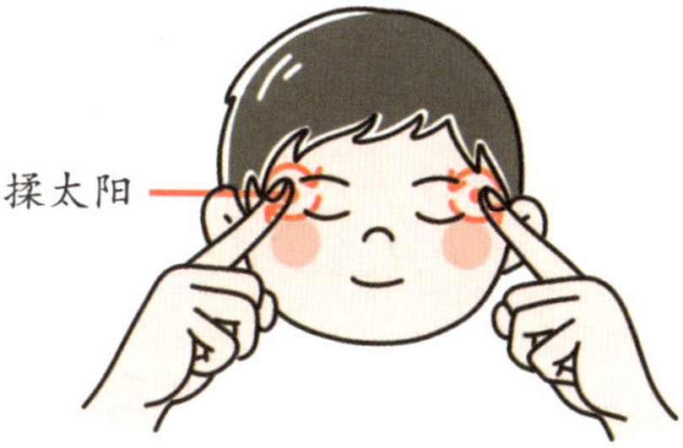

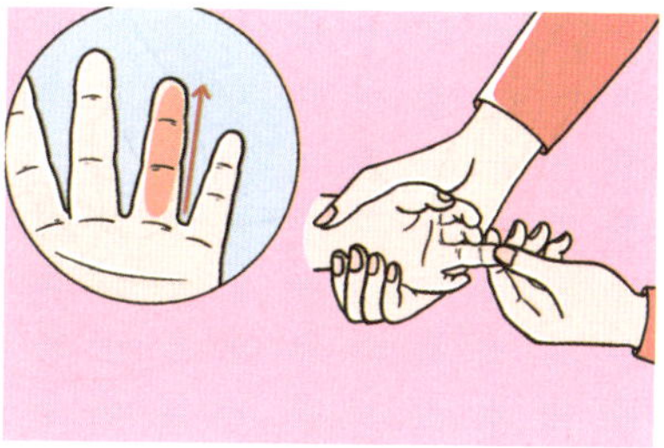

清肺经

2 捏大椎、推脊

捏大椎：大椎位于第 7 颈椎棘突下凹陷中。操作时，用拇指和食指同时捏拿起穴位处皮肉，稍用力捏挤，10~20 次。

推脊：先将宝宝后背脊柱正中线涂上推拿介质（按摩油或润滑粉），然后用拇指指腹，沿后背脊柱中线，自下向上直推 5~7 次。此法清热作用较强。

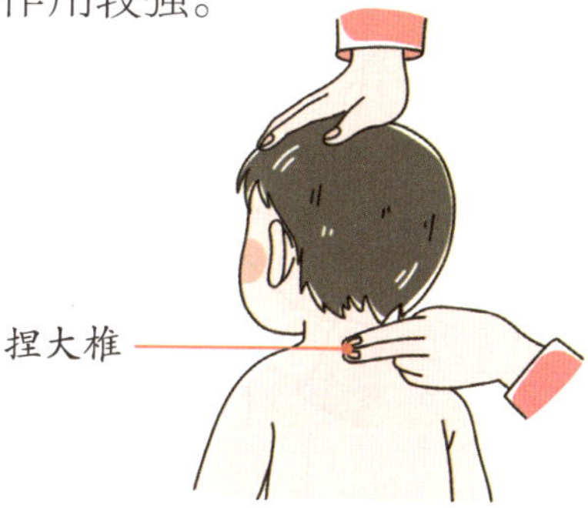

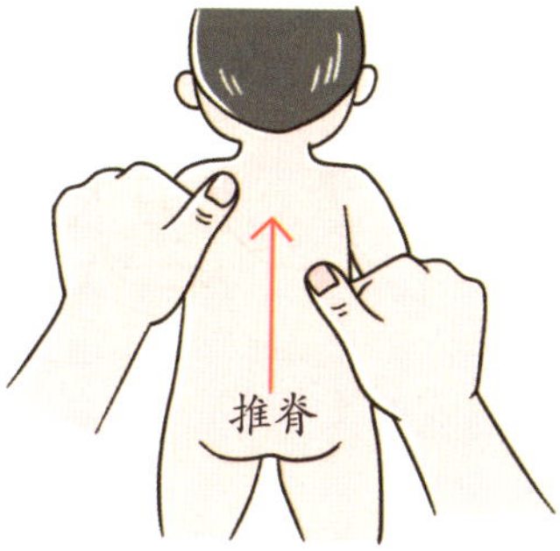

食积发热

1 清脾胃、清大肠

清脾胃：脾胃经手部反射区位于拇指桡侧赤白肉际，从掌根至指尖的一条直线。操作时，由宝宝拇指端桡侧掌根向拇指尖单向推200~300 次。

清大肠：大肠经手部反射区位于食指桡侧，从指根到指尖的一条直线。操作时，由宝宝食指桡侧指根向指尖直推 200~300 次。

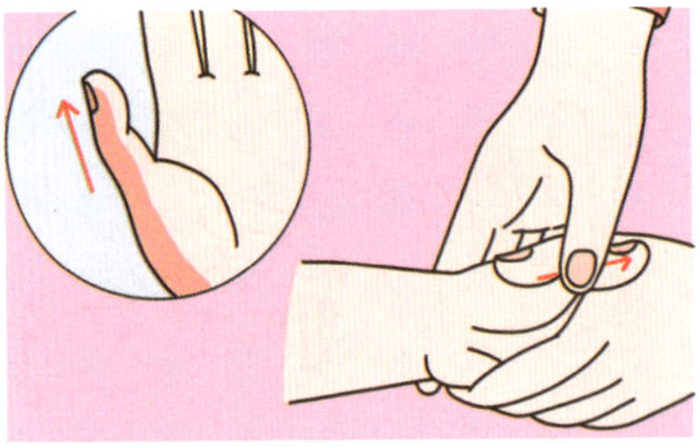

清脾胃

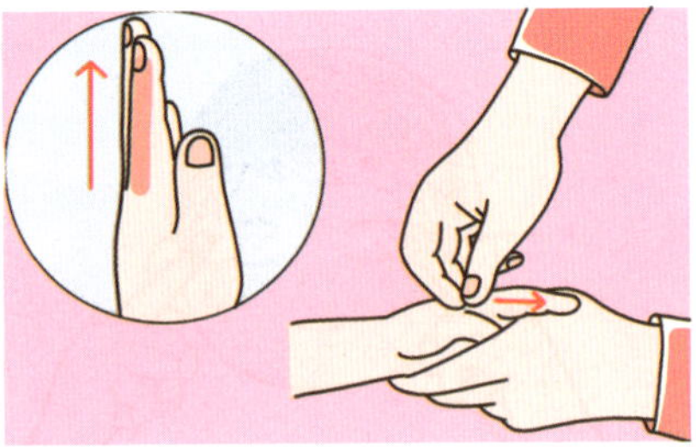

清大肠

2 顺运内八卦、推下七节骨

顺运内八卦：内八卦位于宝宝手掌侧，以掌心为圆心，至指根的2/3 为半径，以顺时针方向旋推 100~200 圈。

推下七节骨：七节骨位于宝宝背部，从第 4 腰椎棘突下至尾椎骨端，正中线。

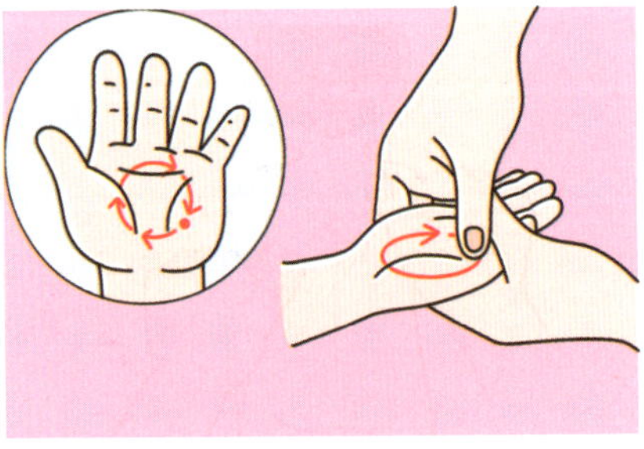

顺运内八卦

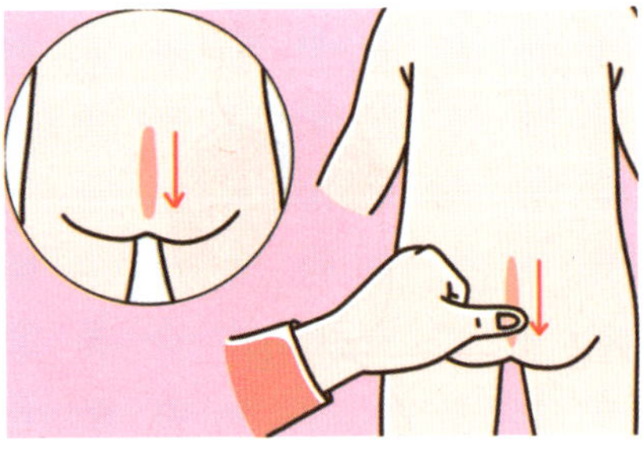

推下七节骨

惊恐发热

1 清肝经、清心经

清肝经：肝经手部反射区位于食指掌面，从指根至指尖的一条直线。操作时，展开并伸直宝宝手指，由食指指根推向指尖 100~200 次。

清心经：心经手部反射区位于中指掌面，从指根至指尖的一条直线。操作时，将宝宝的中指面向上，展开并伸直宝宝的手指，由中指指根推向指尖 100~200 次。

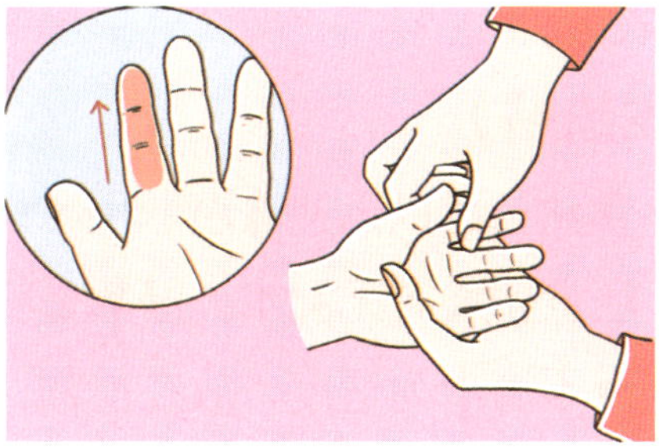
清肝经

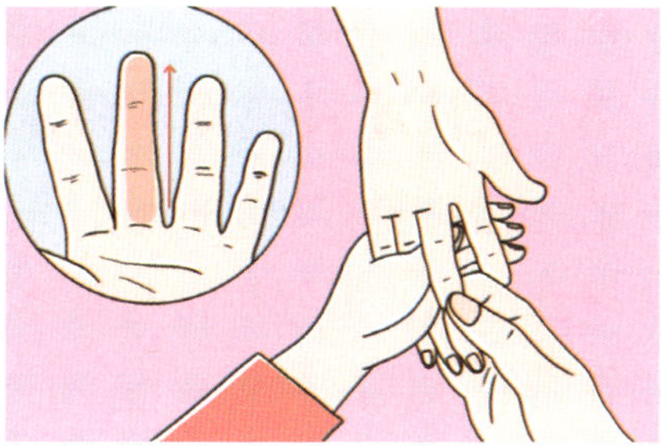
清心经

2 掐揉小天心、按揉百会

掐揉小天心：小天心位于掌侧，大鱼际和小鱼际相交接处。掐揉小天心，是指用拇指指甲掐按，一般手法为掐 1 次揉 3 次。10 次掐揉为宜，不可过多。

按揉百会：百会位于宝宝头顶，前后发际线与两耳尖的交叉点上。操作时，用拇指轻轻按揉即可，50 次左右。

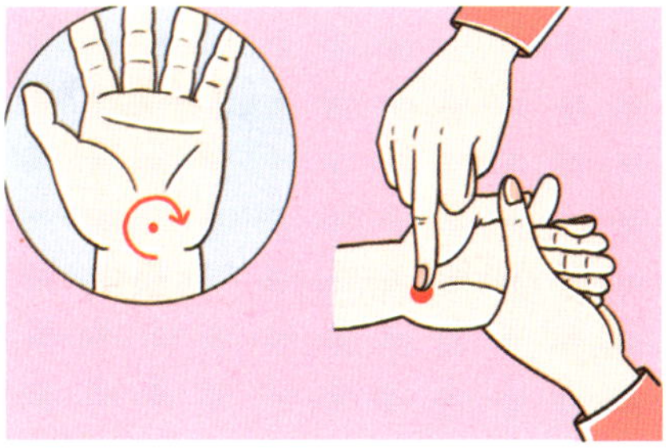
掐揉小天心

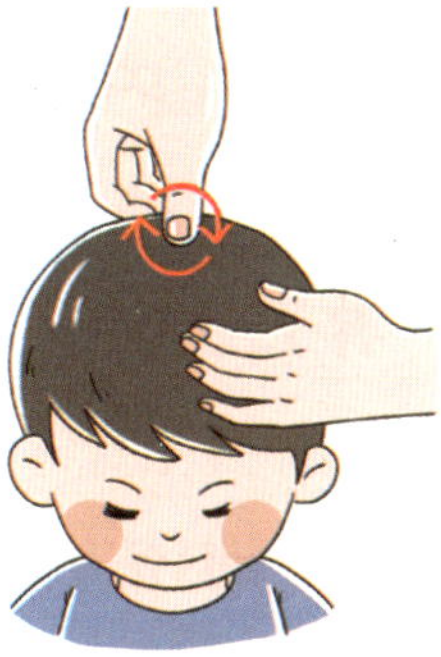
按揉百会

发热的日常护理

依循正确的方法来护理发热的宝宝，可以起到辅助治疗的作用。

1. 量体温

如想确定宝宝是否退热，可以每隔四小时量一次体温。

2. 适量增减衣服

宝宝发热时选择合适的衣服，以免过热或过凉。衣物应以棉质为主，容易吸汗。出汗后，应立即更换衣服。

3. 头枕冰袋或冷湿敷法（退热贴）

在宝宝感觉很热的时候，采用冷敷法，可以迅速降温。用冰袋应防止局部冻伤，最好用布包裹冰袋，注意冰袋有无漏水。湿敷是将小毛巾在带有冰块的盆内浸湿，拧毛巾至不滴水为适度，放在前额，适时更换，共 20~30 分钟。切记，如果宝宝有恶寒症状，不可以使用冷敷法！

4. 温水擦拭

用温水毛巾擦拭全身。水的温度 32~34℃比较适宜，每次擦拭 10 分钟以上。擦拭的重点部位在有大动脉、大静脉走行的地方，如颈部、腋下、肘窝、腹股沟等。

5. 保持室内空气流通

可打开窗户、开空调或风扇使室内空气流通，令宝宝体感舒适。

6. 补充水分

发热出汗会令身体失去水分，所以需要及时给宝宝补充适量的水分。

7. 选择退热药

当宝宝发热腋温大于 38.5℃时，会伴有身体不适，应首选退热药。

第三章 小儿咳嗽

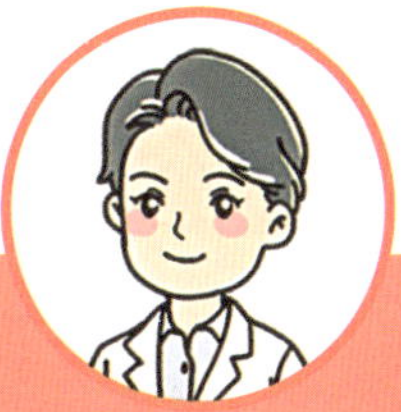

小儿咳嗽的定义

咳嗽是人体的一种保护性呼吸反射动作，当异物、刺激性气体、呼吸道内分泌物等刺激呼吸道黏膜里的感受器，感受器产生的神经冲动通过传入神经纤维传导至延髓的咳嗽中枢，就会引起咳嗽。

中医把咳嗽分为外感咳嗽和内伤咳嗽。外感咳嗽，常因外界因素（温度等）变化所引起，咳嗽时间和病程相对较短。内伤咳嗽，常因肺脏本身，或者其他脏器的疾病，影响到肺脏功能，进而引起较长时间的咳嗽。外感咳嗽分为风寒和风热两种类型。风寒咳嗽的主要症状为痰多、质稀、色白，还有舌质淡、苔白；风热咳嗽的主要症状是咳嗽比较剧烈，痰黄、黏稠。内伤咳嗽，多由气虚、阴虚、痰湿、痰热等引发。

小儿因抵抗力较差，容易罹患外感，更容易引发咳嗽。小儿咳嗽往往比成年人反应强烈，严重时会导致支气管炎、肺炎甚至哮喘。因此，小儿咳嗽是家长们要格外重视的健康问题。及时预防和治疗，才能避免变证的发生。

小儿咳嗽证型的划分

●小儿咳嗽的中医辨证及建议用药参照表

类型	证型	症状	建议用药
外感	风寒咳嗽	咳嗽，咽痒，咳痰清稀，鼻塞流清涕，舌苔白。	通宣理肺丸、止咳宁嗽胶囊
	风热咳嗽	咳嗽，痰黄黏稠，鼻流浊涕，咽红口干，舌苔黄、舌质红。	急支糖浆、银黄口服液
内伤	气虚咳嗽	咳嗽日久不愈，咳声无力，痰液清稀，面白多汗等。治宜健脾益气，补肺止咳，用于脾胃气虚，胃纳不佳，食少便溏等情况。	儿康宁、四君子合剂
	阴虚咳嗽	干咳少痰，咳久不愈，咽喉干痒及声音嘶哑，常伴形体消瘦、口干咽燥、手足心热等症。	养阴清肺丸、念慈菴川贝枇杷膏
	痰湿咳嗽	痰多，色或白或黄，稀薄或黏稠，早晚咳重，常伴有食欲不振、口水较多。	橘红丸、橘红痰咳液
	痰热咳嗽	胸膈满闷、咳嗽咽痛，吐黄痰，伴口渴、唇红、尿黄、便干等症。	咳喘宁口服液、复方鲜竹沥口服液

● 特殊类型咳嗽参照表

名称	症状	方法
喉炎引起咳嗽	表现为犬吠样咳嗽，声嘶、喉鸣、吸气性呼吸困难。	不可自行在家解决，应及时就医，请医生明确诊断后对症治疗。
过敏性咳嗽	持续或反复发作性的剧烈咳嗽，多呈阵发性发作，晨起较为明显，宝宝活动或哭闹时咳嗽加重，遇到冷空气时爱打喷嚏、咳嗽，但痰很少。夜间咳嗽比白天严重，咳嗽时间比较长，通常会持续 3 个月，以花粉季节较多。	有哮喘及其他过敏性病史的宝宝，咳嗽加重时应格外注意，避免哮喘复发或发展成哮喘。
吸入异物引发呛咳	宝宝先前没有咳嗽、流涕、打喷嚏或发热等症状，突然出现剧烈呛咳，同时出现呼吸困难，脸色发青或者发紫，有可能是将某种小型异物放进了嘴里，不小心误入咽喉或气管。	将婴儿面部朝上，仍保持头部略低于胸部，将其置于施救者大腿或手臂上。用食指和中指找到婴儿两乳头连线的中点，快速向下按压 5 次。

小儿咳嗽与其他疾病的区别

感冒：发病急，常伴有流鼻涕、打喷嚏、鼻塞、嗅觉减退、咽喉痛、咽部轻度或中度充血，声音嘶哑及咳嗽。很多宝宝在感冒后，咳嗽症状久不消失，如治疗不及时，有可能转化为慢性咳嗽，应引起注意。

上呼吸道感染：头痛、发热、畏寒、乏力、流鼻涕、咳嗽，体温可高达 39~40℃。咳嗽加重后，从刺激性干咳发展为咳出大量痰液，而且易引发咽炎或喉炎。

急性支气管炎：起病较急，有畏寒、低热头痛、鼻塞、流涕、打喷嚏、咽痛、声嘶等感冒症状。当出现咳嗽时，初始为刺激性干咳，随后有黏液性或黏性脓痰，少数人痰中带血，一般持续 3~5 天，极少数人可持续 2~3 周。

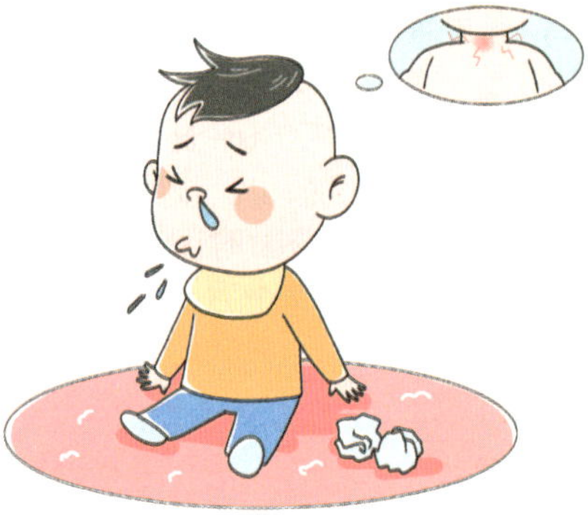

支气管哮喘：发作前常有鼻塞、流涕、咳嗽、胸闷等先兆，大多有呼气性困难、哮喘，并伴有哮鸣音，继而咳嗽和咳痰，痰液多为白色或黄色。

反复呼吸道感染：每年患感冒 7 次或肺炎 3 次以上，一年四季均可发病，冬、春多见。咳嗽连续不断，可有痰或无痰，大多无发热，服药时好转，停药后易复发。

推拿可以起到降逆止咳、活血通络的作用。运用小儿推拿手法，疏风散邪，宣肺理气，可帮助宝宝减轻咳嗽症状。

按摩手法

风寒咳嗽

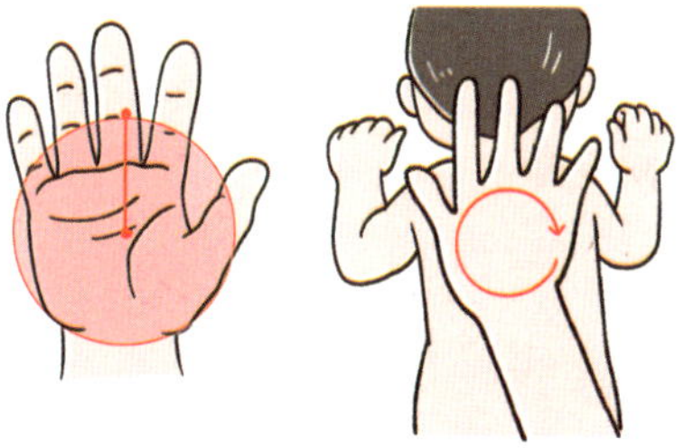

按揉肺俞

1 按揉肺俞

肺俞位于背部肩胛骨上缘内侧。把手掌面打开，将掌心当作圆心，在肺俞附近 ，以画圆的方式轻微按摩宝宝后背 5 分钟。

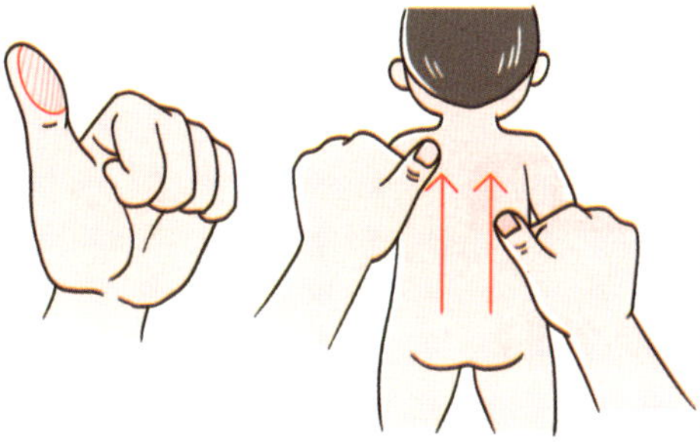

推按膀胱经

2 推按膀胱经

膀胱经位于脊柱两侧 1.5 寸的位置，沿脊柱从上到下，贯穿整个后背。推按膀胱经，就是用拇指指腹，沿膀胱经，从下向上交替直推。手指力度平稳有节奏，5~10 次。

风热咳嗽

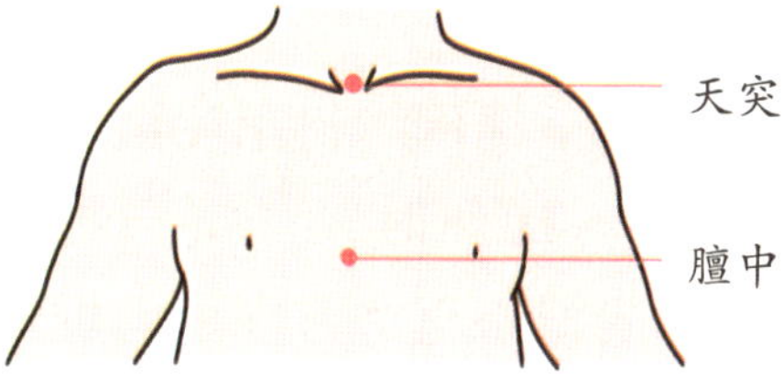

1 天突

天突位于胸骨上窝的正中处，操作时，用拇指或中指按揉 50 次左右。

2 膻中

膻中位于两乳头连线的中点，按揉 50 次左右。

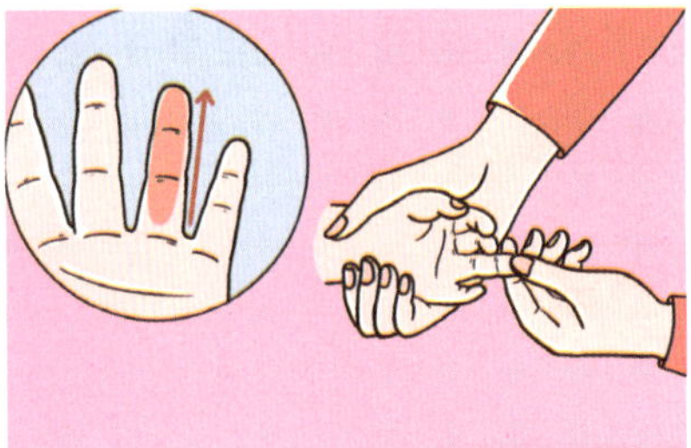

清肺经

3 清肺经

肺经手掌反射区位于无名指掌面，从指根至指尖的一条直线。操作时，将宝宝掌面向上展开，并固定其无名指，然后用拇指由其无名指指根推向指尖100次左右。

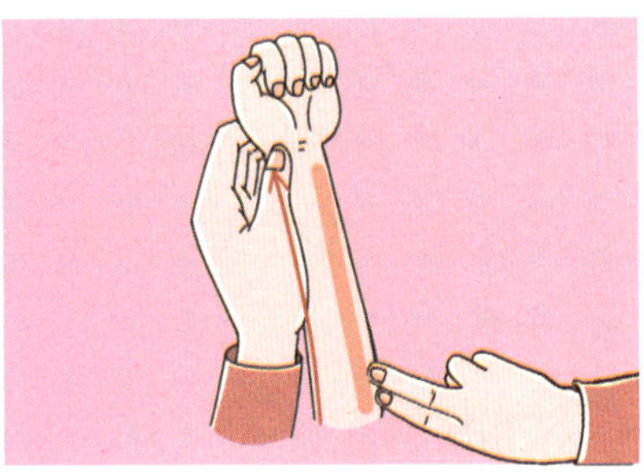

清天河水

4 清天河水

天河水在前臂尺侧，从肘横纹到腕横纹成一条直线。操作时，将宝宝小臂固定，用手掌从宝宝肘腕横纹单向推向肘横纹，100~200次。

痰热咳嗽

1 清肺补脾

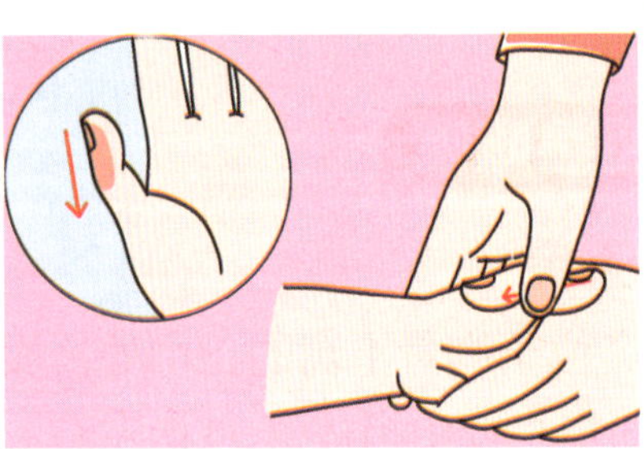

补脾经

肺经手掌反射区位于无名指掌面，从指根至指尖的一条直线。操作时，将宝宝掌面向上展开，并固定其无名指，然后用拇指由其无名指指根推向指尖100次左右。

脾经位于拇指桡侧缘自指尖至指根的一条直线。操作时，从宝宝拇指端桡侧指尖向拇指根的方向单向推200~300次。

2 顺时针摩腹

用全手掌或四指螺纹面，置于宝宝肚脐，顺时针按揉 100~200 次。记得在按摩前要先搓热手掌哦。

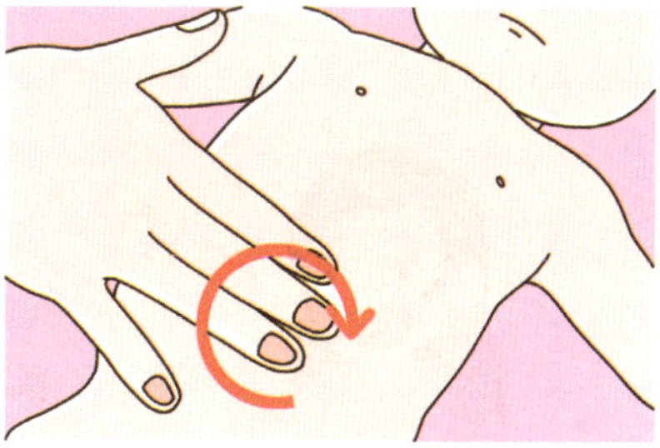

摩腹

气虚咳嗽

1 补肺补脾

肺经手掌反射区位于无名指掌面，从指根至指尖的一条直线。操作时，将宝宝掌面向上，展开并固定其无名指，然后用拇指由其无名指指尖推向指根 200 次左右。

脾经手掌反射区位于拇指桡侧缘自指尖至指根。操作时，由宝宝拇指桡侧指尖向指根单向推 200~300 次。

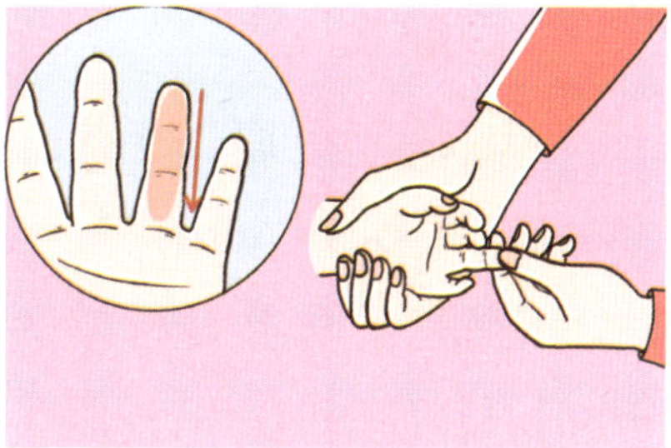

补肺经

2 推上三关、逆运内八卦

上三关在前臂桡侧缘，自腕横纹至肘横纹成一直线。操作时，用食指和中指指腹从腕横纹侧向肘横纹侧平推，一般为 100~200 次。

内八卦位于宝宝手掌侧，以掌心为圆心，至指根的 2/3 为半径，以逆时针方向旋推 100~200 圈。

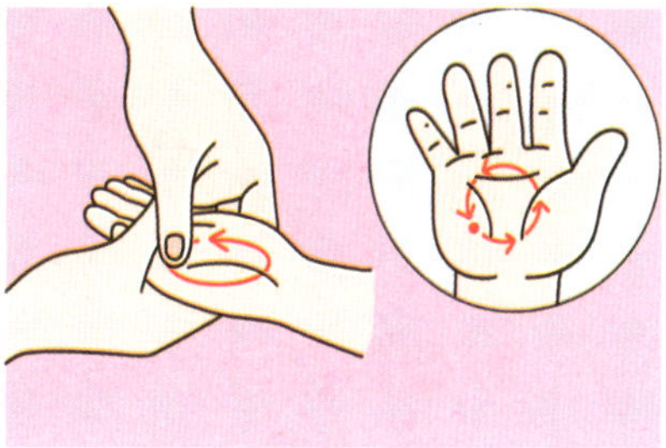

逆运内八卦

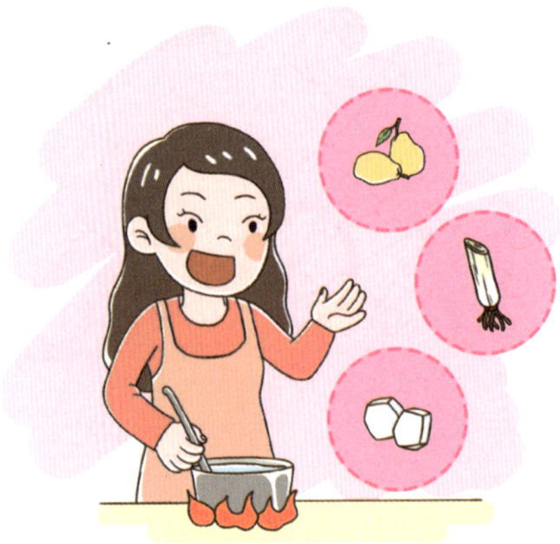

食疗

葱白梨汁

材料：葱白连须7根，梨1个，冰糖适量。

做法：上述食材加水煎煮，至梨肉软嫩，即可服用。

豆腐煲

材料：豆腐250克，红糖50克，生姜5片。

做法：以上食材慢火煲1小时，每晚睡前食用，连服1周。

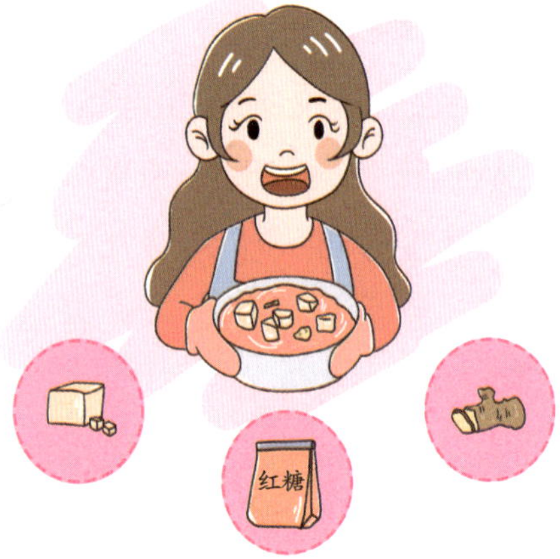

柚皮饮

材料：柚子皮适量，250毫升纯净水。

做法：以上材料煮至香气大出，即可服食。患病期间，每日可代茶饮。

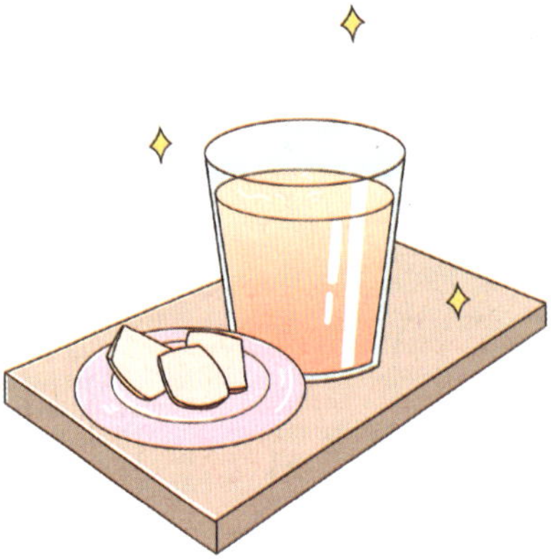

秋梨白藕汁

材料：秋梨去皮、核，白藕去节，各等量。

做法：以上食材切碎，榨汁后随意服用，不限量。

小儿咳嗽的注意事项

防咳先防感冒

防止咳嗽，预防感冒非常关键。防咳第一步，就是要提高宝宝的免疫能力，增强体质，避免因外感而引发咳嗽。如果宝宝身强体健，即使偶感风寒，也可以因为强大的免疫系统而减缓病情，尽快痊愈。

注重生活调理

生活调理包括方方面面，如饮食适宜、保证睡眠、居室环境要安静、空气要清新等等。看起来不经意的细节，可能就是导致宝宝患病的诱因，所以要多关注宝宝的生活环境。

少去公共场所

公共场所充斥着大量病菌，宝宝的抵抗力差，应减少这样的接触机会。远离病邪的侵袭，自然就减少了患病的可能性。

食用梨和萝卜

梨和萝卜都可润肺止咳、宽中下气，是日常饮食中的佳品。在感冒和咳嗽的高发时期，适当食用梨和萝卜，对咳嗽有一定的预防效果。

咳嗽的日常居家护理

让宝宝喝足够量的水，对于已经患有慢性咳嗽的宝宝来说，至关重要。只有保持充足的水分，才能让宝宝避免因为干燥而导致顽固性的咳嗽，并且，水分有助于稀释痰液，使其更容易咳出。

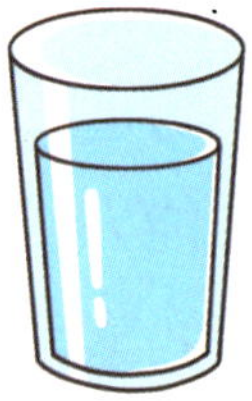

在饮食上，要保证营养均衡。水果和蔬菜富含维生素和抗氧化剂，可以帮助增强免疫系统，对抗感染。

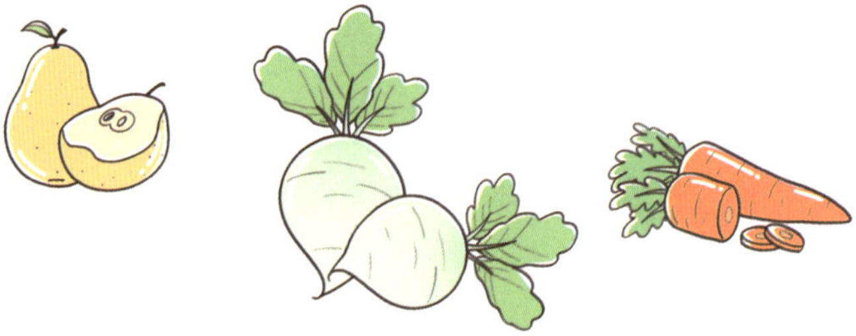

常开窗换气，让室内的空气保持清新。尤其是要避免烟雾和刺激性气味，同时要保持室内的湿度适宜，减少对呼吸道的刺激，才能让宝宝尽快康复。

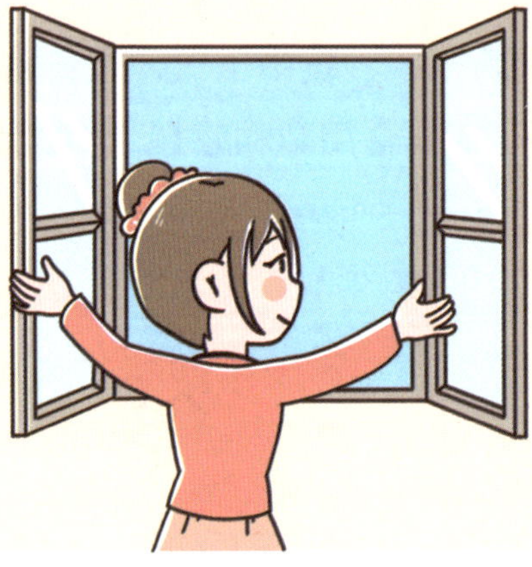

咳嗽的发生原理，是因为病邪停留在体内，人体自救的一种反应。虽然担心宝宝的健康，但也不要使用抗生素或激素类药物，或者过量使用一些治疗咳嗽的药物。在家庭护理过程中，滥用药物，在某些情况下，不仅无益，还可能引发不良反应或药物抗性。

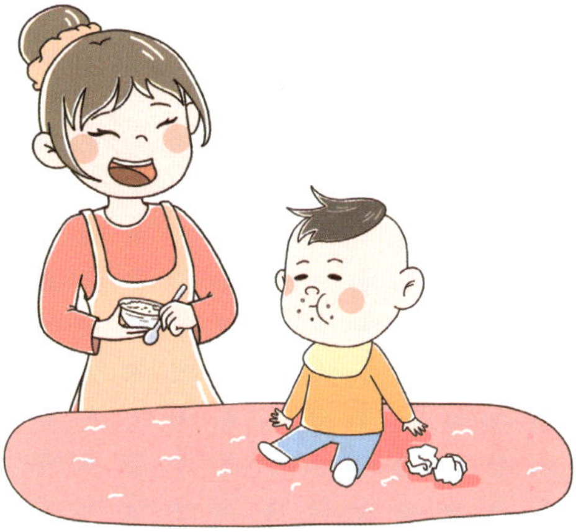

家庭治疗婴幼儿咳嗽误区

1 大量使用抗生素。不恰当使用抗生素，会带来菌群失调。

2 大量使用镇咳药物。止咳药物包括中枢性镇咳的药物，会有成瘾性，对呼吸会有不同程度的抑制，如果是镇咳过强，也会导致宝宝不能及时将呼吸道的异物排出来。

3 频繁地换药。

·温馨提示·

若出现以下症状，立即就医。

1 咳嗽剧烈，出现气管黏膜损伤出血。

2 咳嗽严重并伴有结膜水肿、口唇发绀等。

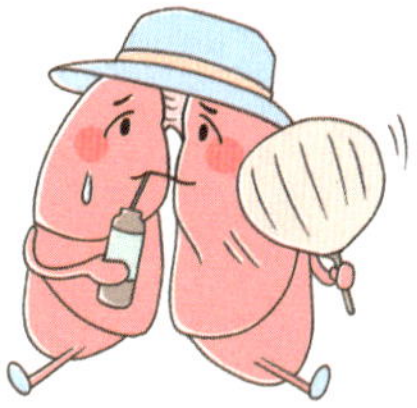

第四章 小儿哮喘

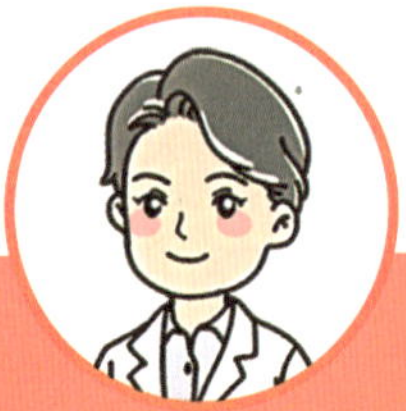

小儿哮喘的定义

小儿哮喘称为支气管哮喘，简称哮喘，是儿童期最常见的慢性呼吸道疾病。哮喘是多种细胞和细胞组分共同参与的气道慢性炎症性疾病，这种慢性炎症导致气道反应性的增加，通常出现广泛多变的可逆性气流受限，并引起反复发作性的喘息、气促、胸闷或咳嗽等症状，常在夜间和（或）清晨发作或加剧，多数患儿可治疗缓解或自行缓解。

诱发婴幼儿哮喘的常见因素

中医认为，本病的发病原因既有内因，又有外因。内因是由于痰饮内伏，与肺、脾、肾三脏有关；外因主要为感受外邪，接触异气。小儿肺脏娇嫩，脾常不足，肾常虚。痰饮留伏与肺、脾、肾三脏功能失常有关，尤其责之于肺、脾两脏。此时，若接触异气，如异味、花粉、煤烟、羽毛等，或嗜食酸、咸、甜、腻，则能刺激气道，影响肺的通降功能而诱发哮喘。

吸入过敏原：尘螨、动物毛屑及排泄物、花粉、油烟味、二手烟、真菌或者气味明显的香水、化妆品等。

食入过敏原：牛奶、鱼、虾、螃蟹、鸡蛋、花生等。

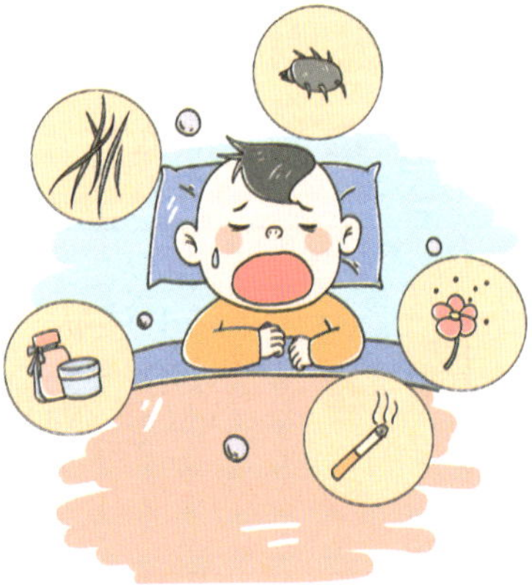

呼吸道感染：病毒及支原体感染（近期接触过呼吸道病变的患者）。

外界因素：强烈的情绪变化（生气、哭闹、惊吓、其他身体不适引起的情绪异常）、运动和异常气候（运动量突然增大，突然遇到大风、雷暴等异常天气）等。

小儿哮喘证型的划分

小儿哮喘的典型症状是阵发性咳嗽和喘息，以夜间和清晨为重。发作前会流涕、打喷嚏、胸闷。发作时伴随呼吸困难，严重者可有端坐呼吸、惊恐不安、大汗淋漓、面色青灰，甚至会并发肺部感染。

合并呼吸道感染时可能出现发热、心率增快，后期可能会出现颈静脉怒张、三凹征、发绀等。

注意是否有反复打喷嚏、鼻痒、眼痒、鼻窦炎和湿疹等不适情况。

罹患小儿哮喘，应根据过敏原忌口。除此之外，平日饮食营养均衡即可。

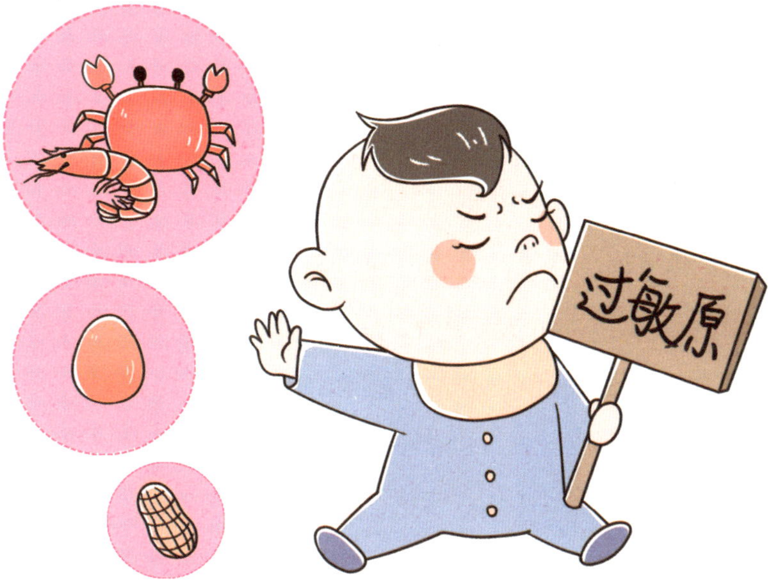

过敏原食物，有鱼、虾、螃蟹、鸡蛋和花生等。

● 小儿哮喘的中医辨证分型及建议用药参照表

证型	症状	建议用药
实喘之寒喘	恶寒无汗,鼻流清涕,面色淡白,咳嗽气喘,吐白泡沫痰,喉间可闻哮鸣音。	寒喘丸
实喘之热喘	咳嗽声高有力,咯痰稠黄,喉间哮吼痰鸣,身热,面赤,口干,咽红,尿黄,便秘,舌质红,苔黄腻。	小儿珍贝散或虫草川贝止咳膏
虚喘	气短多汗心悸,咳嗽无力,常见乏力、形瘦纳差、面色苍白、便溏、舌淡、苔薄白等。	小儿咳肺颗粒

外治疗法

白芥子、延胡索各 9 克,甘遂、细辛各 6 克,共研细末,分成 3 份。

使用方法:每隔 10 天使用 1 份。用时取药末 1 份,加生姜汁调稠如 1 元硬币大,分别贴在肺俞、心俞、膈俞、膻中上。白芥子刺激性较强,贴后需随时观察,若皮肤发红就需要揭去,最好在医师指导下进行。贴药时间为每年夏天的初伏、中伏、末伏,连用 3 年。

肺俞:位于背部第 3 胸椎棘突下旁开 1.5 寸,两侧对称各有一穴。

心俞:位于背部第 5 胸椎棘突下旁开 1.5 寸,两侧对称各有一穴。

膈俞:位于背部第 7 胸椎棘突下旁开 1.5 寸,两侧对称各有一穴。

膻中:位于前胸两乳头之间连线中点。

按摩手法

实喘

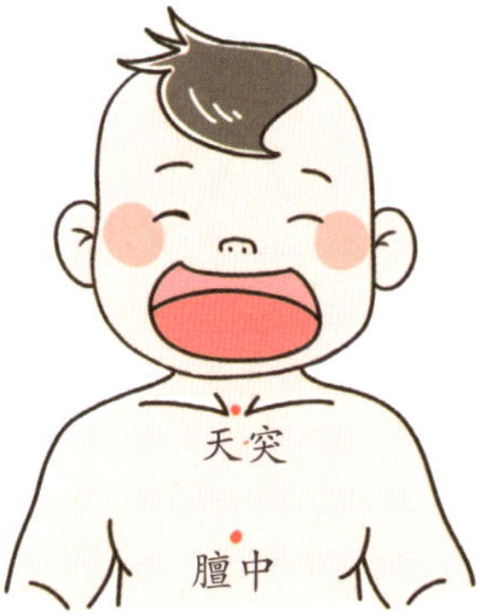

1 天突

天突位于胸骨切迹上方正中凹陷处。

操作：用食指或中指指腹点按天突10~30次。按摩这里能宣肺化痰，治疗咳嗽、支气管哮喘、咽喉炎、扁桃体炎等。

2 膻中

膻中位于胸骨正中线与两乳头之间连线的交叉点。

操作：用食指或中指指腹逆时针按揉膻中100次。按摩这里能清肺化痰、宽胸利膈，治疗咳嗽、支气管哮喘、胸痛胸闷、肋间神经痛等。

3 列缺

列缺位于双手虎口交叉，一只手食指尖按在另一只手的桡骨茎突上，食指指尖对应的部位就是列缺。

操作：用拇指点按两侧列缺各30~50次。按摩这里能宣肺祛风、舒经通络，治疗咳嗽、气喘、头痛、咽痛等症。

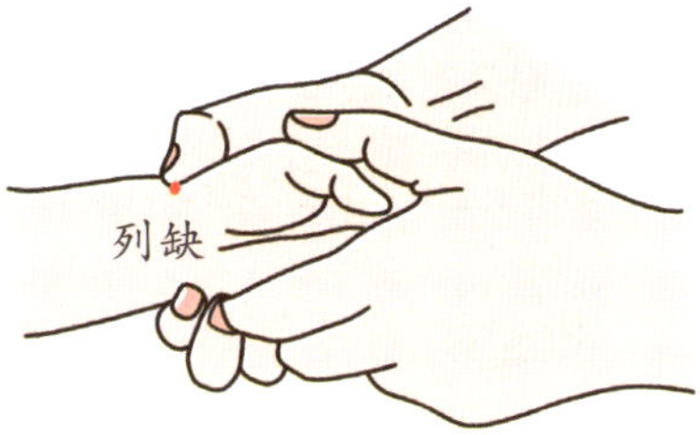

虚喘

1 补肺经、补肾经

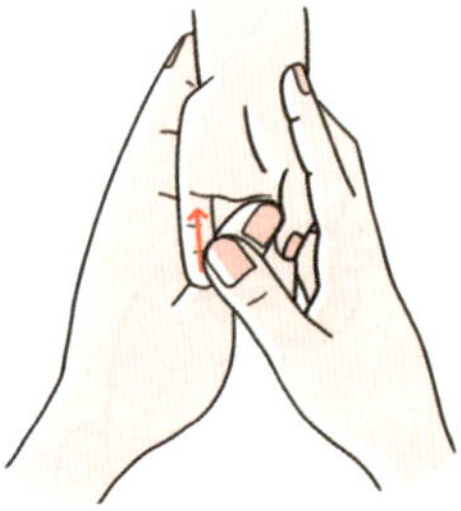
补肾经

肺经手掌反射区位于掌面，无名指由指根到指尖的一条直线。

操作：将宝宝掌心向上展开，并固定其无名指，然后用拇指由其无名指指尖推向指根 200 次左右。

肾经手掌反射区位于掌面，小指由指根到指尖的一条直线。

操作：将宝宝掌心向上展开，并固定其小指，然后用拇指由其小指指尖推向指根 200 次左右。

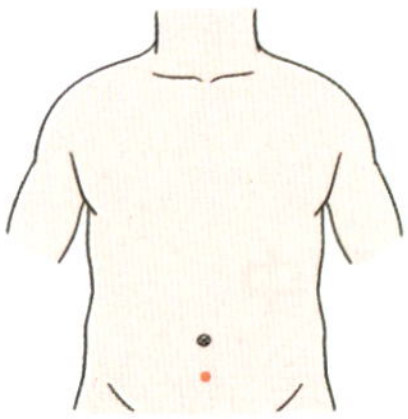
揉按丹田

2 揉按丹田

丹田位于脐下 2.5 寸。

操作：用手掌根或中指指腹揉按丹田 3 分钟左右。

3 分推肩胛骨

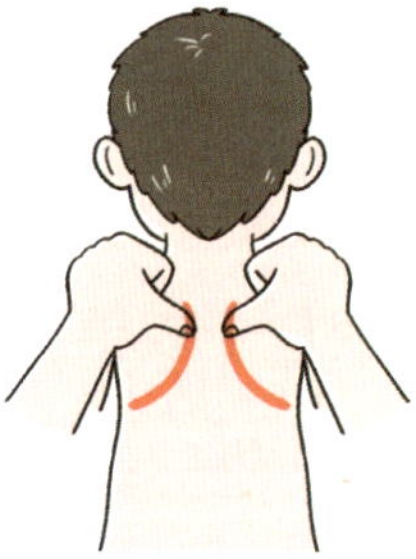
分推肩胛骨

操作：用两手拇指指腹分别沿肩胛骨内侧缘向上向下推动，各 20 次左右。

推拿的方法能够缓解哮喘。推揉宝宝的肺经、脾经和肝经，对于缓解哮喘症状效果良好。在推拿时，可使用滑石粉、按摩精油、珍珠粉等介质，不仅可以保护宝宝娇嫩的皮肤，而且能增强治疗作用。

食疗

鱼腥草丝瓜汤

材料：鱼腥草 50 克，丝瓜 50 克。

做法：鱼腥草切成寸段，丝瓜切成片，常规烹饪方法制成汤，适用于热性哮喘。

五豆粥

材料：青豆、绿豆、黄豆、白扁豆、黑豆各等量，大米少许。

做法：先将豆类浸泡一夜后，煮至烂熟，再加入大米烹煮，至米熟后，即可食用。此食疗方适用于因为肺、脾、肾不足导致的哮喘，具有良好的健脾和胃、补肺益肾功能。

家庭护理

1. 避免接触花粉、粉尘等物质。
2. 天气变化，适量增减衣物，避免感冒。
3. 避免强烈的情绪变化，如突然剧烈大哭。
4. 避免剧烈运动。
5. 适当运动，增强免疫力，避免肥胖。

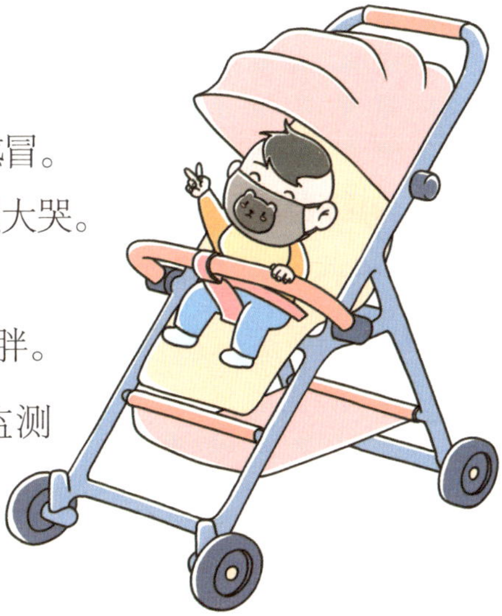

宝宝确诊哮喘后，应定期复诊，监测病情进展，详细记录用药后身体状况及用量、用法。

预防措施

避免幼儿接触过敏原；

积极治疗和清除感染病灶，祛除各种诱发因素（吸烟、呼吸道感染等）；

在雾霾天气、沙尘暴天气的情况下，生活在工业厂房、垃圾转运站、海鲜市场、鲜花市场附近等特殊区域的家庭，尤其要格外引起注意和加强防范。

家庭护理哮喘患儿的误区

❶随着年龄增长，哮喘就会自愈。

哮喘不只是在婴幼儿阶段出现，部分反复发作的患儿会发展为成人哮喘，并且反复发作。所以不要将哮喘当作是一种儿童疾病，认为年龄大了就会自愈。

❷哮喘好了就可以停药。

一些哮喘宝宝进行治疗后，症状消失就停药了，这是不正确的。因为用药后症状虽然缓解，但疾病并未痊愈，若过早停药，会让病情反复。

·温馨提示·

❶ 哮喘在秋、冬季容易复发，哮喘宝宝照料者要根据气温变冷的情况而增添衣物做好保暖，避免寒气入侵。少到人流密集的地方，做好卫生清洁，一旦有感冒等症状及时治疗，避免感染呼吸道疾病引发哮喘。

❷ 如果天气预报近期有雷暴天气，哮喘宝宝照料者要格外注意，因为突发的雷暴会引发此类人群的雷暴哮喘。如有此类情况出现，必须立即前往专业的儿科急诊或者变态反应科就诊，千万不能耽搁，更不能在家自行处理。

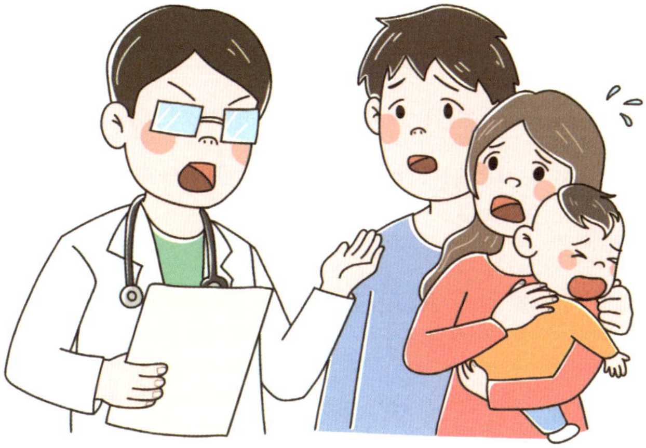

第五章 小儿肺炎

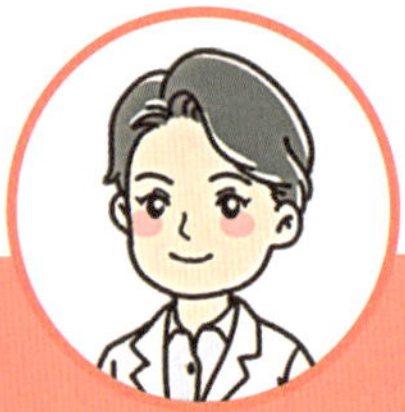

小儿肺炎的定义

小儿肺炎是发生于小儿肺部的感染性疾病。小儿肺炎是儿科的常见病、多发病。四季均可以发生，以冬、春季和换季时候多见。中医根据病因把小儿肺炎具体分为风热犯肺、风寒袭肺、痰热闭肺、痰火壅肺、肺脾气虚、阳明热盛、心阳虚衰等诸多证型。这里我们会介绍其中比较常见的证型。

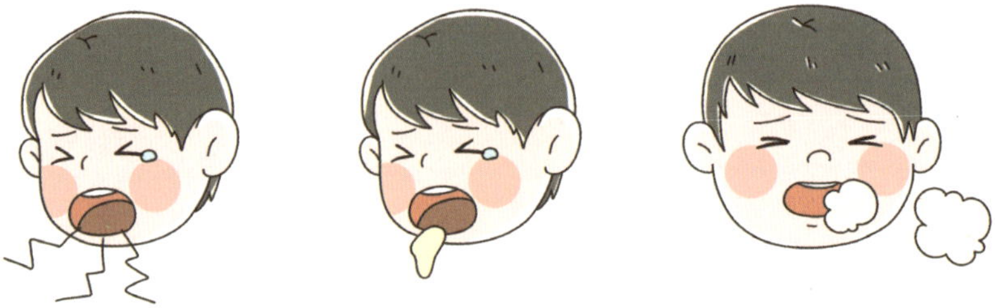

小儿肺炎的症状及证型的划分

小儿肺炎的典型症状有发热、咳嗽、气喘、气促、纳差，烦躁等。

其发热，多为不规则热。有些宝宝因为身体较弱，体温并不升高，甚至体温偏低。

咳嗽比较频繁，早期是干咳，发作期咳嗽反而减轻，恢复期时会出现咳痰。

气喘、气促，常在发热、咳嗽之后出现。

全身症状明显，精神不好、纳差、烦躁，有些还会出现呕吐、腹泻等症状。

小儿肺炎是由不同病原体或其他因素（如吸入羊水、油类或过敏反应等）引起的肺部炎症。以支气管肺炎最常见，多发于冬、春季节。

肺炎死亡占住院小儿死亡的第一位，一定要引起重视。

●小儿肺炎的中医辨证和建议用药参照表

证型	症状	建议用药或诊治方案
风热犯肺	发热恶风，微有汗出，口渴欲饮，咳嗽，痰稠色黄，呼吸急促，咽红，舌尖红，苔薄黄。	小儿豉翘清热颗粒、蒲地蓝消炎口服液
痰热闭肺	壮热烦躁，喉间痰鸣，痰稠色黄，气促喘憋，鼻翼扇动，或口唇发绀，舌质红，苔黄腻。	小儿清肺化痰颗粒或金振口服液
肺脾气虚	低热起伏，气短多汗，咳嗽无力，纳差，便溏，面色淡白，神疲乏力，舌质偏淡，苔薄白，脉细无力。	玉屏风颗粒
心阳虚衰	面色苍白而青，口唇发绀，呼吸浅促，额汗不温，四肢厥冷，神萎淡漠或虚烦不安。舌质略紫，舌苔薄白。	如出现上述症状，须立即前往医院，寻求专业治疗。

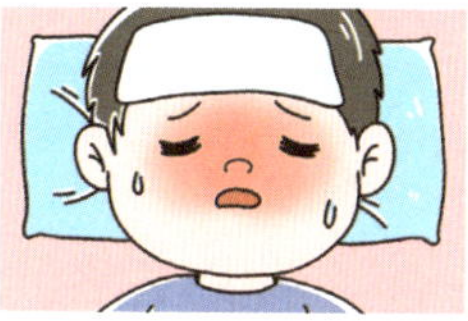
发热

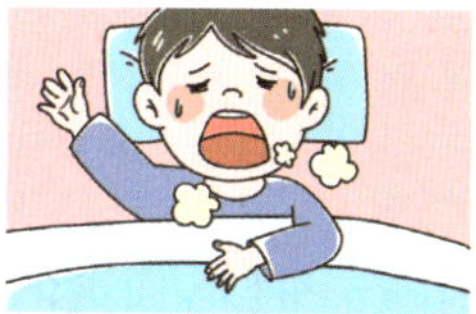
气促

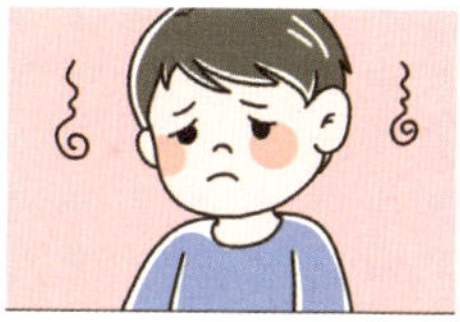
精神不振

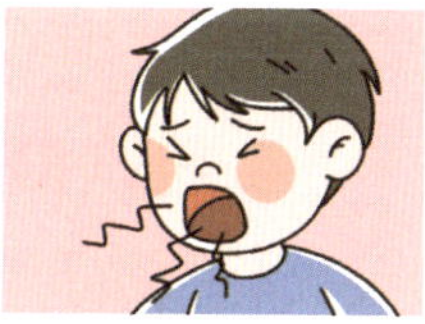
咳嗽

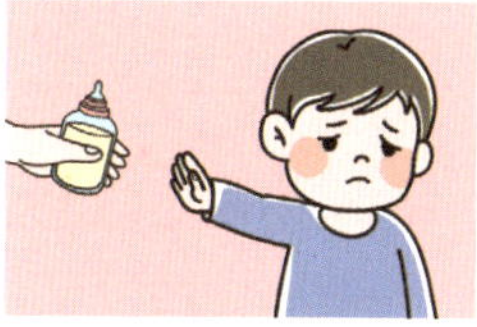
食欲减退

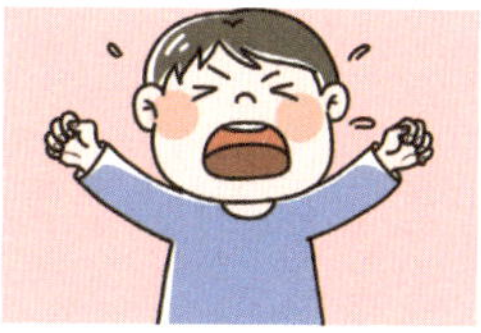
烦躁不安

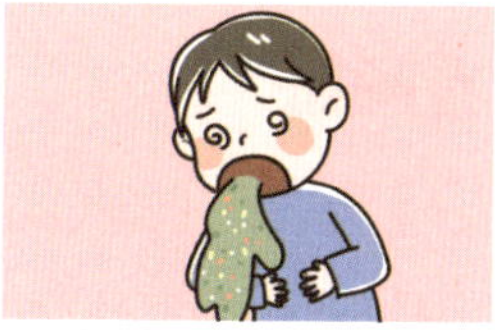
轻度呕吐或腹泻

根据症状分辨小儿肺炎

小儿肺炎起病急、病情重、进展快，是威胁宝宝健康乃至生命的疾病。但有时它又与小儿感冒的症状相似，容易混淆。因此，家长们有必要掌握这两种小儿常见病的鉴别知识，以便及时发现小儿肺炎，及早医治。鉴别它们，需要关注以下几点：

1 测体温

小儿肺炎大多发热，而且多在 38℃以上，并持续 2~3 天不退，用退热药也只能暂时退一会儿。小儿感冒的发热，则以 38℃以下为多，持续时间较短，用退热药效果也较明显。

2 看咳嗽、呼吸是否困难

小儿肺炎大多咳嗽或喘，且程度较重，常引起呼吸困难。呼吸困难表现为憋气，两侧鼻翼一张一张地，口唇发绀，这些都是病情加重的表现，切不可拖延。感冒和支气管炎引起的咳嗽或喘一般较轻，不会引起呼吸困难。

3 看精神状态

宝宝感冒时，一般精神状态较好，能玩。患肺炎时，精神状态不佳，常烦躁、哭闹不安，或昏睡、惊风等。

4 看饮食

宝宝感冒，饮食尚正常，偶有精减。但患肺炎时，食欲显著下降，严重时，拒绝吃任何食物。

5 看睡眠

宝宝感冒时，睡眠尚正常。但患肺炎后，多睡易醒，爱哭闹，夜里有呼吸困难加重的趋势。

6 听孩子的胸部

由于宝宝的胸壁薄，有时不用听诊器用耳朵听也能听到水泡音，所以父母可以在宝宝安静或睡着时，在宝宝的两侧胸壁仔细倾听。如果在吸气末期听到“咕噜”“咕噜”般的声音——小水泡音，这是肺部发炎的重要体征。小儿感冒一般不会有此种声音。

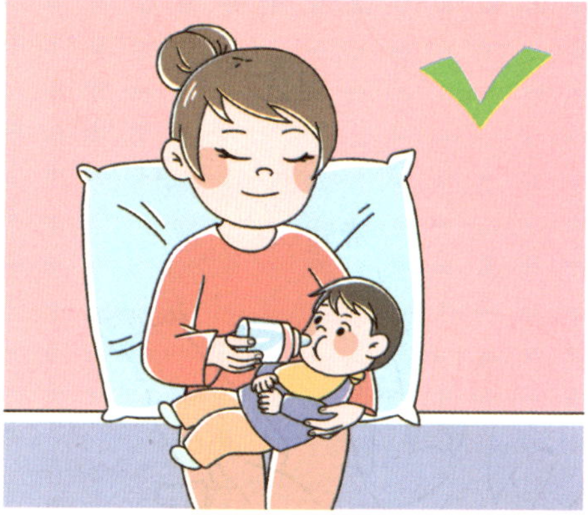

如果出现上述中的大部分情况，应怀疑宝宝得了肺炎，并及早到医院就医。

按摩手法

顺运内八卦、清肺平肝、清天河水、清胃经等。

1 顺运内八卦

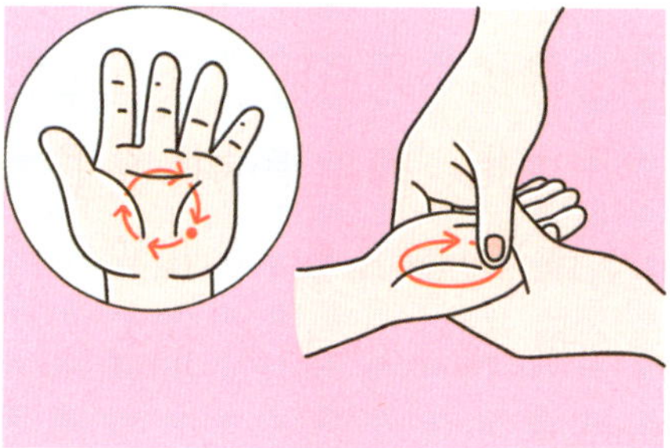

顺运内八卦

内八卦位于手掌面，在掌心的周边画一个圆圈就是八卦。属面型（也称环形）穴位。

操作：用拇指指腹或食、中指指腹，轻轻地以顺时针的方向运内八卦，周而复始画 100 个圈，力度一定要轻。此手法适合风热犯肺型的小儿肺炎。

2 清肺平肝

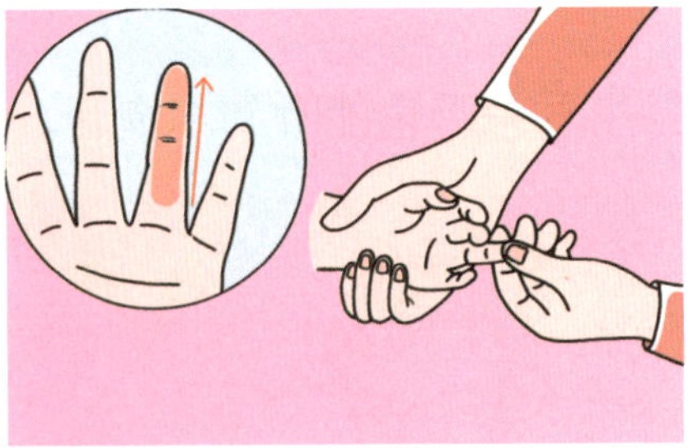

清肺经

肺经手部反射位于掌面，无名指由指根到指尖的一条直线。

操作：固定好宝宝手掌，掌心向上，用拇指指腹从宝宝的无名指的指根向指尖的方向直推 100~200 次。

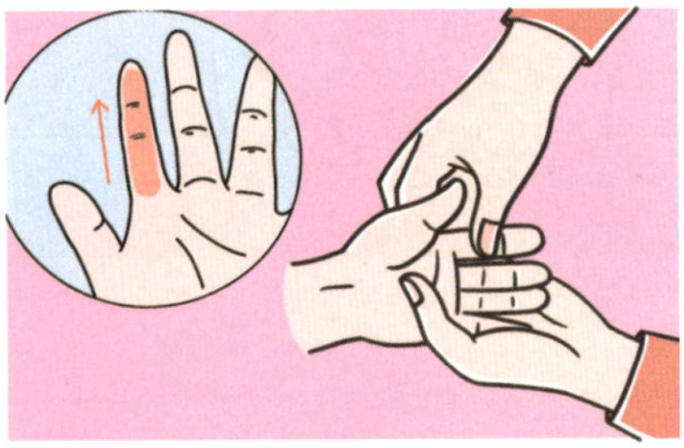

平肝经

肝经手部反射区位于掌面，食指由指根到指尖的一条直线。

操作：固定好宝宝手掌，掌心向上，用拇指指腹从宝宝食指指根向指尖的方向直推 100~200 次。

此手法适合风热犯肺型的小儿肺炎。

3 捣揉小天心、掐合谷

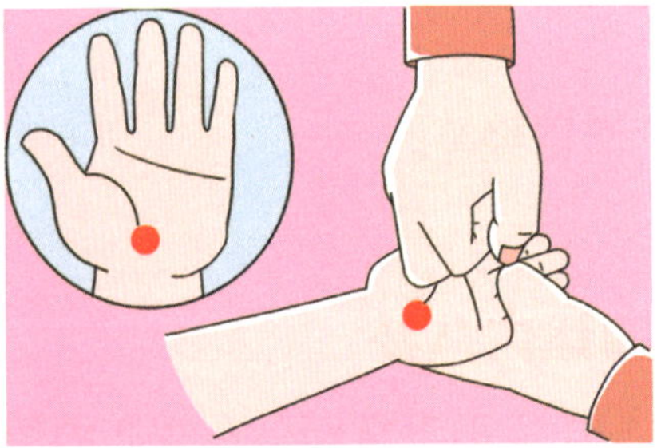

捣揉小天心

如果宝宝高热惊风，加捣揉小天心和掐合谷。小天心位于掌侧手掌根正中处，大、小鱼际之间凹陷中。合谷位于手背侧第二掌骨第一节正中。

操作：捣揉小天心时，令小儿掌心向上，用中指、拇指指端揉或用拇指指甲掐，或半握拳用食、中指第一、第二节背面捣。捣揉 10~20 次。掐合谷，手法次数同上。

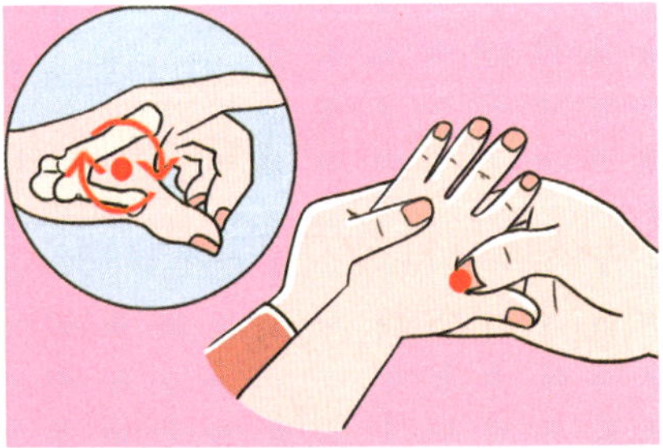

掐合谷

此手法适合痰热闭肺型的小儿肺炎。

4 揉小横纹

如果痰多需要加揉小横纹，小横纹位于掌面小指根横纹之下、掌横纹之上的高起部位。

操作：令宝宝掌心向上，然后用中指指腹轻揉小横纹 200 次。

此手法适合痰热闭肺型的小儿肺炎。

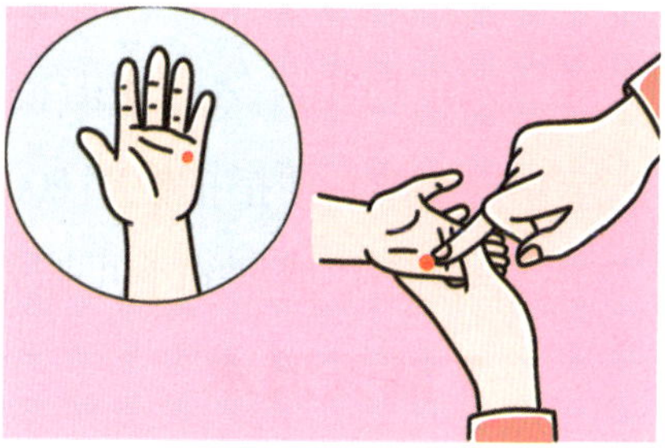

揉小横纹

5 推四横纹、三关

如果气虚的要加推四横纹和推三关。四横纹位于手掌面第二至第五指根部横纹处，即指掌交界处。三关位于前臂桡侧缘，自腕横纹至肘横纹成一直线。

操作：推四横纹，令宝宝掌心向上，用拇指桡侧缘从食、中、无名、小指根横纹逐个来回推或掐。每个横纹推 50 次。推三关，令小儿掌侧位，掌心向内。左手托住小儿尺侧腕关节，食、中二指并拢直托小儿前臂，以右手拇指或并拢的食、中二指指面在前臂桡侧由腕横纹起推至肘横纹，100~200 次。

此手法适合肺脾气虚型的小儿肺炎。

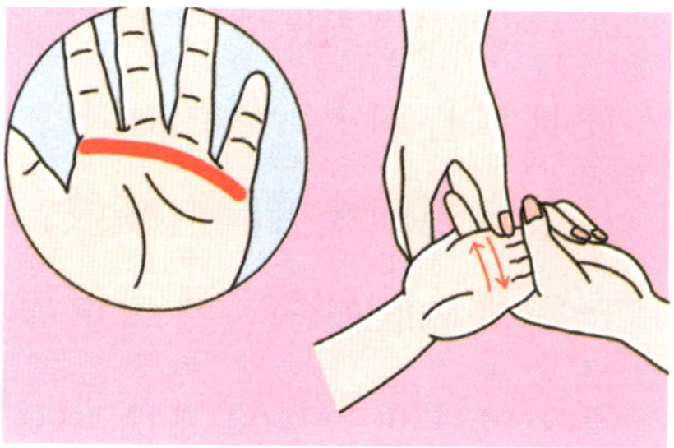

推四横纹

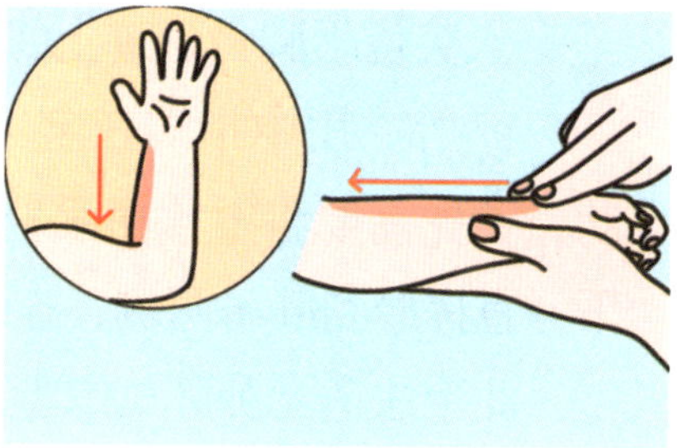

推三关

6 清胃经

胃经在大鱼际桡侧，赤白肉际处，由腕横纹到拇指根部的一条直线。

操作：用一只手固定宝宝的手掌，露出拇指，然后用拇指指腹从宝宝掌根部推到拇指指根部 200 次。此手法适合阴阳热盛型的小儿肺炎。

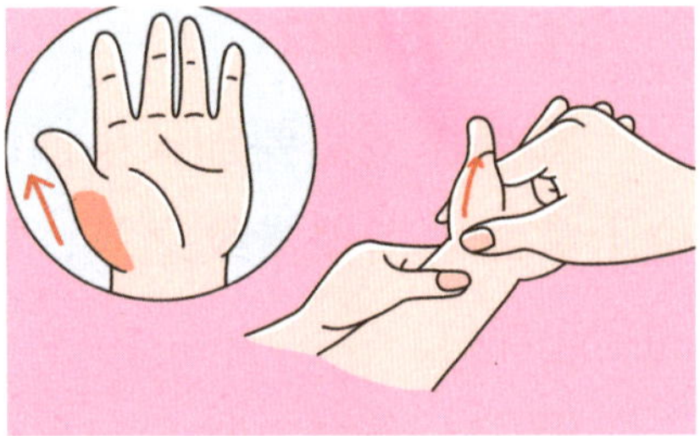

清胃经

7 清天河水

天河水位于前臂掌侧，从腕横纹到肘横纹正中的一条线。

操作：用一只手握住宝宝手腕，使其掌心向上，然后用中、食指指腹从宝宝腕横纹推向肘横纹，推的方向一定是从腕到肘，不可反向操作。每只手臂直推 200 次左右。此手法适合风热犯肺型的小儿肺炎。

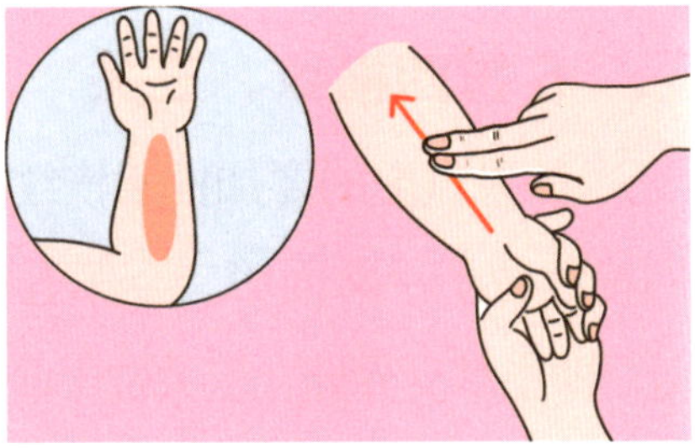

清天河水

8 揉天突、搓胁肋

天突位于胸骨切迹上缘凹陷中。胁肋位于两侧腋下至肚脐两侧。

操作：用中指端在宝宝天突上力度适中地揉 50 次。之后搓摩胁肋，首先需要将宝宝两手轻轻地放在头上，然后用两手掌从宝宝的腋下一直搓摩到肚脐两侧，连续进行 20 次。

此手法适合肺脾气虚型的小儿肺炎。

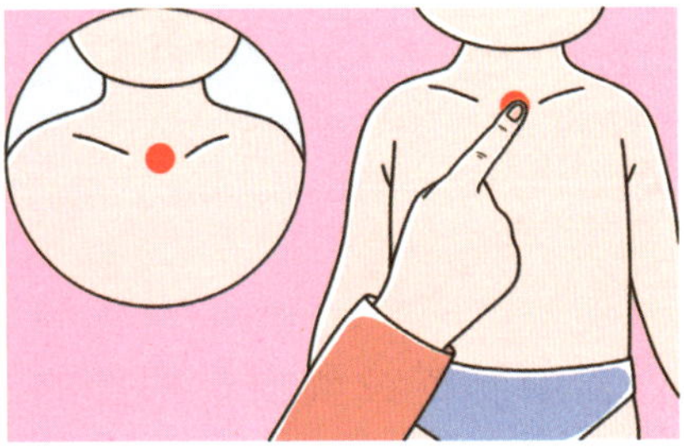

揉天突

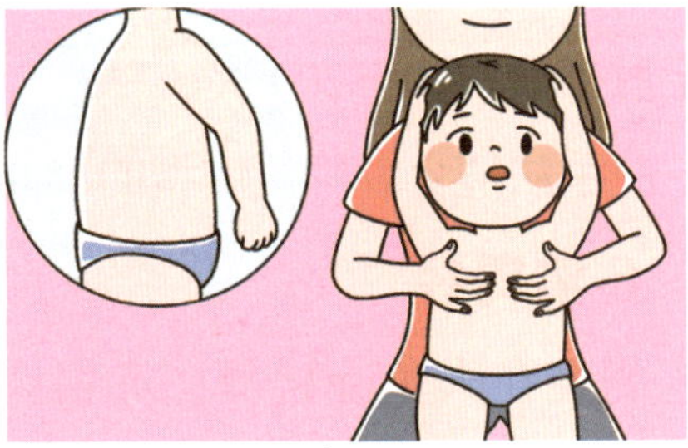

搓摩胁肋

9 推揉膻中

膻中位于人体的胸骨上，两乳头连线的中点。

操作：食、中指并拢，自宝宝的胸骨切迹，力度适中地向下推至剑突，再用中指指端揉膻中 10 次，如此反复五回。此法适于脾气虚型的小儿肺炎。

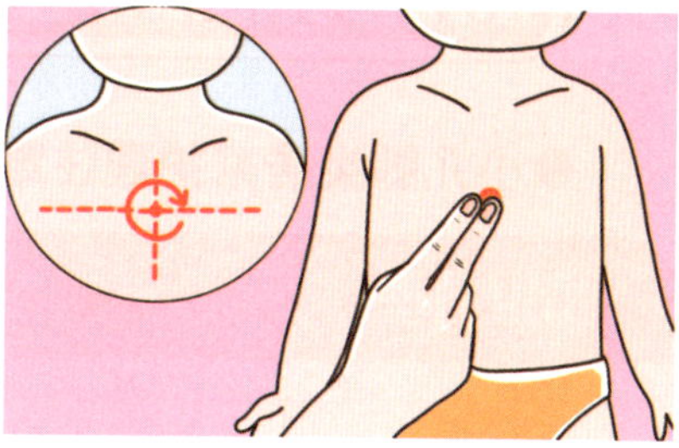

推揉膻中

食疗

小儿患有肺炎，通过食疗也能够给予很大的帮助。

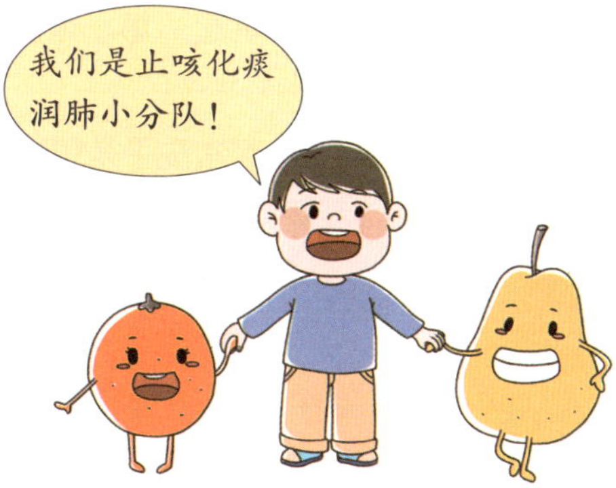

宝宝在发病期间可以多吃金橘或雪梨，能够起到止咳、化痰、润肺的功效。也可用冰糖和金橘煮水喝，或用冰糖和雪梨煮水喝，都有一定的功效，能够起到辅助治疗的作用。

●小儿肺炎食疗方参照表

名称	用料及方法	功效
牛奶饮	鲜牛奶 250 毫升，白糖少许。将鲜牛奶煮开后，加白糖少许调味饮用。	本方适用于小儿肺炎恢复期。
防风粥	防风 10~15 克，葱白 2 段，粳米 50~100 克。取防风、葱白煎取药汁，去渣。先用粳米煮粥，待粥将熟时加入药汁，煮成稀粥服食。	本方适用于风寒闭肺证型。
杏仁米粥	杏仁 10 克，大米 30 克。将杏仁去皮尖，水研滤汁与大米加水共煮粥服用。	本方适用于风寒闭肺证型。

小儿肺炎居家护理注意事项

●小儿肺炎居家护理注意事项参照表

情况分型	具体细节
适时接种疫苗	一定要重视疫苗接种工作，尤其是家里有2岁以下的幼儿。针对被称为婴幼儿“健康杀手”的侵袭性肺炎球菌疾病，尽早接种可以有效降低感染风险，为宝宝的健康成长筑起“第一道防线”。
勤洗手	经常洗手是预防肺炎等疾病最有效的途径之一。
预防呼吸道感染	在发病季节不带宝宝到公共场所或人群聚集之处，避免交叉感染。
加强营养	给予高热量、高蛋白、高维生素、易消化饮食，少量多餐，多饮水，避免给油炸食品及易产生气体的食物。耐心哺喂，每次喂食必须将头部抬高或抱起，以免呛入气管发生窒息。
增强抵抗力	培养良好的饮食及卫生习惯，多晒太阳，从小锻炼身体，提高机体耐寒能力，保证充足且良好的睡眠，有利于增强宝宝的抵抗力，增强自身体质。
观察神志、呼吸频率及节律	呼吸突然加快、面色苍白或发绀、鼻翼翕动、神情淡漠或烦躁不安，为病情加重的表现，应及时就诊。
保持居室环境舒适	舒适，通风良好，温度适宜。每日开窗通风3~4次，每次30分钟。室温18~22℃，湿度55%~60%为宜。
合理安排生活	降温时及时增添衣物，适当进行户外活动，增强体质。

第六章 小儿支气管炎

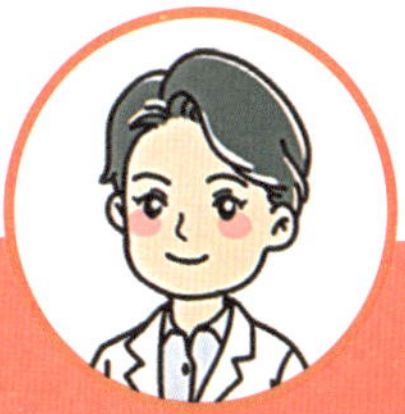

小儿支气管炎的定义

小儿支气管炎是由于各种致病因素导致的儿童支气管黏膜感染，进而累及气管。小儿支气管炎是由生物、物理或化学刺激以及过敏等因素引起的一种急性气管、支气管黏膜的炎症。它的感染在病原学上与上呼吸道感染类似，常见为病毒感染，如腺病毒、流感病毒等，常见的细菌为流感嗜血杆菌、肺炎链球菌等。此病多发于冬、春寒冷季节及气候突然变化的时候。其病因多是感染了细菌或病毒。

中医认为是小儿肺气不足，外感风邪，内蕴（内积）痰热，肺失宣肃（失去正常功能）引起的。病位在肺脾上，其典型症状是咳嗽，主要表现为有声无痰的干咳、有痰无声的嗽和有痰有声的咳。一年四季都可以发病，但以冬、春季为多。

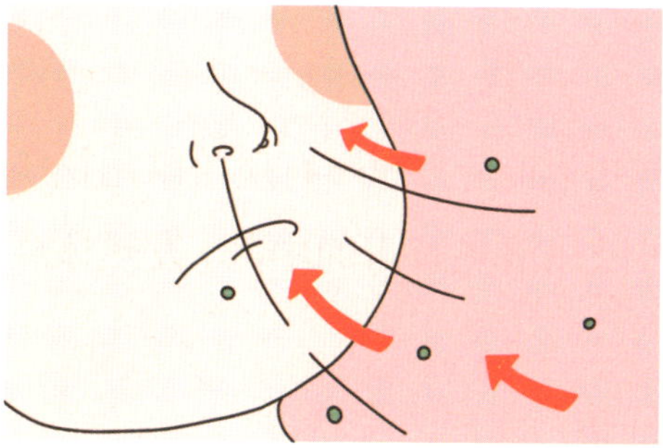

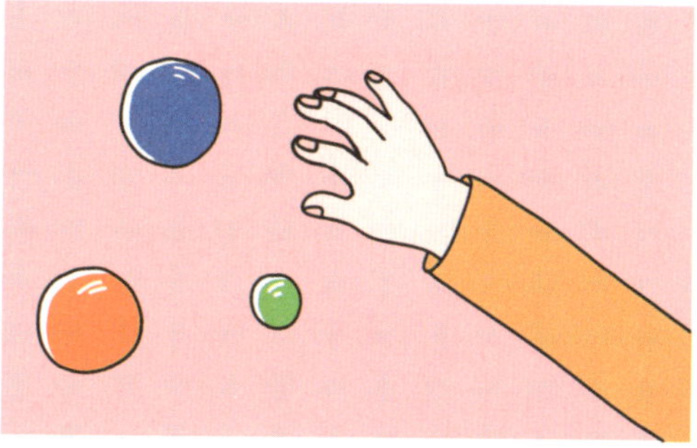

小儿支气管炎的症状

主要症状

小儿支气管炎起病比较急，表现为全身症状比较轻，早期发热、头痛、咽喉肿痛且发干。

主要为干咳或者有少许的黏液痰，随后痰量逐渐增多，咳嗽明显地加剧，偶尔有血痰，咳嗽、咳痰可以延续2~3周。如果迁延不愈，则发展为慢性的支气管炎，如果伴有支气管痉挛，可出现程度不等的胸闷、气促等症状。

根据不同的症状，小儿支气管炎可以分为风寒、风热、痰热、痰湿、气虚、阴虚几种证型。

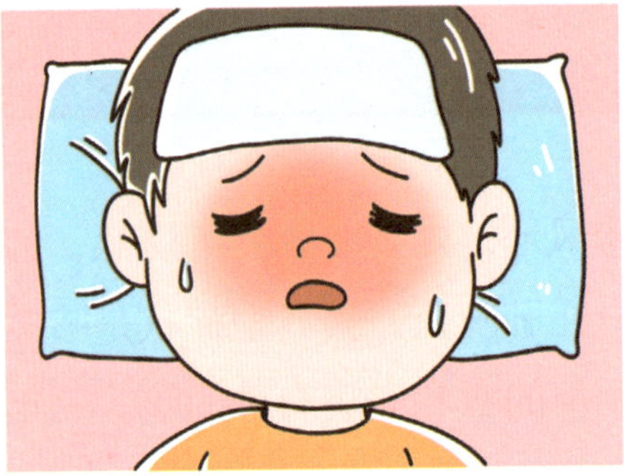

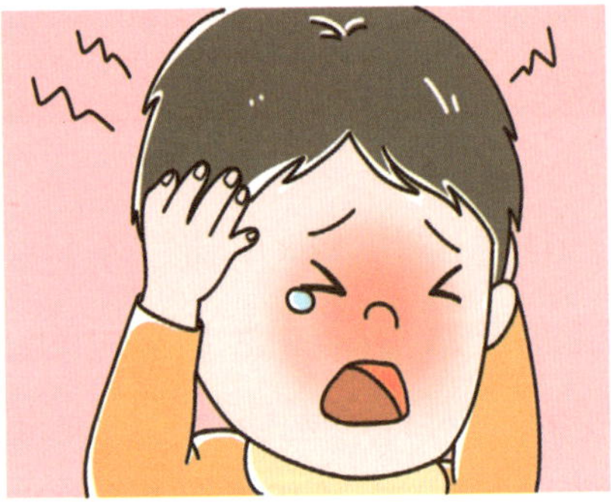

小儿支气管炎用药

早期支气管炎可以对症用药：咳嗽可以吃止咳药；有痰可以用祛痰药；有喘息症状可以用止喘药；发热可以用清热解毒的中药；发热体温到38.5℃以上需要吃退热药。

如果对症用药2~3天，症状没有好转，要去医院就诊。

●诱发小儿支气管炎的因素参照表

诱发因素	结果
营养障碍	营养障碍患儿免疫力低下，容易发生感染，诱发小儿支气管炎。
胸部畸形	佝偻病或者支气管结构异常，也是小儿支气管炎的危险因素。

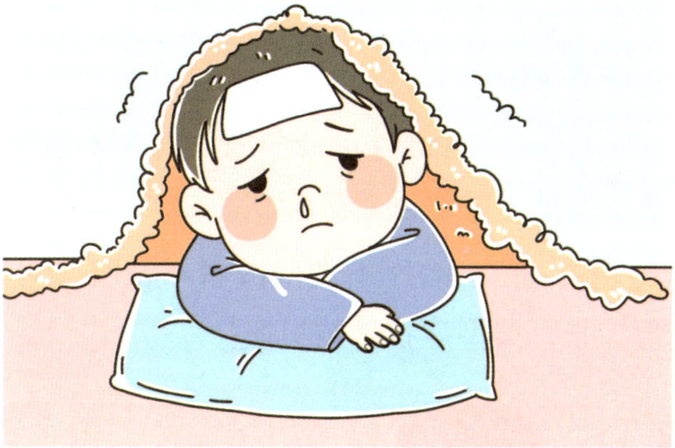

营养障碍

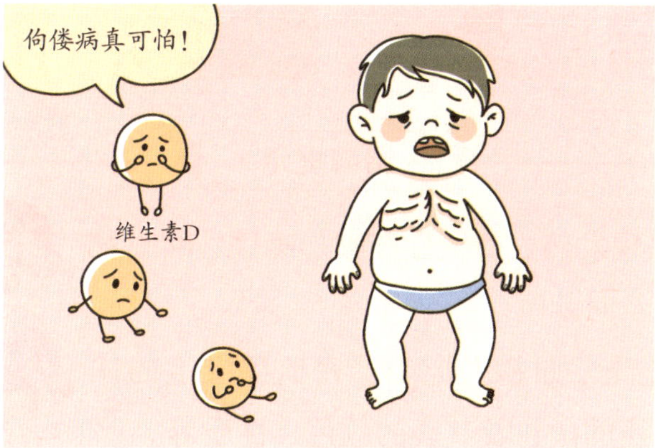

胸部畸形

●小儿支气管炎高危人群参照表

特征	具体原因
2 岁以下	年龄较小的婴幼儿，自身抵抗力较低，免疫机制不完善，容易引发小儿支气管炎。
有基础疾病	艾滋病、先天性心脏病等基础疾病，导致免疫力降低，引起小儿支气管炎。

可能引起的并发症

小儿支气管肺炎：由于小儿支气管炎控制不及时，导致支气管肺炎，出现高热、寒战、呼吸困难等症状。

小儿支气管扩张：治疗不规范或者不及时，可发生化脓性感染，引发支气管扩张，典型症状是脓臭痰。

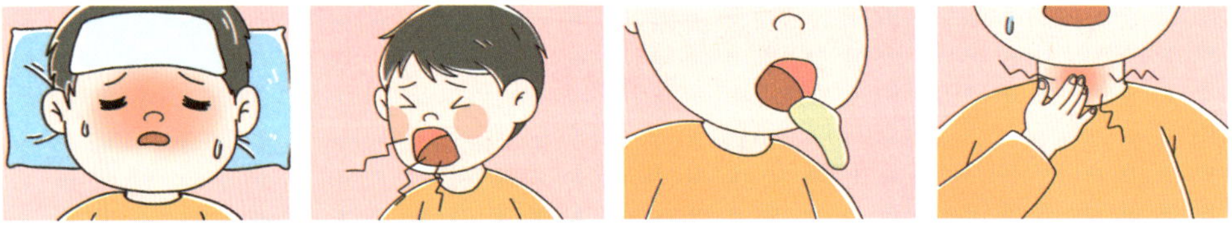

·温馨提示·

宝宝出现发热、持续性咳嗽、咳痰、喉咙发干情况时要及时就医。

症状监测：照料人应当严密监测宝宝的体温、咳嗽咳痰的次数及其痰的颜色、性质等。

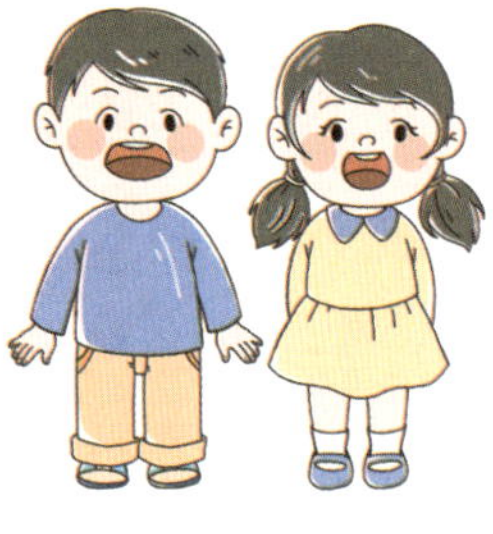

按摩手法

肺部保健重要部位：肺俞

肺俞是人体肺部的专属保健部位。具有理气、平喘、宣肺的功能，可广泛防治因肺功能失调而引起的各种疾病，对肺部及呼吸道疾病都有很好的疗效。所以，肺俞是咳嗽、肺炎、支气管炎等病症常用重要穴位。

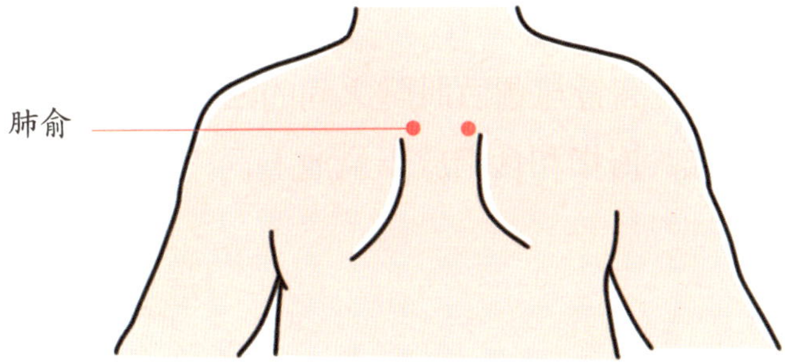

按摩肺俞

操作：采用推法和揉法推揉膀胱经，膀胱经推揉 5 分钟后，针对肺俞（位于背部第 3 胸椎棘突下旁开 1.5 膀胱经上，左右各 1 穴）做重点推拿，按揉 5 分钟即可。此套按摩手法对宝宝肺部的保养十分有效，对于缓解支气管炎有很大帮助，可以作为日常保健手法，每 3 天做 1 次。患病期间，可缩短为每 2 天做 1 次。

注意：按摩手法治疗支气管炎导致的咳嗽效果不错，但是起效比较缓慢，要注意观察症状的变化，如出现病情加重，要及时就医。

风寒型

一窝风、外劳宫、风池

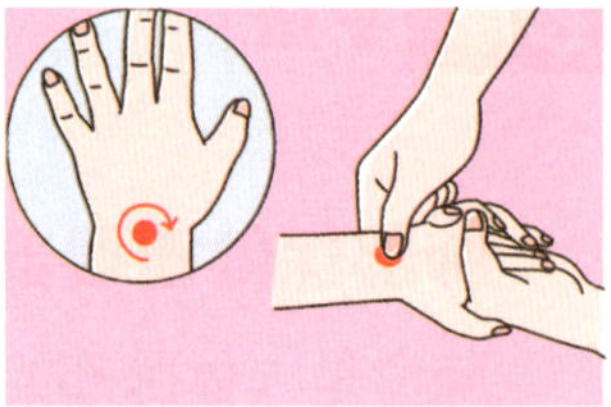
一窝风

一窝风：位于手背腕横纹正中凹陷处。操作时使宝宝掌心向下，用中指或拇指指面揉100~200次。

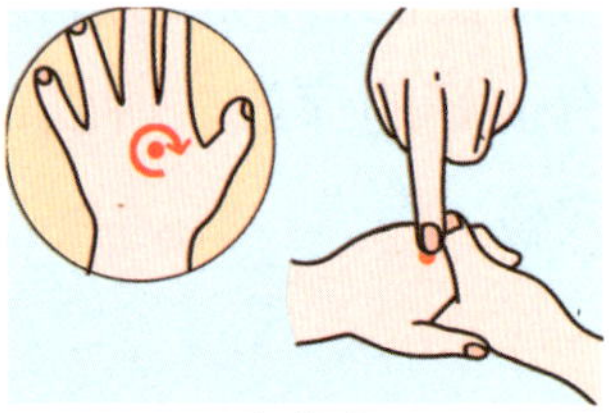
外劳宫

外劳宫：位于手背中央与内劳宫相对处。操作时令宝宝掌心向下，以拇指或中指指端揉100~200次。

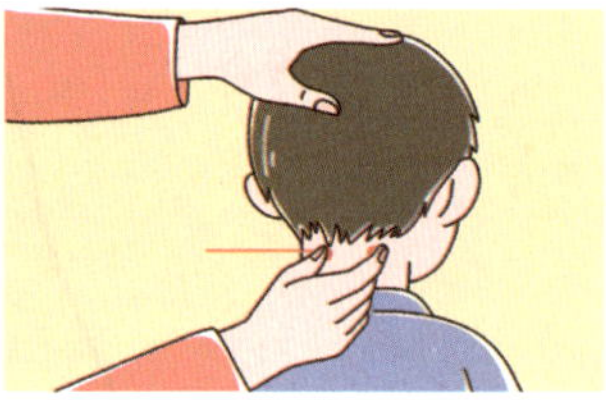
风池

风池：位于耳后高骨与颈后肌腱之间的凹陷处。固定宝宝头部，拇指和食指放于风池上，轻柔推按100次。

风热或痰热型

清大肠、退六腑、五指节

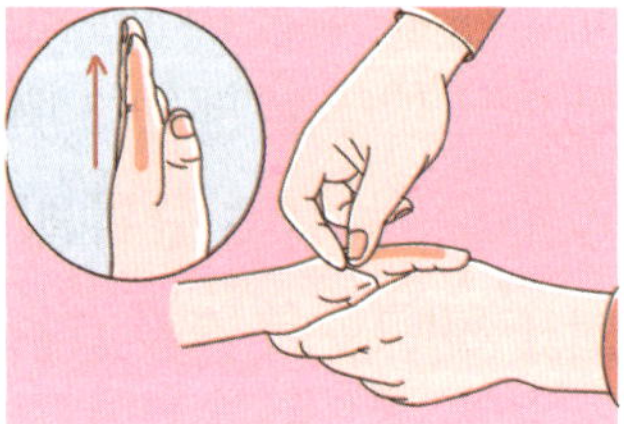
清大肠

大肠经：位于食指桡侧缘，自指根至指尖成一直线。操作时将宝宝食指固定，用拇指外侧缘。自指根推向指尖，100~200次。

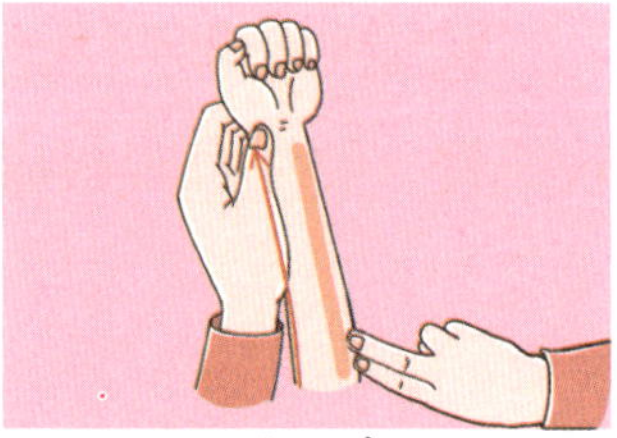
退六腑

六腑：位于前臂尺侧缘，自肘横纹至腕横纹成一直线。操作时令宝宝掌侧位，掌心向内。以左手握住小儿腕关节，右手并拢食指和中指，用二指指腹在宝宝小指侧，由肘横纹起推至腕横纹，100~200次。

五指节：位于手背五指第一指间关节处。操作时托住宝宝手掌，使掌心向下，用拇指指甲依次从其拇指第一指间关节掐至小指的第一指间关节。掐后轻揉，每掐 2 次，揉 20 次，如此反复 3 个轮回。

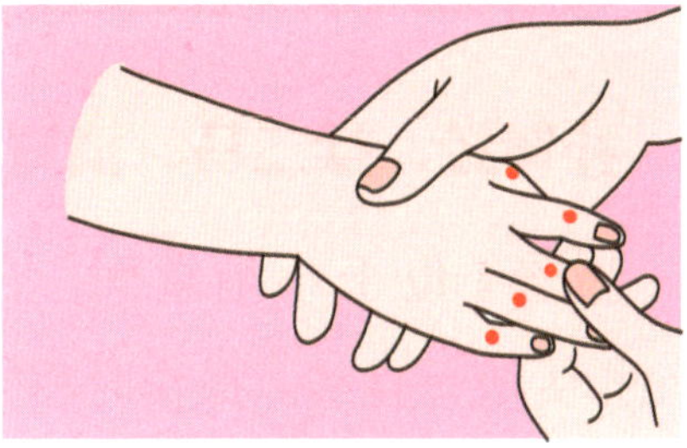
掐五指节

脾经：痰多加清脾经（位于拇指桡侧缘），操作时自指根推向指尖，100~200 次。

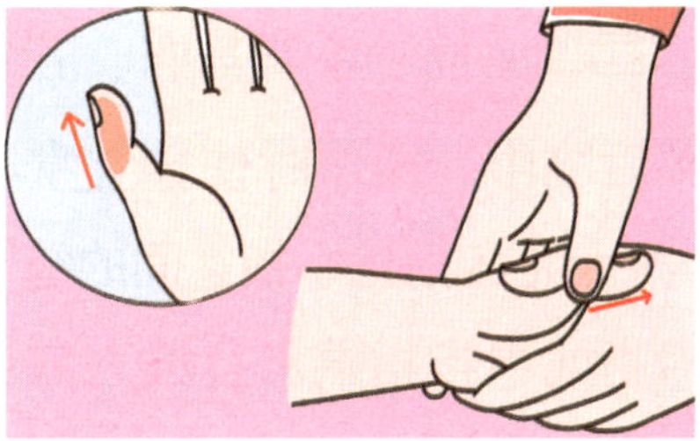
清脾经

肝经：高热惊风者平肝经（在食指掌面），操作时将宝宝的食指面向上，由食指指根推向指尖，200 次左右。

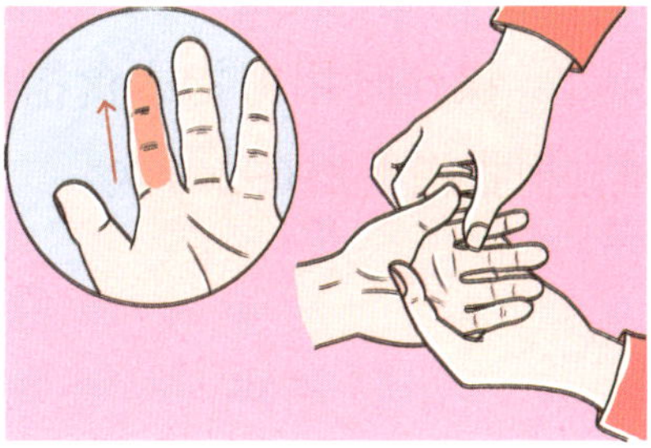
平肝经

燥邪伤肺或阴虚型

补肾经、揉二马、清胃经

肾经： 位于小指掌面，自指根至指尖成一直线。操作时将宝宝的小指面向上，固定好其手掌，然后用拇指由小指指尖推至指根100~200次。

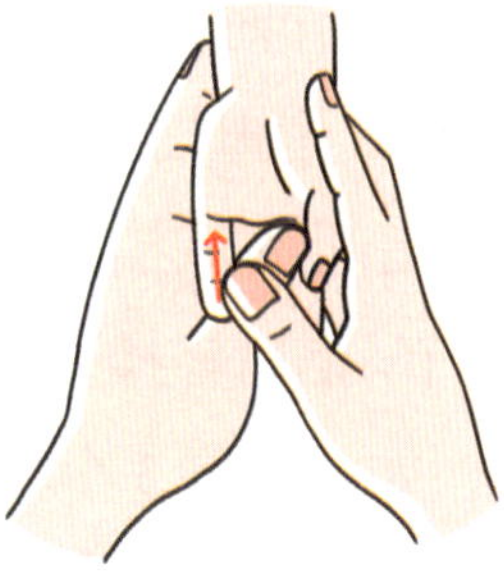

补肾经

二马： 位于手背第四、五掌骨小头后陷中。操作时使宝宝掌心向下，拉大无名指与小指之间的缝隙，将拇指或中指指端斜行插入穴中，上下揉动100~200次。

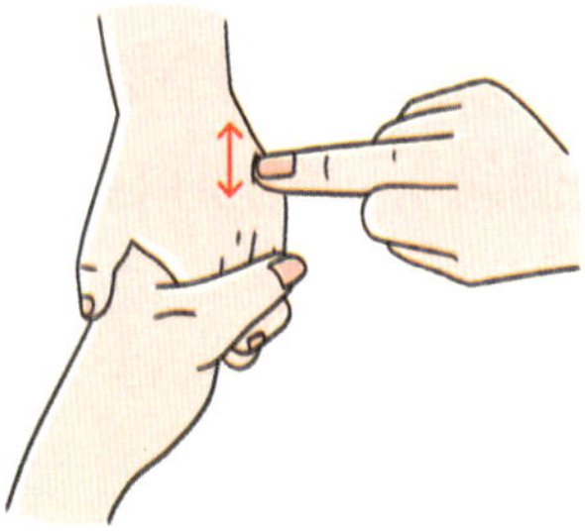

揉二马

胃经： 位于大鱼际桡侧，赤白肉际处。操作时用拇指或食指自掌根推向拇指指根100~200次。

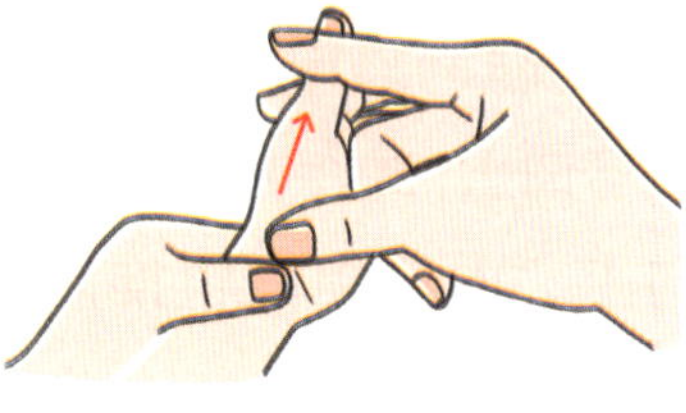

清胃经

食疗

针对小儿支气管炎的食疗，效果不错，但需要辨证对待。

●小儿支气管炎食疗方参照表

证型	具体操作
风寒	将紫苏叶煮汤喝
风热	将菊花、金银花泡水喝
痰热	将菊花、杏仁泡水喝
痰湿	把山药、陈皮、莲子、薏苡仁熬粥后食用
气虚	太子参、黄芪和瘦肉一起炖服
阴虚	在辅食中加入适量的百合米糊

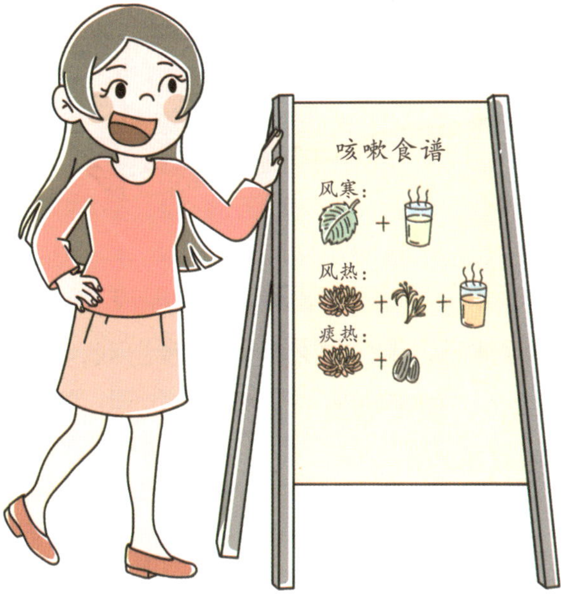

小儿支气管炎的日常护理

饮食应多摄入优质蛋白，如鸡蛋、瘦肉、鱼肉、牛奶等，有利于损伤修复。

多吃新鲜的深色蔬菜、水果，提供充足的维生素，提高机体免疫力。

多进食一些清肺、止咳、平喘的食物，如雪梨等。

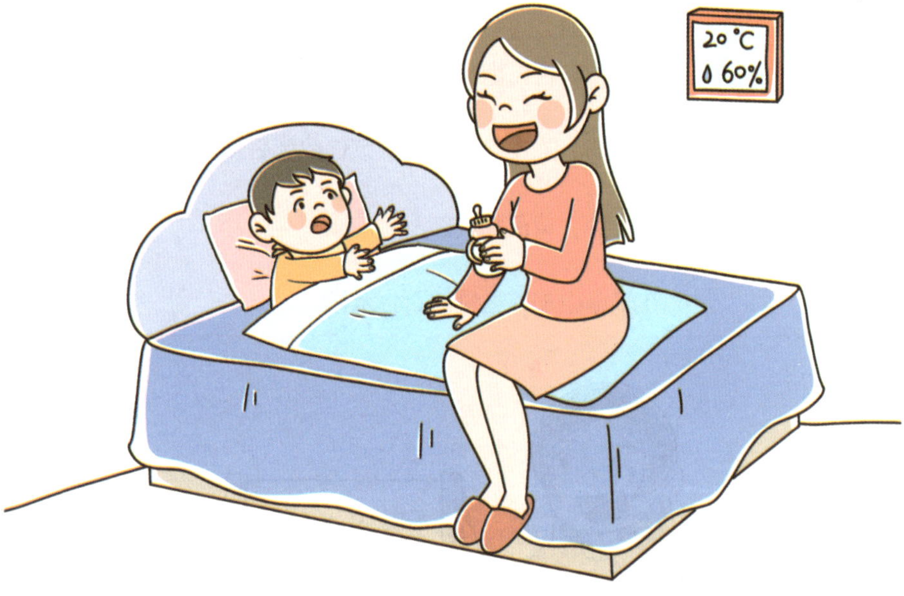

保持室内空气新鲜，温度、湿度适宜（温度 20℃左右，湿度 60% 左右）。宝宝应注意休息，避免剧烈的活动及游戏，以防咳嗽加重。卧床时须经常更换体位，使呼吸道分泌物易于排出。同时，鼓励宝宝多饮水，使痰液稀释易于咳出。

营养护理：尽量给予营养丰富、易消化的饮食，鼓励宝宝进食，但应少量多餐，以免因咳嗽引起呕吐。

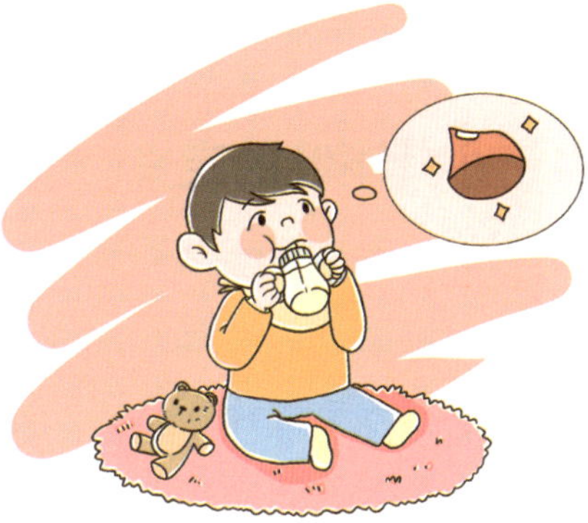

保持口腔卫生：由于宝宝发热、咳嗽、痰多且黏稠，咳嗽剧烈时常引起呕吐等，故要保持口腔卫生，以增加舒适感。婴幼儿可在进食后喂适量温开水，以清洁口腔。

·温馨提示·

① 宜饮食清淡，避免喝冷饮和吹空调，注意防寒保暖。

② 要随气温变化及时增减衣物，尤其是睡觉时要给宝宝盖好被子，使体温保持在36.5℃以上。

③ 多喂水。可用糖水或糖盐水补充，也可用米汤、蛋汤补给。饮食以半流质为主，以增加体内水分，满足机体需要。

④ 采取少量多餐的方法，给予清淡、营养充分、均衡易消化吸收的半流质或流质饮食，如稀饭、煮透的面条、鸡蛋羹、新鲜蔬菜、水果汁等。

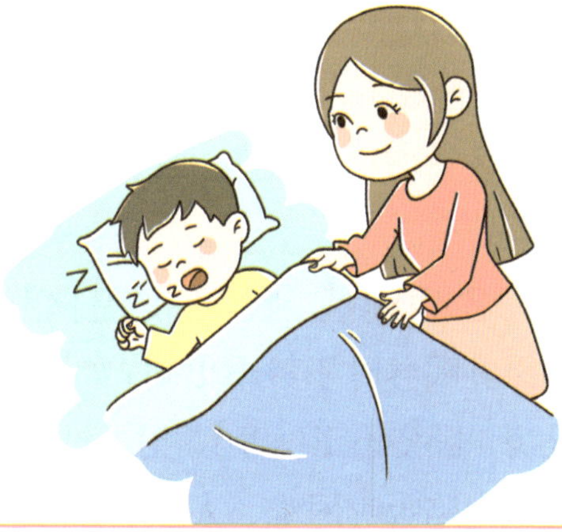

第七章 小儿呕吐

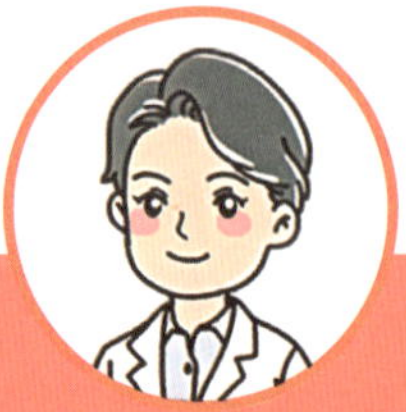

小儿呕吐的定义

小儿呕吐是因为肠胃或者食管出现逆向蠕动，且腹部出现强烈的痉挛或收缩，导致食物从胃部涌出的疾病。医学上认为，呕吐是为了将对身体不利的物质排出，从而达到保护身体的目的。

中医认为，小儿呕吐是一种因为胃失和降，气逆于上，胃中乳食上逆经口而出的病症。古人将无物无声谓之呕，有物无声谓之吐，有声无物谓之哕，有声有物谓之呕吐。治疗的基本原则是和胃降逆。发病无年龄及季节限制，但临床以婴幼儿多见，好发病于夏、秋季节。经积极治疗，一般预后良好；但若呕吐严重则可致津液耗伤，日久可致脾胃虚损，气血生化不足而影响生长发育。

小儿呕吐的症状及证型的划分

小儿呕吐可能是生理性的，也可能是病理性原因引起的。

1 生理性：出生数周的婴儿进食后半小时至一小时可见口腔有奶汁（含或不含乳块），通常被称为“溢奶”。婴儿的食欲、睡眠、精神和体重增长均正常。常无明显诱因可寻，一般 7~8 个月自然停止，无须处理。

2 病理性：喂养问题是指由于喂养技术不当所引起的“呕吐”。如母乳喂养时姿势不正确（如乳头、乳晕与婴儿嘴衔接不好、鼻贴近乳房、卧姿不正确等）、射乳过快致婴儿吮吸及吞咽过快、奶量过多、奶头内陷吸吮困难、人工喂养时奶温偏低、奶头孔直径过小或奶水不足又喂次偏少，婴儿常有非营养性吸吮，而致胃内有多量气体，又未立刻排出，或奶后给婴儿做各种护理(更换尿布、洗澡、喂药等)。在婴儿不能咀嚼固体食物时，强迫婴儿尤其是早产婴进食，或哭闹前后进食等均可引起。

●小儿呕吐的症状表现参照表

分型	症状	原因
一般呕吐	呕吐前常有恶心，可吐出一两口，或连续呕吐数口。	胃肠道感染性疾病、胃肠炎、细菌性痢疾等；不少呼吸道感染患儿，如咽炎、气管炎或肺炎患儿，也可因剧烈咳嗽引发呕吐。
喷射性呕吐	呕吐前无任何感觉，食管或胃部的食物突然以喷射状自鼻腔或口腔大量喷涌而出。	由于婴儿吃奶时吞入大量空气；胃肠道先天畸形(胃扭转、胃幽门梗阻或中枢神经系统感染性疾病)；脑炎、脑膜炎，或因颅内出血或颅内肿物呈现颅内高压状态。

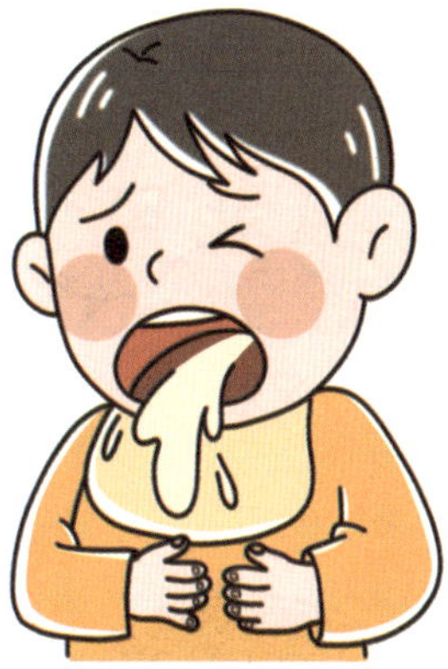

一般呕吐

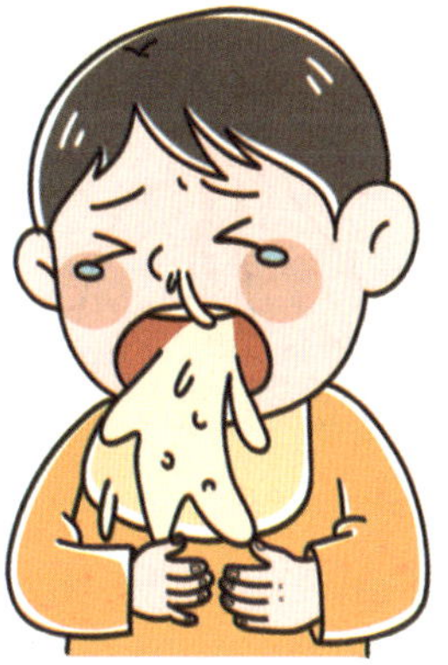

喷射性呕吐

●小儿呕吐的症状表现参照表

分型	症状	原因
溢奶	又称漾奶，多见于出生后6个月内的小婴儿，常见的是吃奶后从口角溢出少许奶汁。	小婴儿的胃与成人不同，呈水平位置，而且胃部肌肉发育不完善，食管等胃部连接处的贲门比较松弛，吃奶过多或咽下大量空气时，就会溢奶。
反刍现象	与呕吐相似的病态，比较少见。多见于出生后6个月后的婴儿。	儿童反刍，通常由于消化系统问题引发，或不明原因造成。如果儿童频繁反刍，持续时间较长，可能会导致生长发育迟缓，应引起重视。

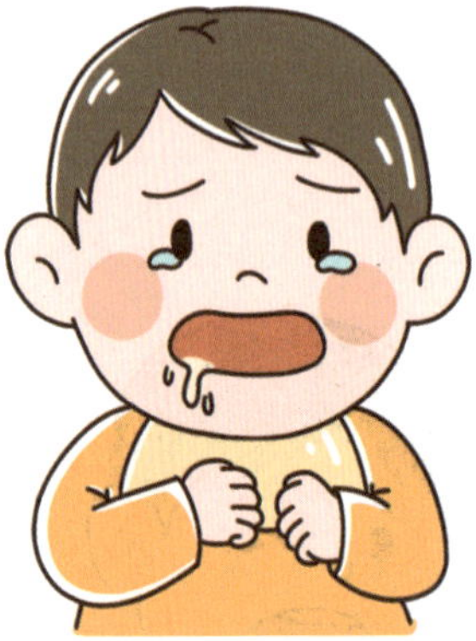

溢奶

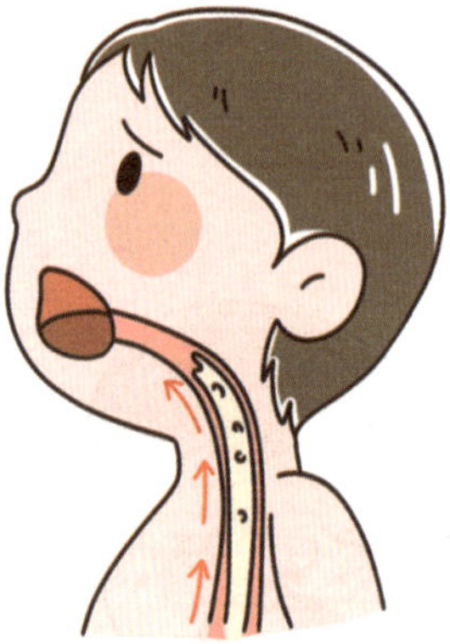

反刍现象

●小儿呕吐的中医辨证及建议用药参照表

总类	病因	症状	建议用药
外感呕吐	因护理不当，感受外邪，伤及胃肠，胃失和降而发生呕吐。	（1）风热呕吐 突然呕吐，其呕吐物酸臭不化，伴流涕、打喷嚏、恶风发热、头身不适、口干而渴、咽红肿痛、舌淡红、苔淡黄。	银翘解毒丸
		（2）暑湿呕吐 多见于夏季。恶风寒，恶心呕吐，发热无汗，头痛，鼻塞，身重困倦，胸闷或腹泻便溏；舌淡红，苔白腻或淡黄腻。	藿香正气水
伤食呕吐	小儿胃小薄弱，若喂养不当，乳食过多，或进食过急，较大儿童因过食生冷油腻等不易消化食物，蓄积胃中，致中焦壅塞，以至胃不受纳，脾失健运，升降气机失调，其气上逆而呕吐。	呕吐物多为酸臭乳块或不消化食物，不思乳食，口气臭秽，脘腹胀满，吐后觉舒，大便秘结或泻下酸臭，舌质红，苔厚腻，脉滑数有力。	保和丸或小儿复方鸡内金散

总类	症状	建议用药
胃热呕吐	呕吐频繁，食后不久即吐，吐物酸臭，口干口渴，喜冷饮，便秘，尿黄，舌红苔黄。	牛黄清胃丸
胃寒呕吐	病起较缓，病程较长，食久方吐，或朝食暮吐，吐物清淡，不酸不臭，面色苍白，精神疲惫，四肢欠温，或腹痛绵绵，大便稀，小便清澈，舌淡苔白。	小建中冲剂或温胃舒胶囊
肝气犯胃	呕吐酸苦，或嗳气频频，每因情志刺激加重，胸胁胀痛,精神郁闷,易怒易哭,舌边红,苔薄腻。	疏肝和胃丸或胃康灵胶囊
惊恐呕吐	跌扑惊恐后呕吐清涎，面色青或白，心烦乱，睡卧不安，或惊悸哭闹，舌脉无明显异常。	王氏保赤丸或定吐丸

按摩 手法

选择揉板门、中脘、胃俞以及足三里，同时可以摩腹，具有和胃降逆的作用。具体操作如下：

1 揉板门：用拇指指腹着力，在大鱼际的中点最高处按揉，大约 100 次。

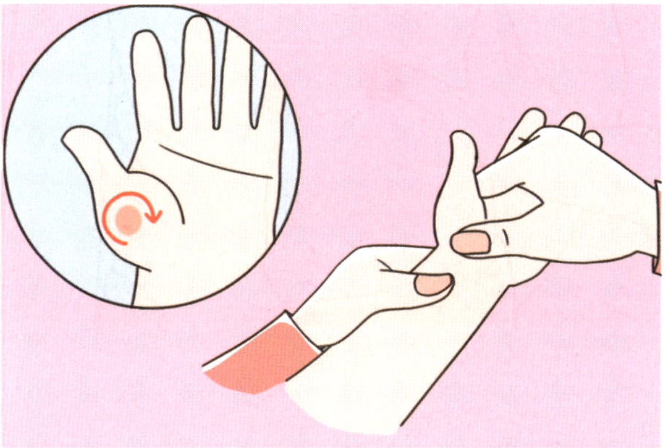

揉板门

2 摩腹：用手掌掌面或食指、中指、无名指指面以肚脐为圆点做环形有节律地抚摸，大约 5 分钟。

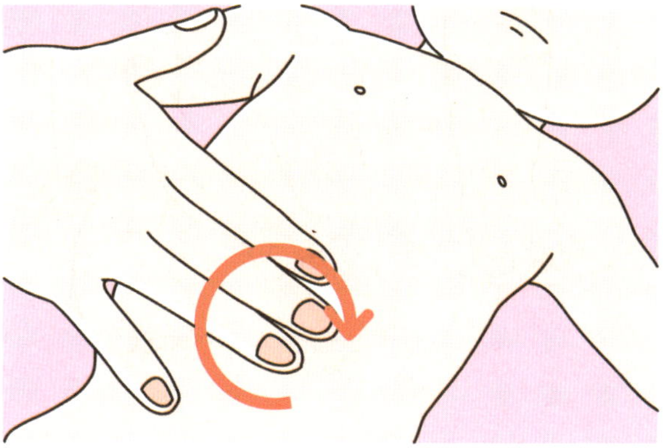

摩腹

3 揉胃俞：用食指、中指指端着力，在宝宝背部第 12 胸椎下旁开 1.5 寸处揉 50 次左右。

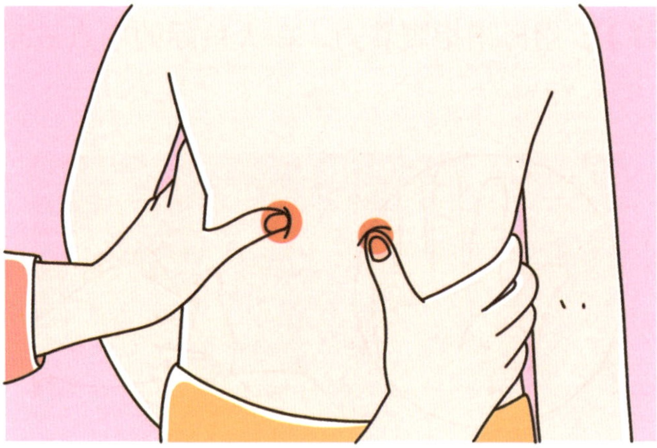

揉胃俞

4 按揉足三里：用拇指指端在外侧膝眼下 3 寸、胫骨外一横指处按揉，持续 5 分钟。

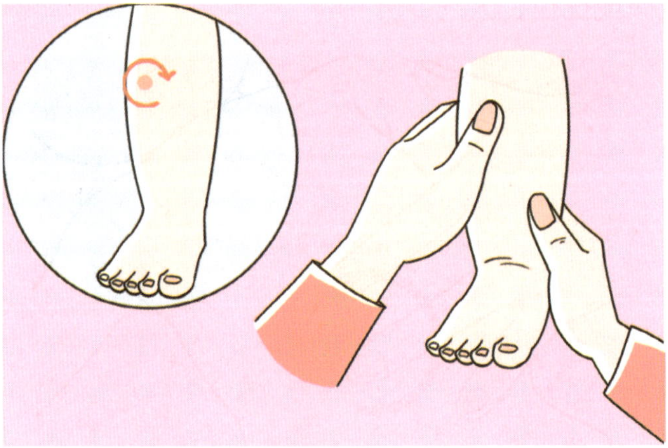

按揉足三里

受风寒型

1 按揉曲池、合谷

曲池位于屈肘时的肘横纹桡侧端凹陷处。操作时，需先固定好宝宝手前臂，用揉法或掐法，按揉曲池 10~20 次。

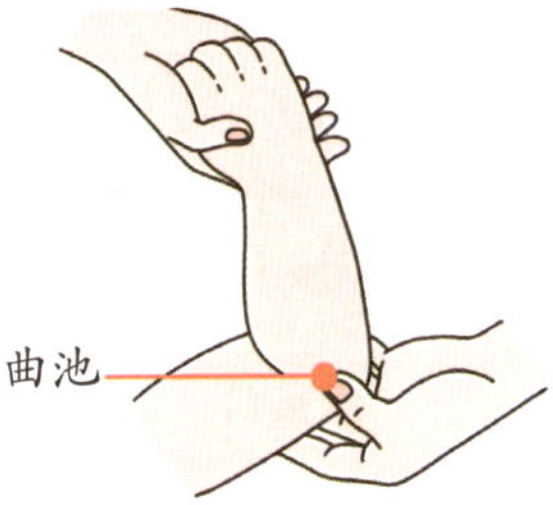

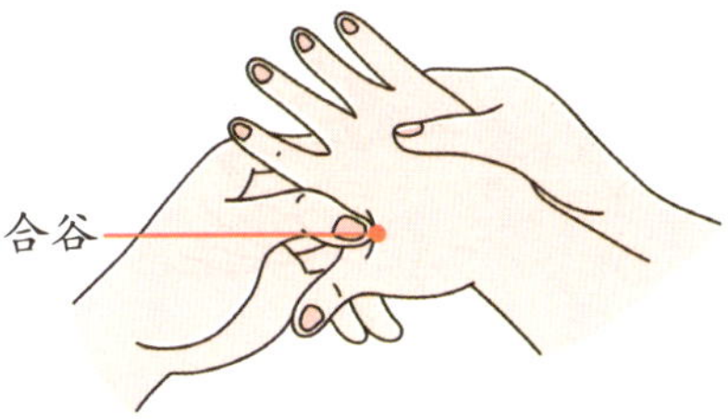

合谷位于手背第一、二掌骨之间，近第二掌骨中点。操作时，使小儿掌心向下，以右手拇指或中指指端掐揉 10~30 次。

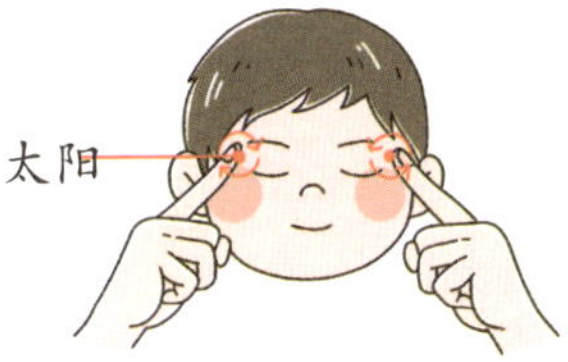

2 推揉太阳

太阳位于眉梢到耳朵之间大约 1/3，用手触摸最凹陷的地方。操作时，固定好宝宝头部，用食指指腹轻轻向后脑方向推揉太阳 20~50 次。

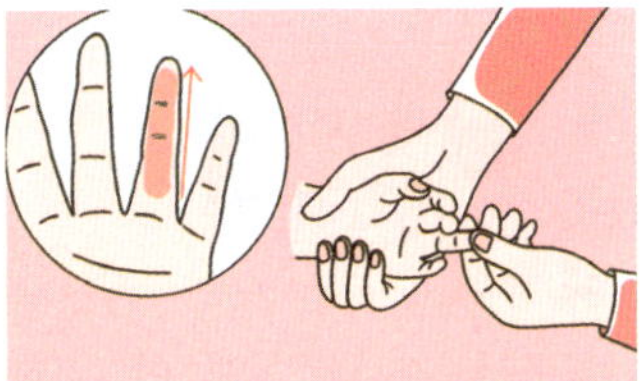

清肺经

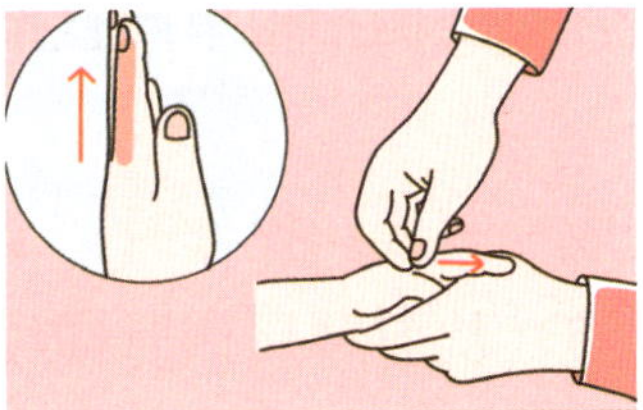

清大肠

3 清肺经、清大肠

肺经手掌反射区位于无名指掌面，从指根到指尖的一条直线。操作时，将宝宝的无名指指面向上，以拇指指腹轻轻由指根推向指尖，100~200 次。

大肠经手掌反射区位于食指桡侧缘，从指根到指尖的一条直线。操作时，将宝宝手掌竖起，掌心向内，以拇指指腹轻轻由宝宝指根推向指尖，100~200 次。

伤食呕吐型

1 清脾经、揉板门

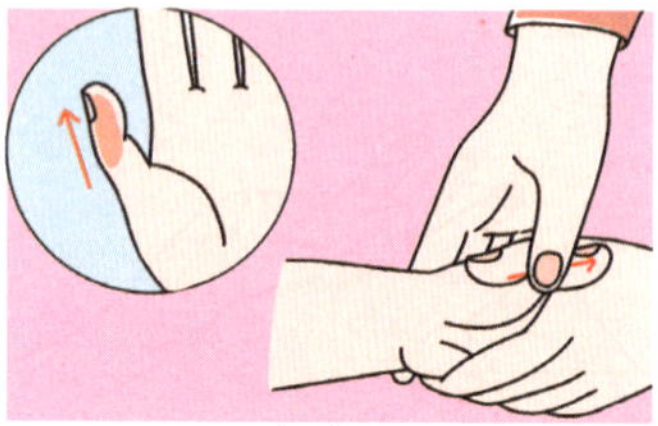

清脾经

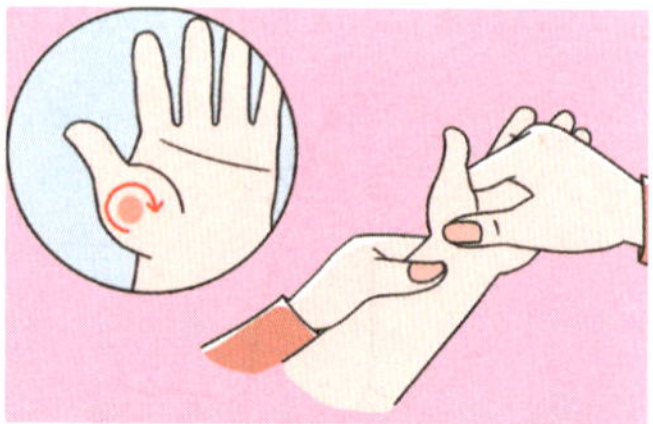

揉板门

脾经手指反射区位于拇指桡侧缘自指根至指尖的一条直线。操作时，将宝宝拇指伸直，自指根至指尖单向直推 100~200 次。

板门位于手掌大鱼际平面最高点。操作时，使宝宝大鱼际暴露，然后用拇指指腹在宝宝大鱼际平面的中点按揉 100~200 次。

2 清大肠、退六腑

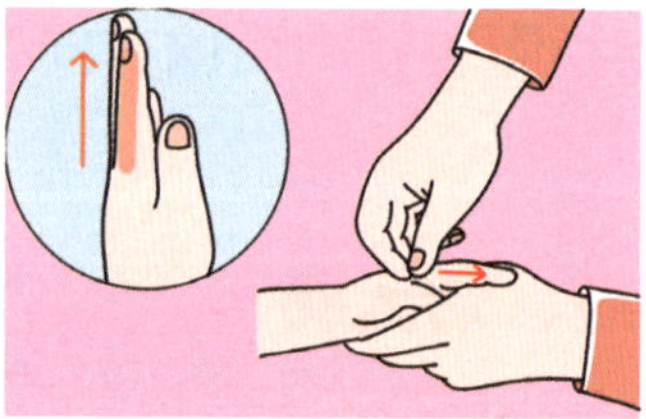

清大肠

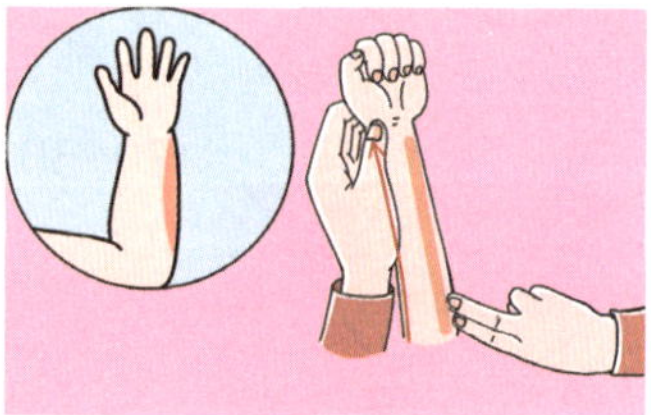

退六腑

大肠经手指反射区位于食指桡侧缘，自指根至指尖成一直线。操作时，固定宝宝食指，然后用拇指指腹自宝宝食指桡侧指根单向直推到指尖，100~200 次。

六腑位于前臂尺侧缘，自肘横纹至腕横纹成一直线。操作时，令宝宝掌侧位，掌心向内，然后握托住宝宝腕关节，从前臂尺侧肘横纹起推至腕横纹，100~200 次。

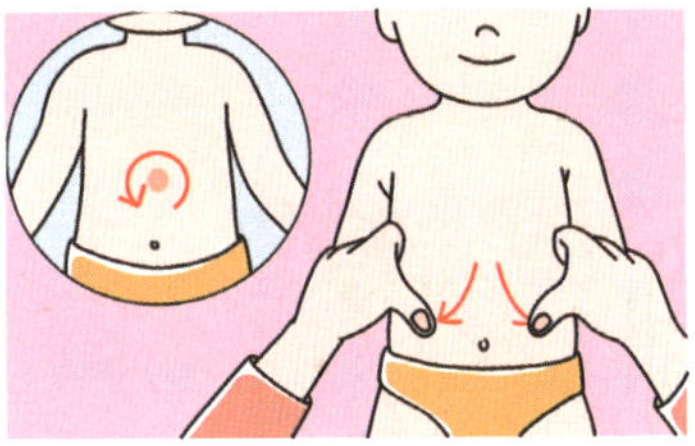

中脘

3 按揉中脘

中脘位于剑突下缘到肚脐的中点。

操作：用拇指轻轻按揉中脘，顺逆时针各 50 次。之后从中脘向斜外方胁下，左右顺推各 50 次。

胃寒呕吐型

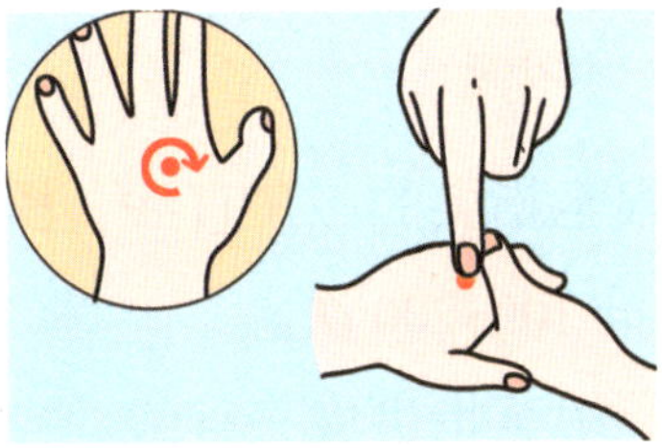

揉外劳宫

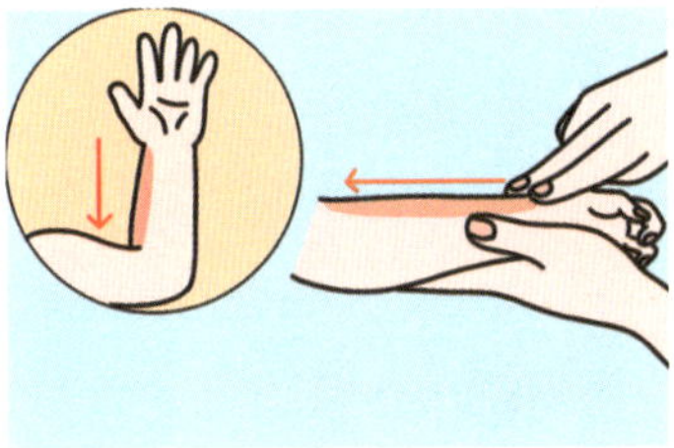

推三关

1 揉外劳宫、推三关

揉外劳宫：位于手背中央与内劳宫相对处。操作时，托住宝宝四指，使其掌心向下，以右手拇指或中指指端揉 50 次。

推三关：位于前臂桡侧缘，自腕横纹至肘横纹成一直线。操作时，令宝宝掌侧位，掌心向内，托住宝宝小指侧腕关节和前臂，以右手拇指或并拢的食、中二指指面在前臂大拇指侧，由腕横纹起推至肘横纹，100~200 次。

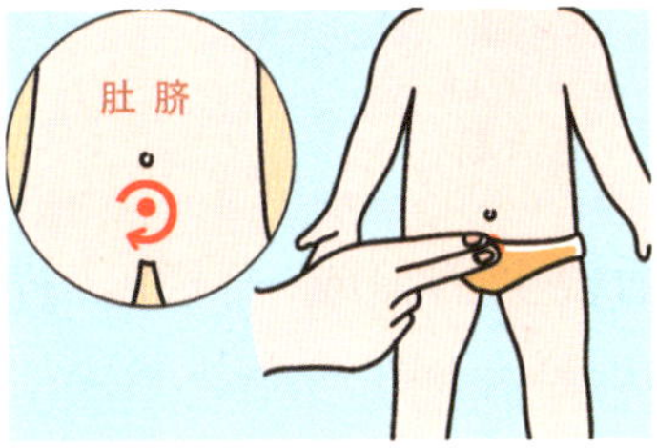

揉关元

2 揉关元

揉关元：位于肚脐下宝宝的四横指处。操作时，用食指和中指并拢，顺时针轻轻按揉 200 次。

胃热呕吐型

1 清脾经 、清小肠

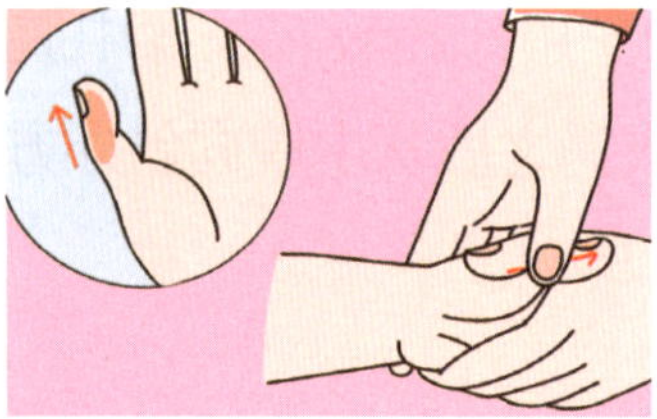
清脾经

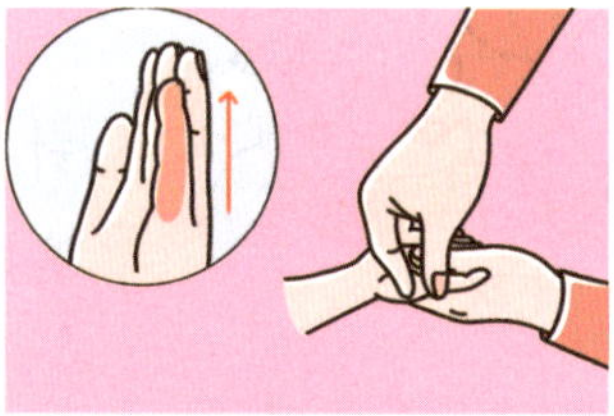
清小肠

脾经手指反射区位于拇指桡侧缘，自指根至指尖的一条直线。操作时，将宝宝拇指伸直，自指根向指尖单向直推 100~200 次。

小肠经手指反射区位于小指尺侧缘，自指根至指尖成一直线。操作时，令宝宝立掌，小指向下，固定宝宝手掌并暴露其小指尺侧，之后以右手拇指推之，自指根推向指尖，100~200 次。

2 清大肠 、退六腑

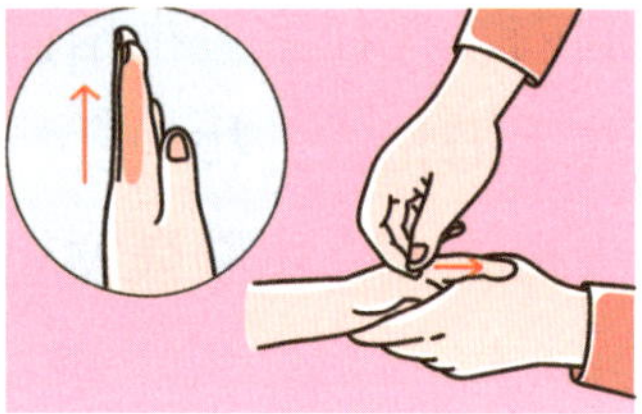
清大肠

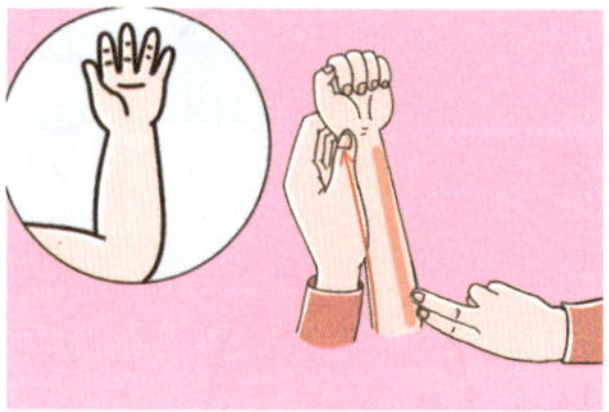
退六腑

大肠经手指反射区位于食指桡侧缘，自指根至指尖成一直线。操作时，固定宝宝食指，用拇指指腹自食指桡侧指根推向指尖，100~200次。

六腑位于前臂尺侧缘，自肘横纹至腕横纹成一直线。操作时，令宝宝掌侧位，掌心向内，然后握托住宝宝腕关节，从前臂尺侧肘横纹起推至腕横纹，100~200 次。

3 推小横纹 、揉天枢

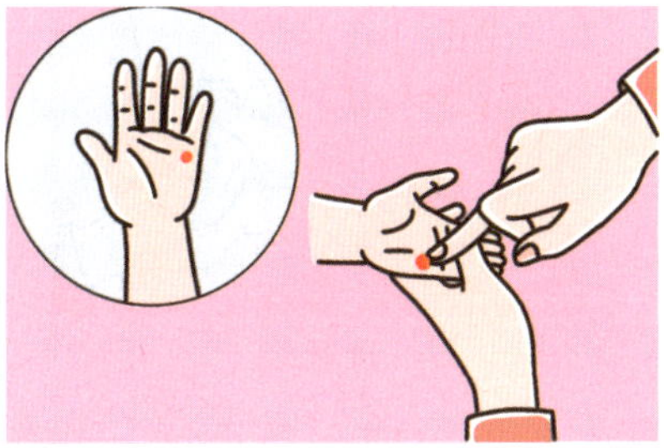

小横纹

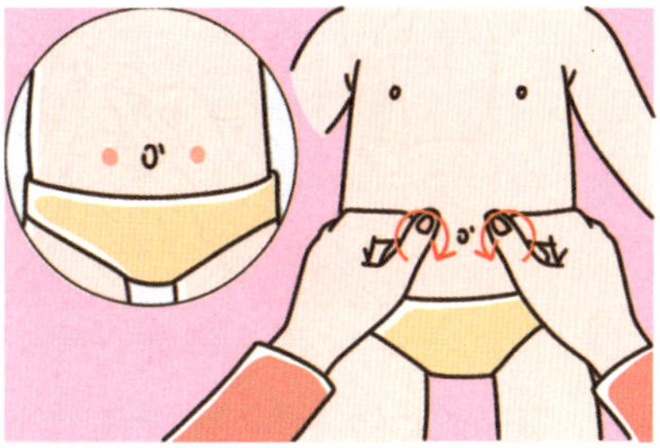

天枢

小横纹位于掌面小指根横纹之下，掌横纹之上的高起部位。操作时，令宝宝掌心向上，然后用拇指或中指指腹推揉 100 次左右。

天枢位于肚脐水平线，距离肚脐 2 寸处，左右各 1 穴。操作时，可用四指固定好宝宝腰部，然后用拇指指腹略用力按揉此部位 50~100 次。

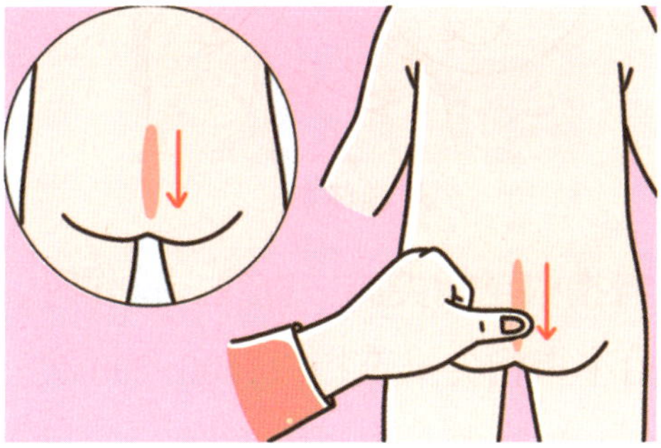

下七节骨

4 推下七节骨

小儿七节骨位于第 4 腰椎至尾骨尖。推下七节骨时，操作者应使用拇指或食指、中指并拢的指腹，自上而下直推，以温热为度。

肝气犯胃型

1 清天河水 、清肝经

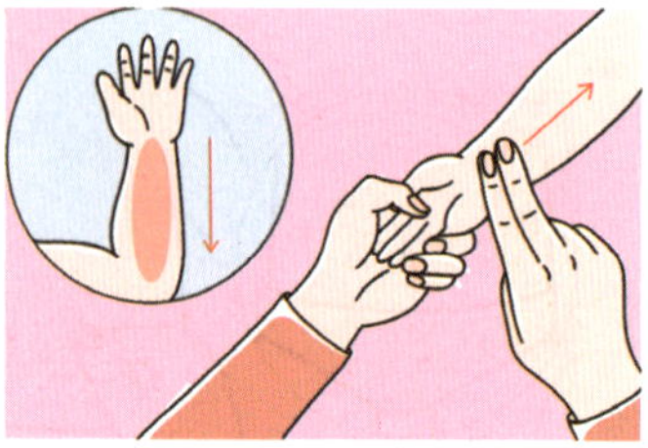

清天河水

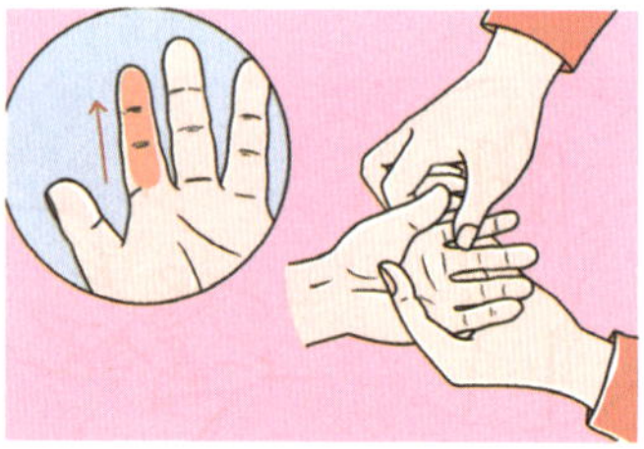

清肝经

天河水位于前臂掌侧正中，从肘窝到腕横纹成一条直线。操作时，将宝宝手掌面朝上，固定好后，自腕横纹向肘横纹方向直推，100~200次。

肝经手部反射区位于食指掌面，自指根至指尖成一直线。操作时，先固定好宝宝其余手指，然后用拇指指腹自食指指根向指尖直推100~200次。

2 补肾经、按揉涌泉

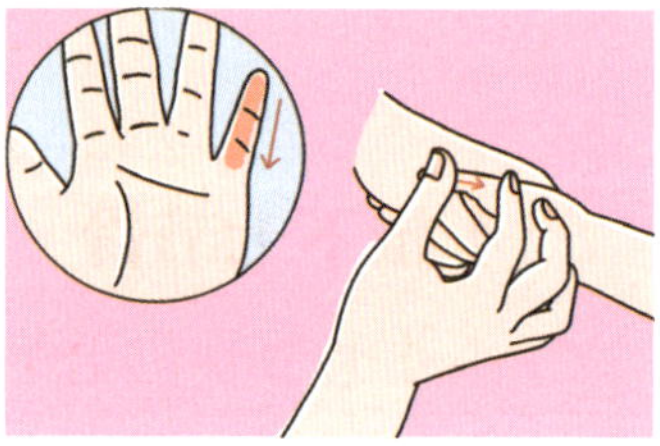

补肾经

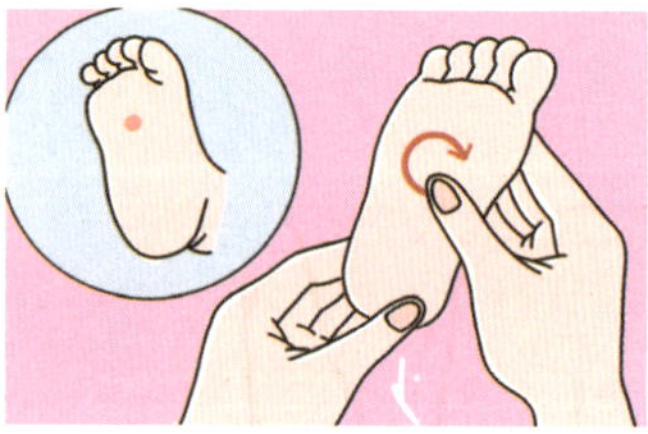

按揉涌泉

肾经手部反射区位于小指掌面，自指根至指尖成一直线。操作时，将宝宝小指面向上固定，用拇指指腹由小指指尖推至指根，100~200次。

涌泉位于脚掌面，上1/3和下2/3交界中心点。操作时，一只手托住宝宝脚跟，另一只手拇指指腹顺时针按揉涌泉，左右各50~100圈。

脾胃虚弱型

1 补脾经、揉板门

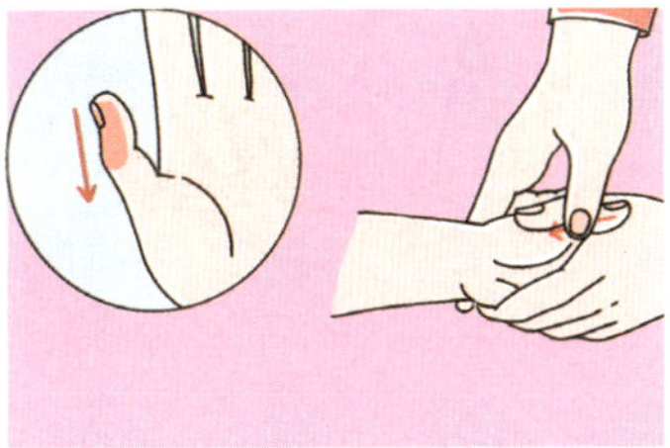

补脾经

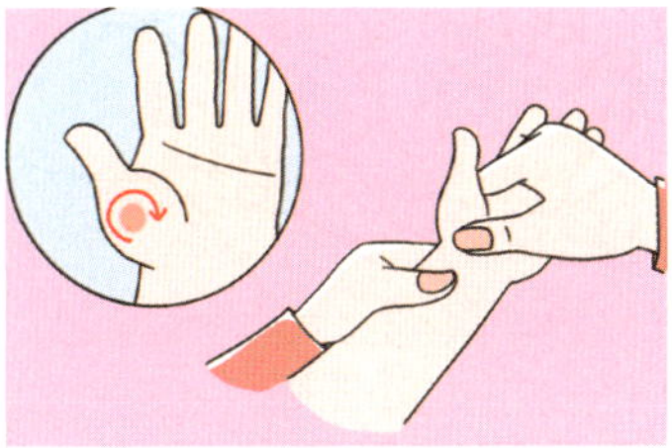

揉板门

脾经手部反射区位于拇指桡侧缘，自指根至指尖的一条直线。操作时，将宝宝拇指伸直，自指尖推向指根，100~200 次。

板门位于手掌大鱼际平面最高点。操作时，使宝宝大鱼际暴露，然后用拇指指腹在大鱼际平面的中点揉 100~200 次。

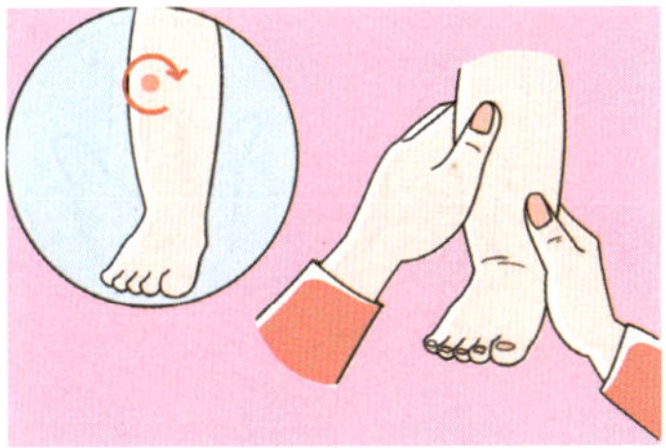

按揉足三里

2 按揉足三里

足三里位于小腿外侧外膝眼下 3 寸，左右各 1 穴。

操作：用拇指指端在足三里按揉，每个部位 100~200 次。

饮食过多或不干净者

1 清胃经 、清大肠

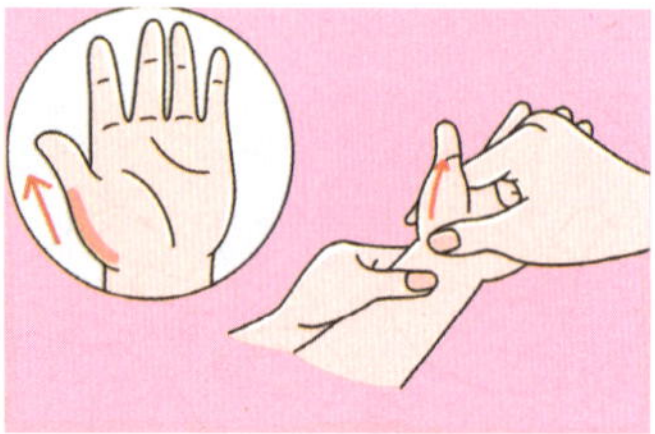

清胃经

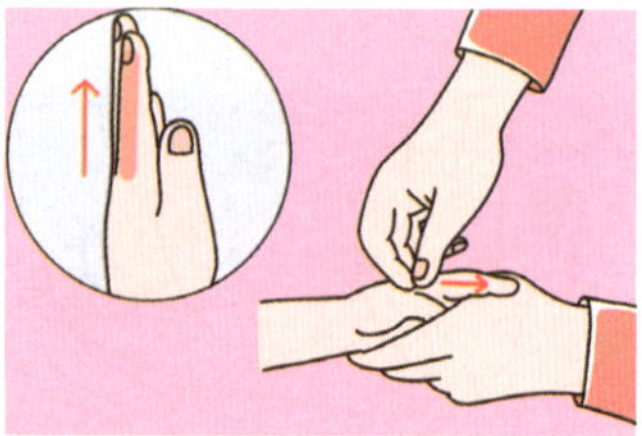

清大肠

胃经手部反射区位于大鱼际桡侧缘，从腕横纹到拇指指根的一条直线。操作时，将宝宝大鱼际向上，立掌，掌心向内，然后沿大鱼际从腕横纹处向拇指指根直推 100~200 次。

大肠经手部反射区位于食指桡侧缘，自指根至指尖成一直线。操作时，固定宝宝食指，然后用拇指指腹自食指桡侧指根推向指尖，100~200 次。

2 揉板门、逆运内八卦

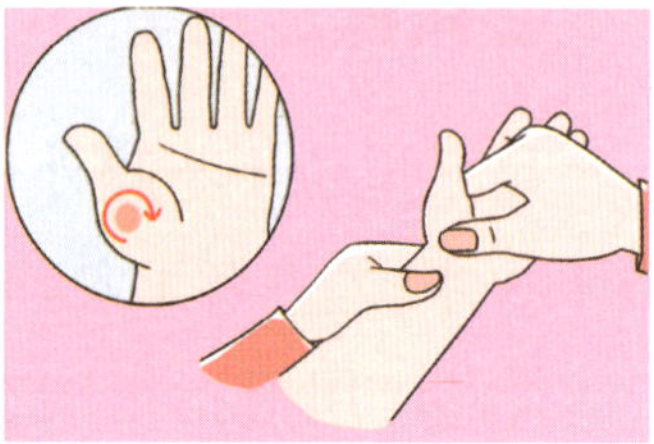

揉板门

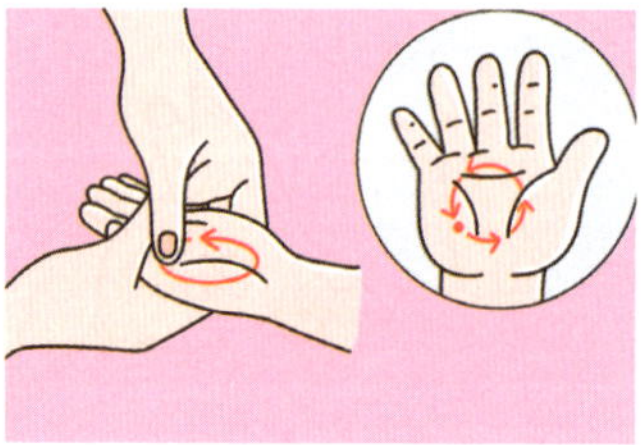

逆运内八卦

板门位于手掌大鱼际平面最高点。操作时，使宝宝大鱼际暴露，然后用拇指指腹在板门按揉 100~200 次。

内八卦位于手掌掌面，是以内劳宫为圆心，以内劳宫到中指根横纹的 2/3 处为半径的圆圈。操作者托住宝宝四指，使掌心向上，然后以拇指外侧缘在穴上沿逆时针方向推运 100 圈左右。

其他按摩方法

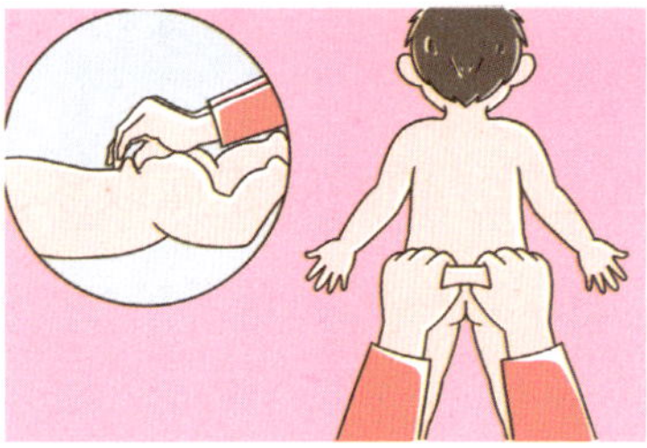
捏脊

1 捏拿夹脊

夹脊位于后背胸椎两侧 0.5 寸，从尾椎至第 1 胸椎的 2 条直线。

操作：坦露宝宝后背，两手拇指伸直，两指指端分别置于脊柱两侧，指面向前，顶住皮肉；两手食指、中指前按，掌心朝下。两手拇指指腹与食指、中指指腹相对用力将脊背的皮肉捏起。拇指在后，食指、中指在前。拇指向前推动，两手食指、中指同时交替向后捻动，两者相互配合，边捏边放，从臀部连绵不断地向项部推移。5~7 次为宜。

2 掐揉内关

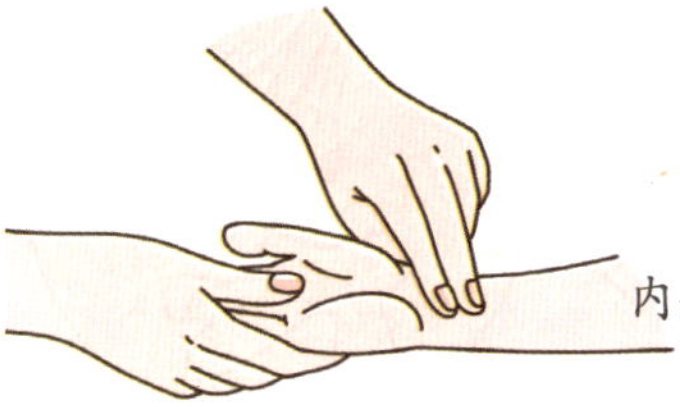

内关位于手前臂掌侧，腕横纹上 2 寸，掌长肌腱与桡侧腕屈肌腱之间（即正中线上）。

操作：先固定宝宝手腕，然后以指尖掐按内关 30~50 次。

3 捏拿脾俞、胃俞

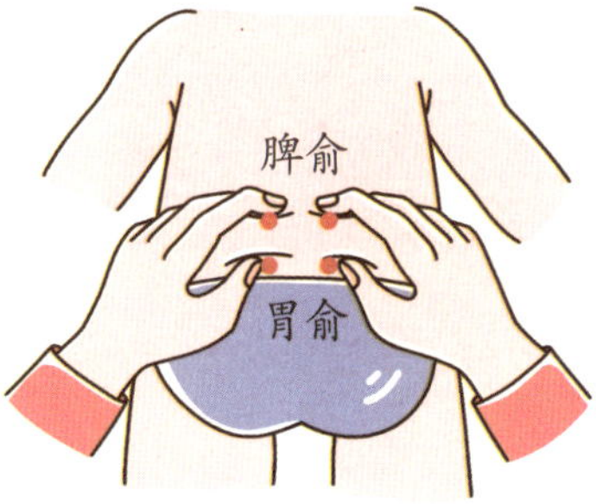

脾俞、胃俞分别位于后背第 11 和第 12 胸椎棘突下旁开 1.5 寸，左右各有一处。

操作：宝宝俯卧位，裸露后背，操作者以拇、食、中三指，捏拿脾俞、胃俞处的肌肉，各 15~20 次，然后再以拇指指腹各按揉 1 分钟。

食疗

治疗脾胃气滞所致之呕吐

佛手姜汤：佛手 10 克，生姜 2 片，白糖适量。前两味水煎取汁，调入白糖温服。

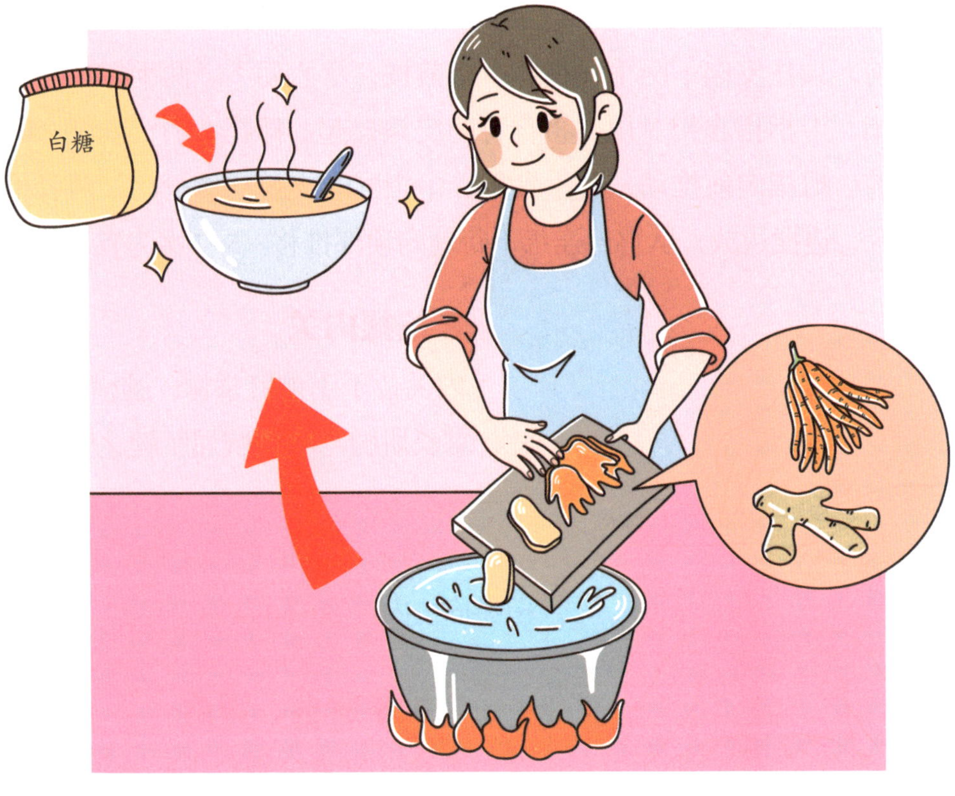

治疗肝气犯胃所致之呕吐

姜橘土豆汁：土豆100克，生姜10克，鲜橘汁30毫升，佛手20克。将土豆、生姜、佛手榨汁，兑入鲜橘汁调匀，烫温服用，每日1次。

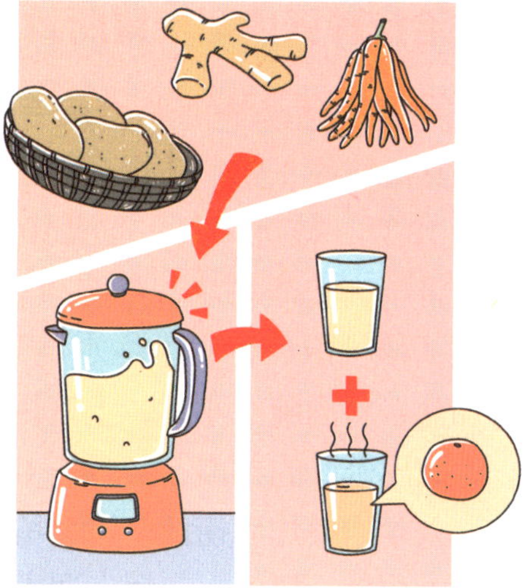

治疗惊恐气逆所致之呕吐

天麻钩藤汤冲藕粉：天麻9克，钩藤12克，石决明15克，藕粉30克，白糖适量。将天麻、钩藤、石决明布包煎水去渣，趁热冲熟藕粉，白糖调味，顿服。日1剂，连服4~5日。

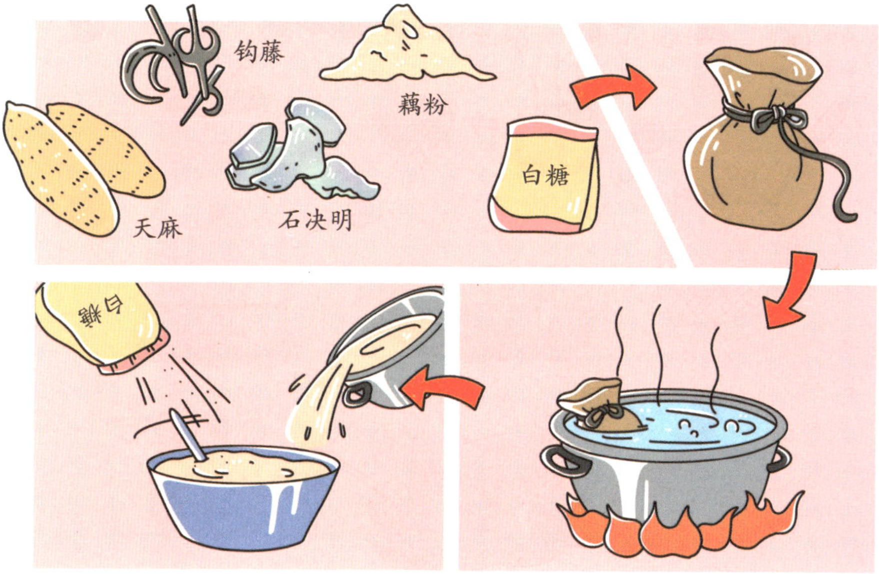

治疗脾胃虚寒反胃所致之呕吐

芝麻核桃香酥羊肉条：瘦羊肉 500 克，大蒜 30 克，葱、姜各 5 克，精盐、白糖各 3 克，料酒 5 毫升，酱油 3 毫升，面酱 5 克，味精 2 克，芝麻 10 克，核桃 2 个，香油 10 克，菜油 50 克，奶汤适量。

将羊肉洗净切块，葱洗净切段，姜切块，芝麻炒熟，大蒜去皮捣成泥，核桃取仁，锅中注水烧开，放入姜、葱、羊肉煮透起锅晾凉，再加盐、料酒腌 1 小时，上笼用旺火蒸。

取出蒸好的羊肉，切成长 4 厘米、宽 2 厘米的长条。锅内加菜油烧沸，入羊肉条炸后捞出，锅内留油少许，下葱、姜煸出香味，加酱油、料酒、白糖、奶汤、蒜泥、调成汁的面酱，调成汁放入，倒入羊肉，大火收汁，拣去葱、姜，加味精，撒上芝麻、淋香油翻匀即可。

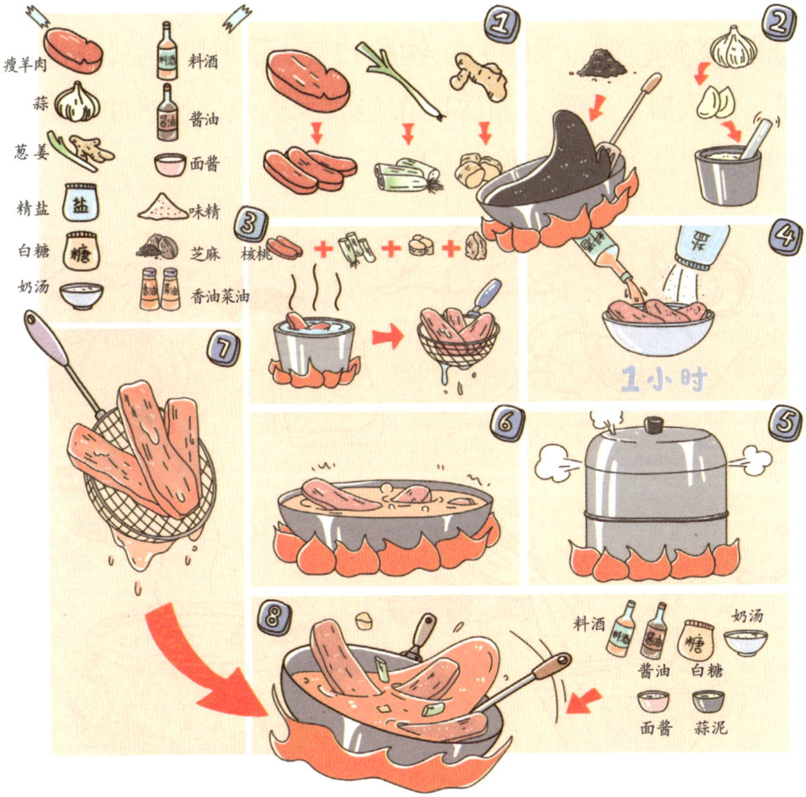

婴幼儿呕吐的家庭护理

婴幼儿呕吐后的护理，应根据宝宝病情严重程度而定。照料人应密切注意宝宝意识状态，呕吐时要注意宝宝的体位,防止呕吐物误入气管引起窒息。

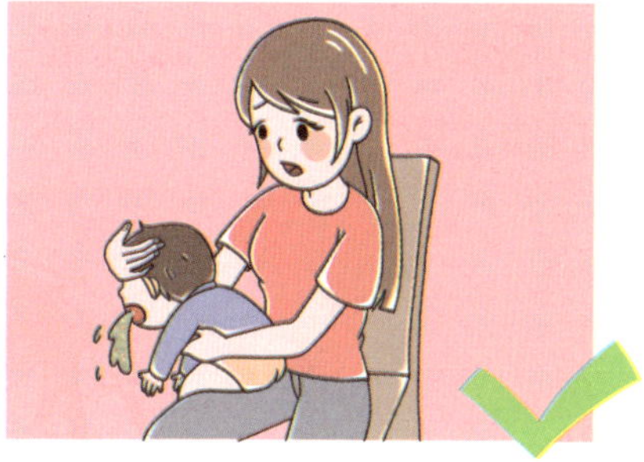

宝宝呕吐时，取坐位，头向前倾，用手托扶前额，使呕吐物吐出畅通。

小儿呕吐生活调理

1 引起呕吐的原因很多,呕吐又常见于某些急性传染病，如流脑、乙脑和某些急腹症，如肠梗阻、肠套叠的先兆症状,治疗时必须注意鉴别,查明病因,不能单纯见吐止吐,以免贻误病情。

2 呕吐时,家长要立即将宝宝的头侧向一边,以免呕吐物呛入气管引起吸入性肺炎。

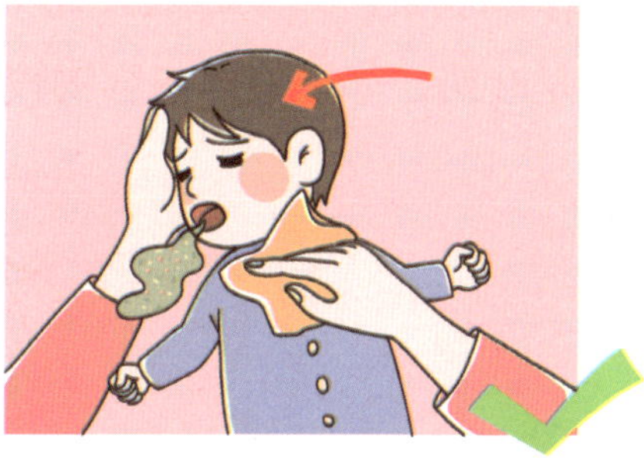

3 呕吐时注意不要喂奶、喂药,也不要随意搬动。

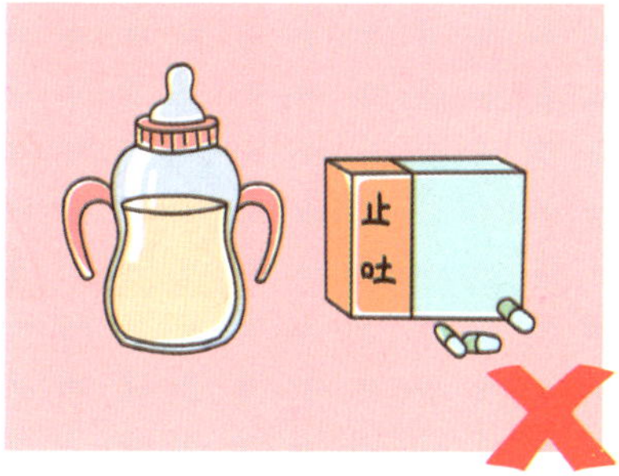

4 注意饮食调节,平时喂食要定时定量,少食脂肪,断乳前后要逐渐增加辅食。

5 由于哺乳方法不当或吸奶时吞入少量空气所产生的吐乳,称为“溢奶”,不属病态。

婴幼儿呕吐的原因和鉴别

在婴幼儿出生后的前几个月里，出现呕吐症状，很可能由于喂食问题造成的，如喂食过量、不消化的食物，或对母乳和配方奶里的蛋白质过敏。

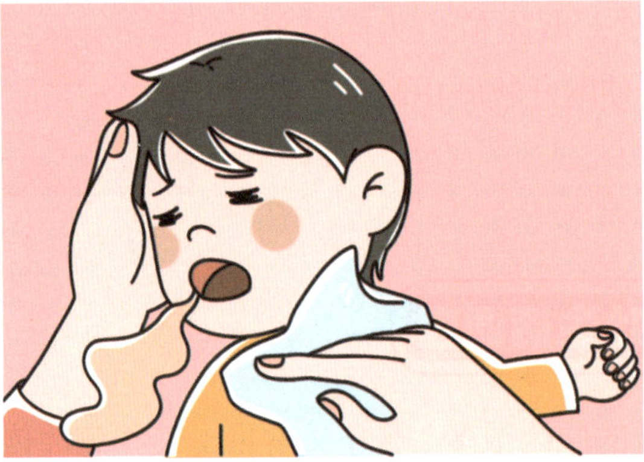

要判断婴幼儿是呕吐还是吐奶（宝宝吐奶也是常发生的情况），要仔细观察。如果顺着婴幼儿的下巴流出来的，是少量的乳汁，就可能是吐奶，如果液体内容物较杂且量大，则可能是呕吐。

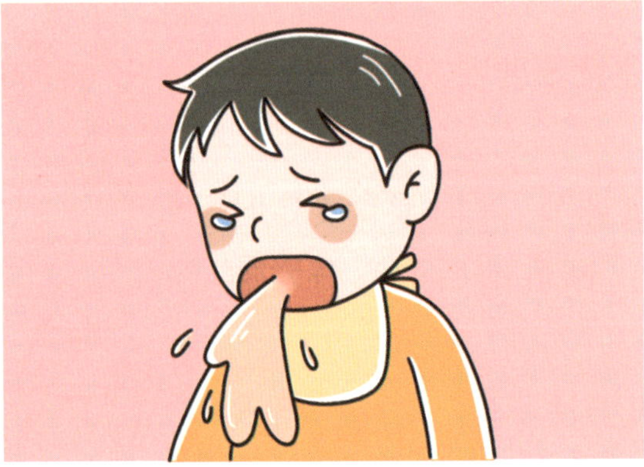

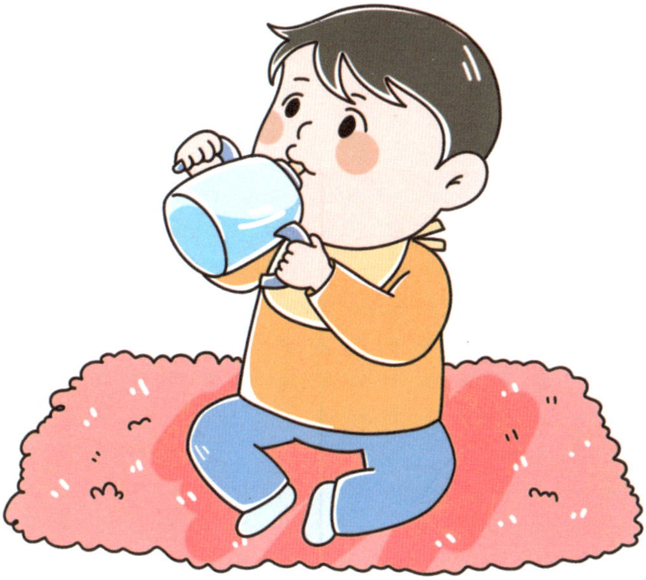

宝宝呕吐以后，要补充一些水分，但切记水量不要过多，而且不要喝带有气泡的水。

如果能再适当口服补盐液，就可以补充因呕吐流失的体液，令宝宝尽快恢复体能，对宝宝的身体康复有积极的推动作用。

但要注意的是，无论是水还是补盐液，都要在宝宝呕吐停止，稍候片刻之后才能服用。让脾胃得到休息，才不会再次出现呕吐现象。

小儿呕吐的具体预防措施

要预防呕吐，就要注意正确的喂养方法，养成良好的饮食习惯，积极防治胃肠道疾病和各种感染性疾病。同时，进食时良好的氛围也非常重要。

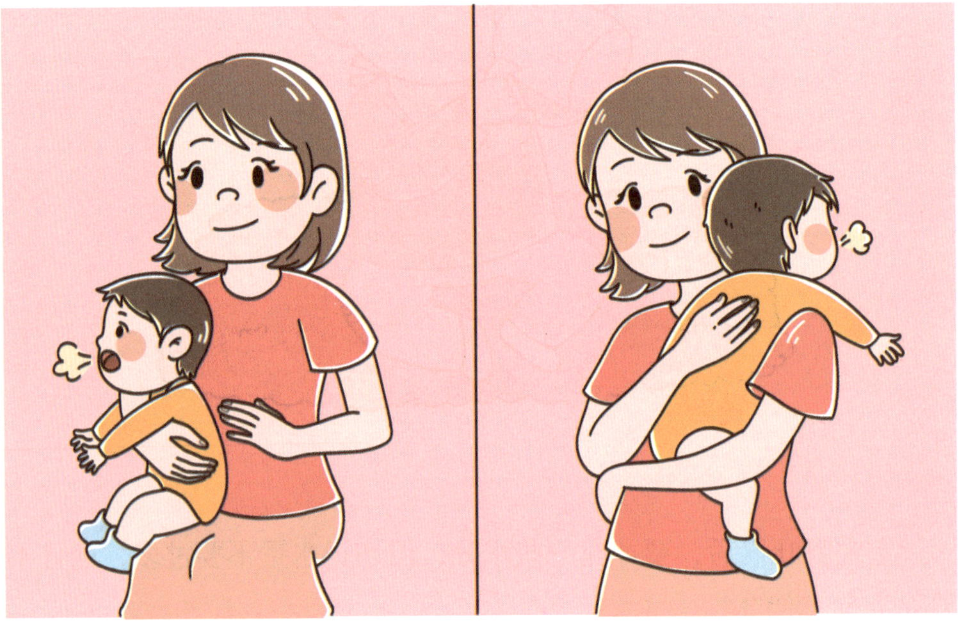

宝妈要格外注意，哺乳时不宜过急，以防宝宝吞入空气，哺乳后要将宝宝竖抱，轻拍背部，使吸入的空气能够及时排出。

注意宝宝的饮食要定量，不可暴饮暴食。宝妈在哺乳期间，也不要过度食用煎炸、肥腻的食物，注意饮食卫生。

另外，保证宝宝良好的睡眠和心情，并及时治疗先天性食管闭锁、咳嗽等疾病，对避免引发呕吐有很大的帮助。

婴幼儿呕吐后饮食的注意事项

呕吐严重者应暂时禁食；呕吐较轻者仍可进食、进水，但最好是稀的和易消化的饮食。

注意饮食宜定时定量，不宜太饱；食物宜新鲜、清洁，不宜吃辛辣、煎炸和肥腻等不易消化的食物。

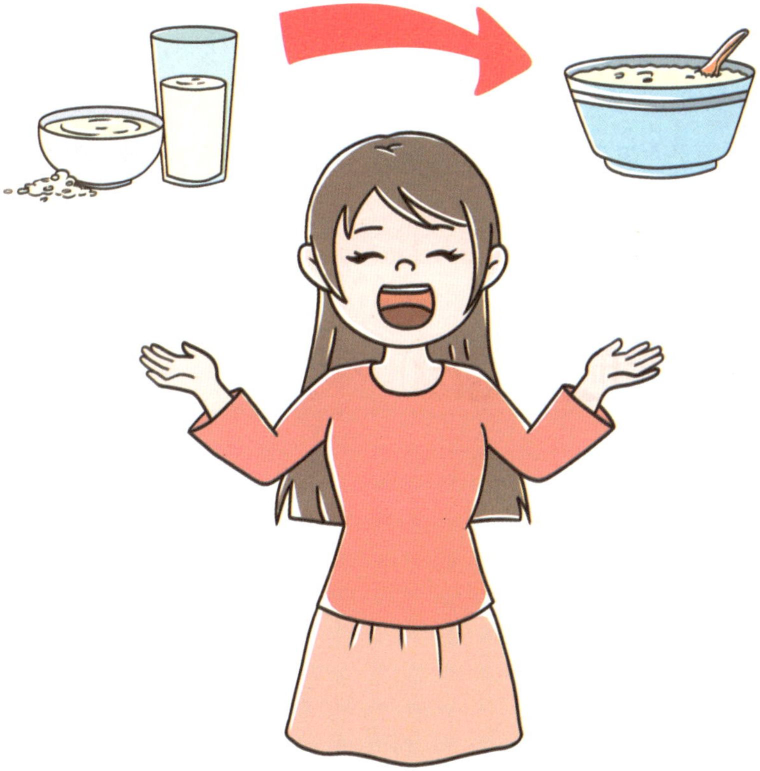

治疗后的宝宝，早期应吃流质饮食，如米汤、牛奶（喝牛奶没有不适的前提下），逐渐过渡到稀饭、米糊等半流质饮食直至恢复正常饮食。

避免食用坚硬、生冷、辛辣、油腻等食物，如炸鸡、冷饮等。

第八章 小儿腹泻

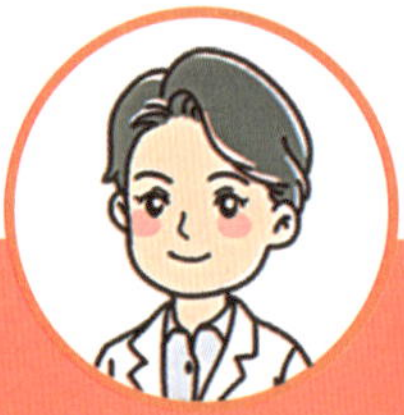

小儿腹泻的定义

小儿腹泻俗称拉肚子，排便次数明显超过平日习惯的频率，粪便中含有大量的水分，也明显多于日常情况，或者几乎是水样便，有时还能看到其中夹杂着未消化的食物。婴幼儿腹泻后，通常还会出现肛门处疼或痒、附近皮肤发红等症状。

中医将泄泻分为暴泻和久泻。暴泻为急性发作，原因包括感受寒湿、湿热阻滞、饮食积滞等。久泻则为脾胃虚弱、脾肾阳虚、肝郁脾虚、肝脾不和等原因所导致。

小儿腹泻证型的划分

小儿腹泻的中医辨证分型及药食参照表

证型	症状	护理措施	药食辅助
寒湿泻	大便清稀如鸭粪或多泡沫，色淡黄或青绿，臭气不甚，肠鸣，腹痛伴低热，稍咳，口不渴，舌苔白润，指纹紫滞。	注意腹部保暖，避免寒湿。水泻不止者可用艾条灸脐孔。若伴有伤风、咳嗽、发热、外感者，应卧床休息。	饮食素净，忌生冷瓜果。宜喂热米汤、稀粥、煮烂面食等流质或半流质饮食。藿香正气水是对寒湿泄泻非常有效的药物，但要注意，不要购买含有酒精的剂型。同时使用丁桂儿脐贴，也可以辅助缓解症状。

证型	症状	护理措施	药食辅助
湿热泄泻	腹痛即泻，急迫暴注，色黄褐热臭，身有微热，口渴，尿少色黄，舌红苔黄腻，指纹色紫。	密切观察宝宝的大便形态和颜色，如果便中带脓，色黑或鲜红，就要立即送医治疗，以免耽误病情。	可暂停正常饮食，根据宝宝口唇情况，适当补充水分，清水即可。当宝宝精神状态好转，可从流食开始，切记不可食用肉类等难以消化的食物。居家可尝试给宝宝服用小儿功劳止泻颗粒，作为辅助治疗。
伤食泄泻	泻下酸腐，伴有不消化食物残渣，肚腹胀痛，恶心呕吐，舌苔厚腻。微热或无热，泻下次数不多，呈黄绿色水样便或夹有奶块便，酸臭气，腹胀，排气恶臭，舌苔白或黄厚腻，指纹紫红而滞。	严格控制饮食。禁食6~12小时，腹泻好转后，可食用稀米汤或焦米稀粥。忌油和生冷瓜果。	按伤食不同可给予单味中药煎服，帮助消化。伤于肉类，焦山楂15克水煎服；伤于面食，炒莱菔子10克，麦芽15克水煎服；伤于乳食，麦芽15克水煎服；伤于谷类,用鸡内金、神曲、谷芽各10克水煎服。也可以服用中成药保和丸治疗。
脾虚泄泻	久泻不愈，或经常反复发作，或每次食后即泻，便稀夹杂有不消化食物残渣，面色苍白，食欲不振，乏力，肌肉消瘦，舌淡苔薄，指纹淡红。	因为宝宝脾胃虚弱，所以不可食用肉类、豆类等难以消化的食物，尽量多吃如山药、莲子、小米等健脾的食物。同时，也可吃一些如山楂、葡萄、栗子等开胃的食物。	脾虚导致的泄泻可用宝儿康散或参苓白术颗粒来缓解症状。还可以通过推拿手法来改善宝宝长久以来的脾虚问题。

小儿腹泻和秋季腹泻的区别

秋季腹泻和普通腹泻是完全不同的两种腹泻。秋季腹泻，主要发生在秋天和冬天，多发病在五岁以下婴幼儿。

秋季腹泻的主要特征

先吐后泻，伴发热，大便呈水样或蛋花汤样，还有奶瓣，病程有自限性。一般秋季腹泻是轮状病毒引起的腹泻，会引起糊状便，以水状便为主，有时因为肠胃蠕动加快，而引起腹痛，一般不会出现大量脓血便。在粪便当中的病原体，每次腹泻并不一定能找得到。秋季腹泻发作后，进行简单的对症处理之后，都可以自愈。

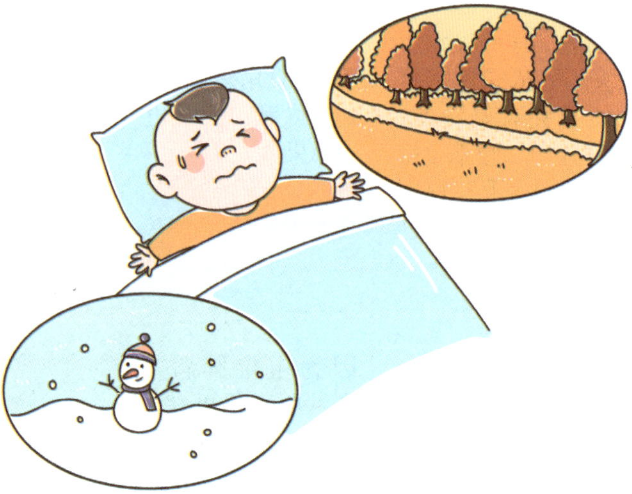

秋季腹泻的患儿，很可能会合并有发热的症状，往往精神比较差，小便少。

秋季腹泻的潜伏期

婴幼儿潜伏期 1~3 天，通常表现为肠胃炎，再次感染者大多病情轻或无症状。多起病急，伴恶心、呕吐、腹泻、厌食或腹部不适等症状。多数先吐后泻，粪便多为水样或黄绿色稀便，无黏液及脓血。严重病例可出现脱水、昏迷。

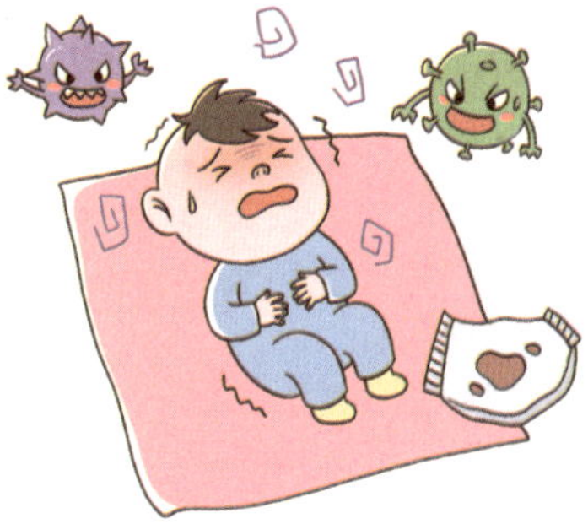

秋季腹泻并发症参照表

病名	症状
脑炎	婴幼儿血脑屏障发育不完善，轮状病毒容易入侵神经系统，造成脑炎，可出现惊厥等症状。
细菌性痢疾	大便以黏液血便多见，量少，伴腹痛及里急后重感，全身中毒症状重。
阿米巴痢疾	大便多为果酱样，量多，有腥臭味，便常规可检出阿米巴滋养体感染。

需要隔离

感染轮状病毒后的患儿 1~3 天内有大量病毒从大便中排出，最长可达 6 天。所以需要将患儿与其他儿童进行隔离，家里有其他一起生活的婴幼儿，尤其要做好隔离措施。

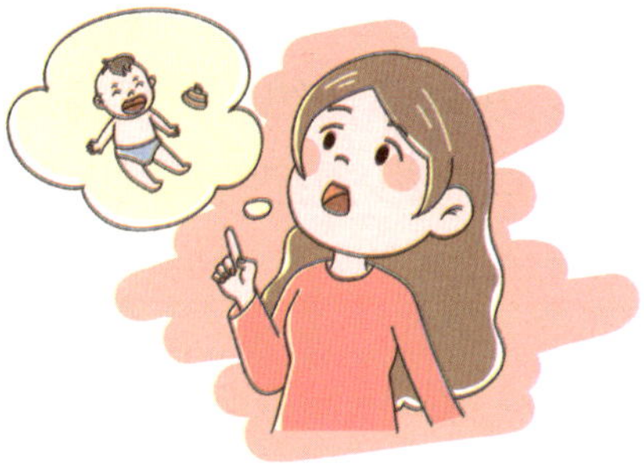

日常清洁

注意患儿腹泻后肛周皮肤清洁，以及处理粪便后及时清洗双手，避免交叉感染。

●对秋季腹泻的认识误区参照表

误区	正确认识	具体解释
无传染性	有传染性和流行性，可有效预防。	轮状病毒主要是通过粪口途径传播的。患儿粪便中含有大量轮状病毒，容易污染环境，有时可造成局部流行。
没有疫苗	秋季腹泻是有疫苗的，但是是计划外疫苗。	接种轮状病毒活疫苗是预防的唯一有效手段。该疫苗使用方便、安全，免疫效果良好。
可用止泻药止泻	通过腹泻可以将病毒及其产生的毒素排出体外，不恰当的止泻可能会加重感染或中毒症状。	带宝宝就诊时，最好带上不超过 1 小时的大便标本。
使用抗生素	秋季腹泻是病毒引起的，使用抗生素无效。	使用抗生素，反而容易导致肠道内菌群失调等继发问题，使病情加重。

秋季腹泻的预防

口服轮状病毒疫苗被认为是最有效而且简单易行的方法，接种对象主要为 6 个月至 5 岁婴幼儿。

提倡母乳喂养。人乳在一定程度上，对婴幼儿身体免疫有天然屏障作用。母乳喂养，可以降低幼儿轮状病毒性肠炎的发病率和减少重症病例的比例。

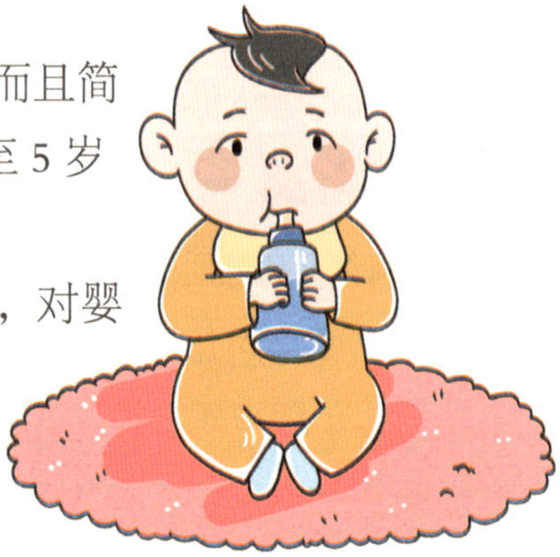

·温馨提示·

腹泻严重或呕吐严重者可暂时禁食 4~6 小时，但不应禁水。

对腹部进行按摩时，手温要热，如果手温偏凉反而会加重病情。按摩可以促进血液循环，提高肠道功能，达到缓解腹泻的作用。腹泻时，可以使用拇指在婴幼儿的天枢、中脘、大横等穴位进行按揉，这些穴位能够缓解肠道痉挛，提高身体免疫力，减轻腹泻。

按摩手法

风寒泄泻

1 揉腹

操作：让宝宝仰卧位暴露腹部，照料者食指、中指、无名指并拢，用指腹从右下腹开始逆时针按揉，绕过脐部缓慢移动至左下腹，50 次。

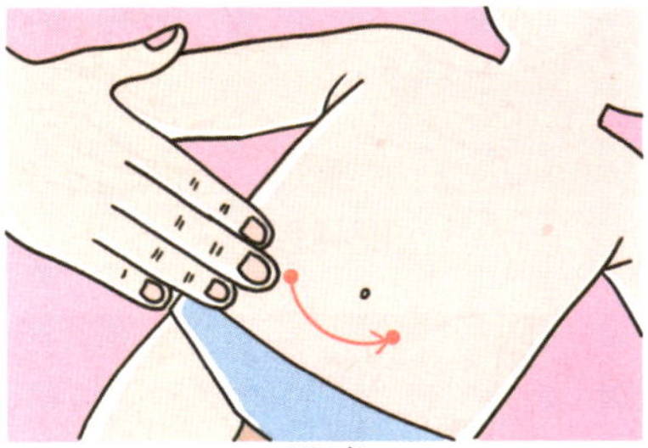

揉腹

2 补脾经、补大肠经

脾经手部反射区在拇指桡侧缘，自指根至指尖的一条直线。大肠经手部反射区位于食指桡侧，自指根至指尖的一条直线。

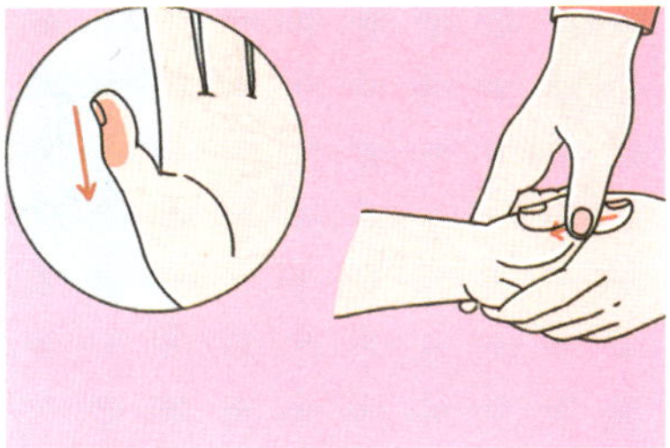

补脾经

操作：补脾经时，夹住宝宝拇指，使立起，然后将其拇指弯曲，自指尖推向拇指关节处，100 次。补大肠经时，夹住宝宝食指，使立起，自食指指尖单向向指根推 100~200 次。

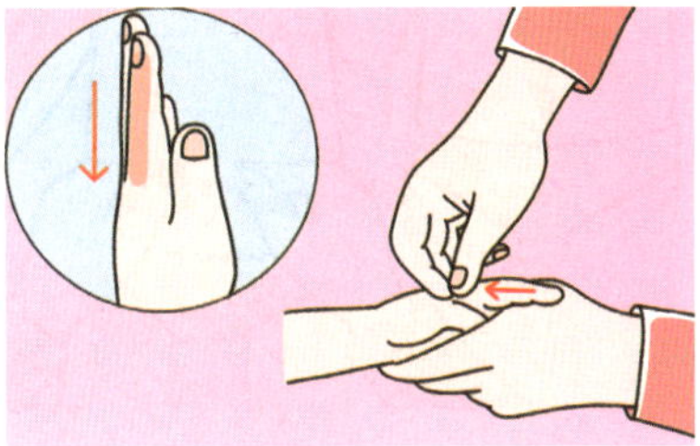

补大肠

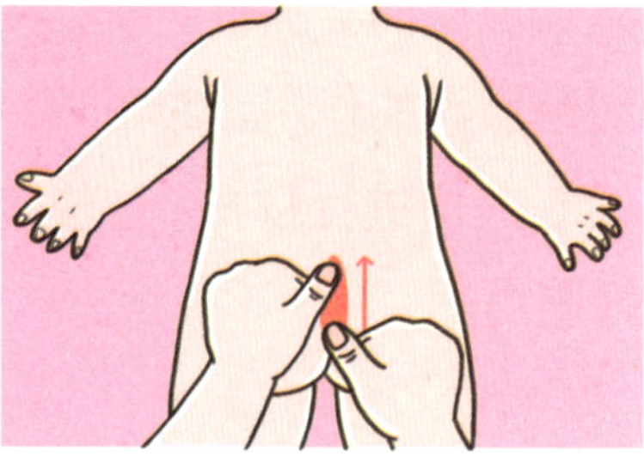

推上七节骨

3 推上七节骨

七节骨位于背部，第 4 腰椎棘突下，与尾骨尖相连的一条直线。

操作：让宝宝俯卧位，照料者用两手拇指交替从臀沟顶端处往上直推至两侧髂脊连线水平处，10 次。

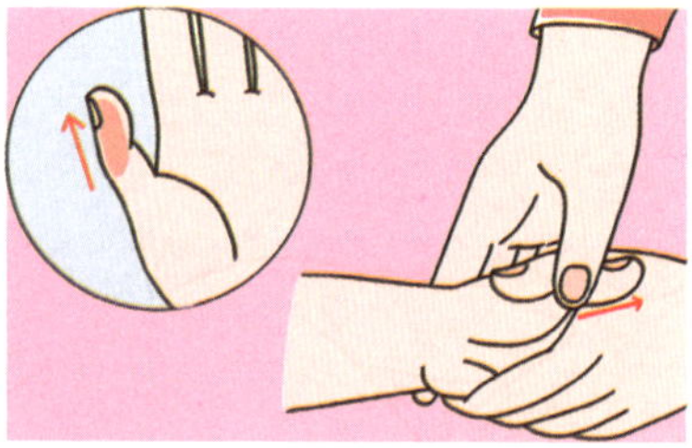

清脾经

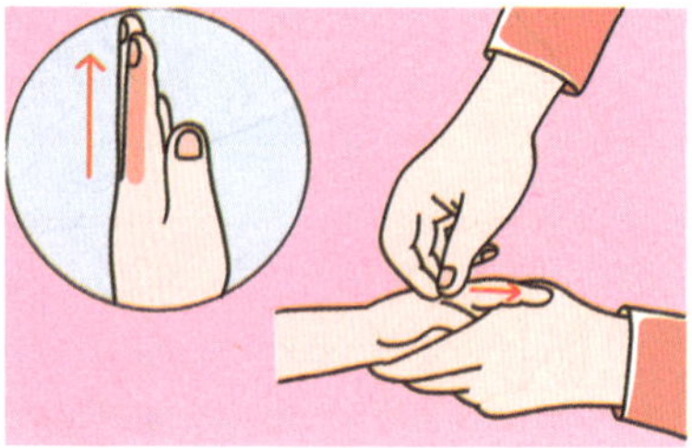

清大肠

湿热泄泻

1 清脾经、清大肠

脾经手部反射区在拇指桡侧缘，自指根至指尖的一条直线。

大肠经手部反射区位于食指桡侧，自指根至指尖的一条直线。

操作：清脾经时，夹住宝宝拇指，使立起，然后将其拇指伸直，自指根单向推至指尖，100 次。

清大肠经时，夹住宝宝食指，使立起，自食指指根单向向指尖推 100~200 次。

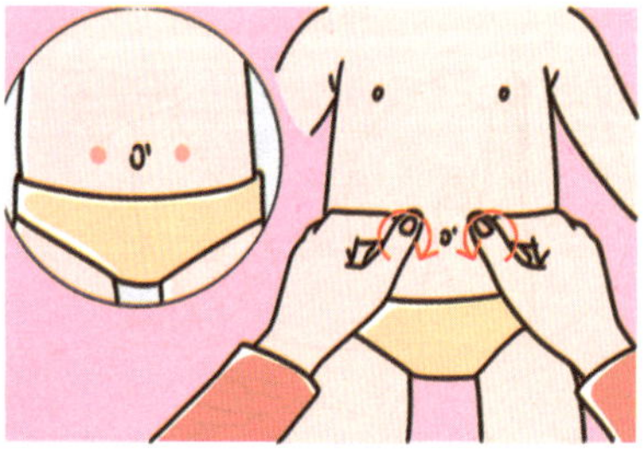

提捏天枢

2 提捏天枢

天枢位于肚脐水平线上，在肚脐左右各 2 寸的位置上。

操作：用双手摩擦生热，用右手掌根按住宝宝脐部逆时针揉 36 遍，接着用双手拇指、食指捏住脐部两侧的天枢，缓慢向上提拉 21 遍。

3 推下七节骨

七节骨位于背部，第 4 腰椎棘突下，与尾骨尖相连的一条直线。

操作：让宝宝俯卧位，照料者用两手拇指交替从两侧髂脊连线向下直推至尾骨端，10 次。

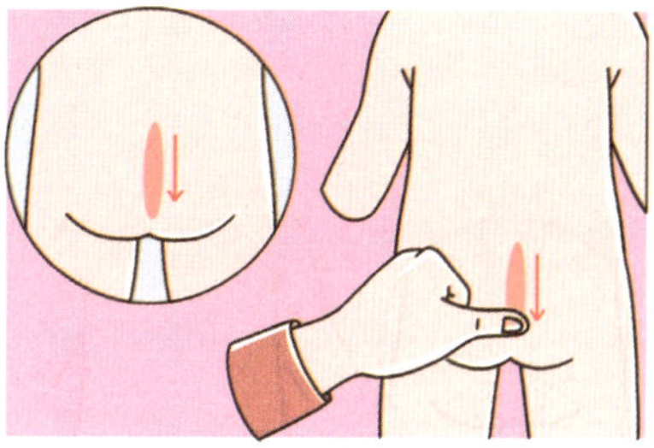

推下七节骨

伤食泄泻

1 揉板门、揉中脘

板门位于小儿手掌侧大鱼际的最高点。中脘位于胸骨下剑突到肚脐连线的中点。

操作：揉板门时，握住宝宝的手掌，令其掌面向上，然后用拇指逆时针按揉板门 100 次。揉中脘时，令宝宝坦露胸腹部，用拇指轻轻逆时针按揉中脘 100 次左右。

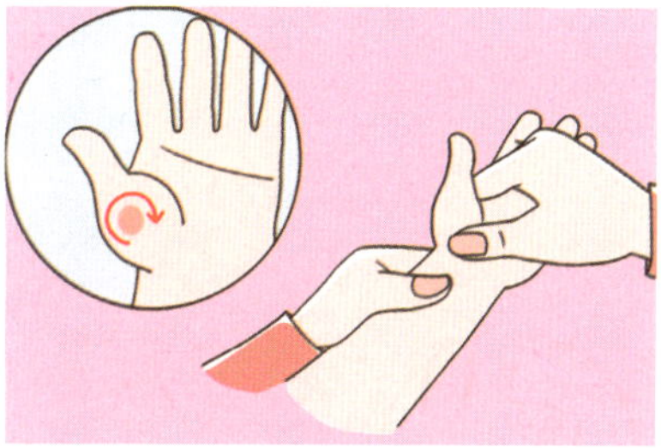

揉板门

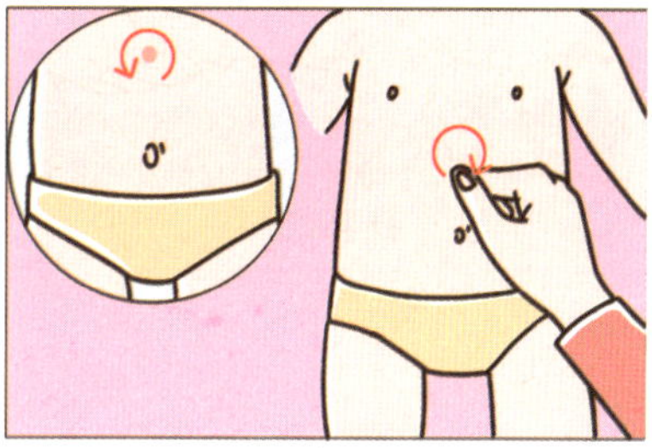

揉中脘

2 分腹阴阳

腹阴阳位于中脘两侧。

操作：令宝宝胸腹裸露，用四指固定住宝宝身体，拇指从中脘分别向左右身体两侧直推 20~50 次。

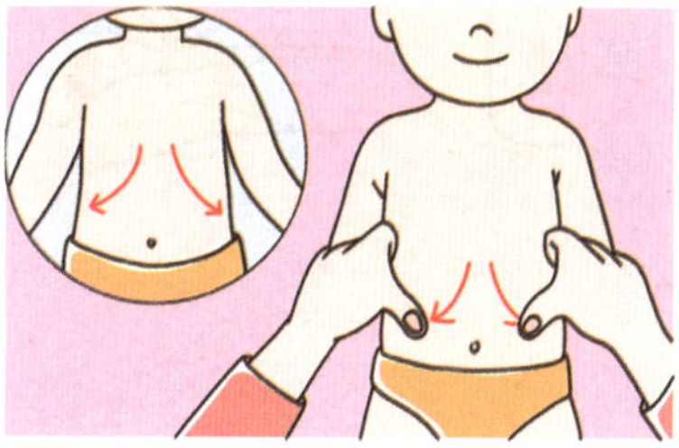

分腹阴阳

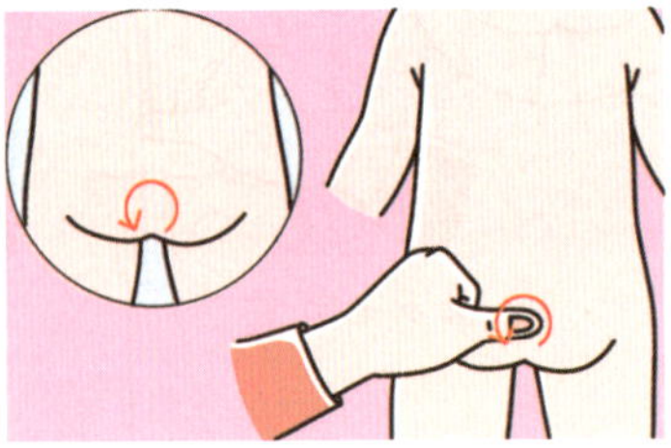

揉龟尾

3 揉龟尾

龟尾位于人体臀部的尾椎骨处。

操作：用拇指指腹轻按于龟尾上，然后做轻柔缓和的逆时针回旋转动，以200次左右为宜。

脾虚泄泻

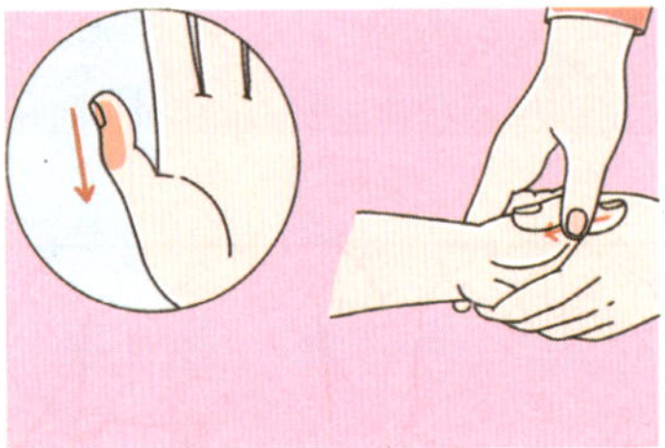

补脾经

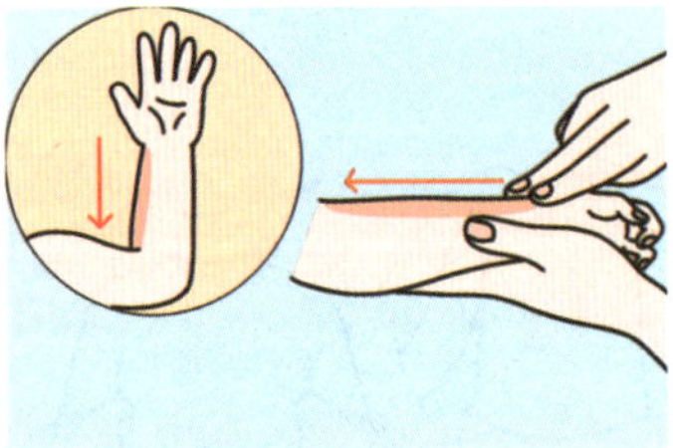

推三关

1 补脾经、推三关

脾经手部反射区在拇指桡侧缘末节，自指尖至指间关节横纹处。

三关位于前臂桡侧缘，自腕横纹至肘横纹成一直线。

操作：补脾经时，夹住宝宝手掌并捏住宝宝拇指，然后用拇指自指尖推至指间关节横纹处。100~200次。推三关时，令宝宝掌侧位，掌心向内，操作者左手托住宝宝尺侧腕关节，并托住宝宝前臂，以食、中二指指面在前臂桡侧，由腕横纹起推至肘横纹，100~200次。

2 按揉足三里、长强

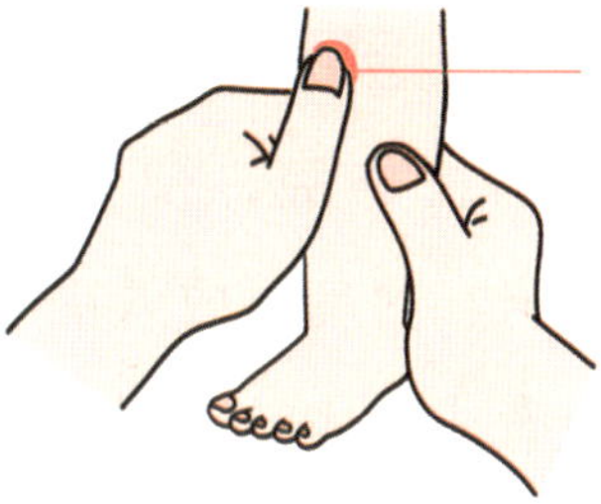

足三里位于小腿外侧，犊鼻下 3 寸，胫骨旁开一横指处。

长强位于尾骨端下，当尾骨端与肛门连线的中点处。

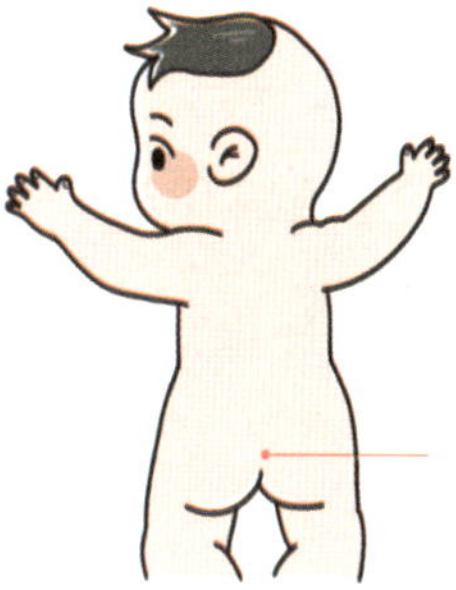

操作：左右足三里各按揉 100 次。然后可以让宝宝取俯卧位，在长强轻轻地按揉 100 次。

足三里是治疗小儿腹泻的关键穴位，按摩时要适当增加力度。

3 捏脊

夹脊又称华佗夹脊，位于背部脊柱两侧，约半寸宽，从尾椎向上至第 1 胸椎两侧的 2 条直线。

操作：让宝宝裸露后背，然后将两拇指指端分别置于脊柱两侧，指面向前，顶住皮肉；两手食指、中指前按，掌心朝下。两手拇指指腹与食指、中指指腹相对用力将脊背的皮肉捏起。拇指交错向前推动，两手食指、中指同时交替向后捻动，两者相互配合，边捏边放，从腰椎开始向上连绵不断地向推移至第 1 胸椎结束，3~7 次为宜。

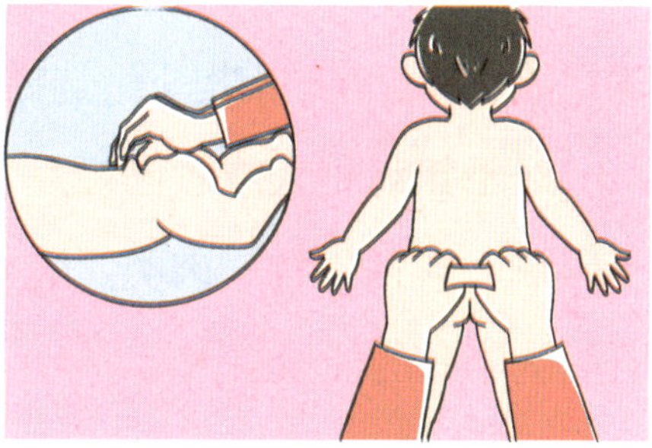

捏脊

食疗

山药扁豆粥：山药去皮 30 克，白扁豆 15 克，粳米 30 克。先将粳米、白扁豆放入锅中，加水适量煮成八成熟，再将山药捣成泥状加入一起煮成稀粥，加白糖适量调味，每日 2 次，温服。

功效：消暑化湿、健脾止泻，适用于湿热并重型腹泻。

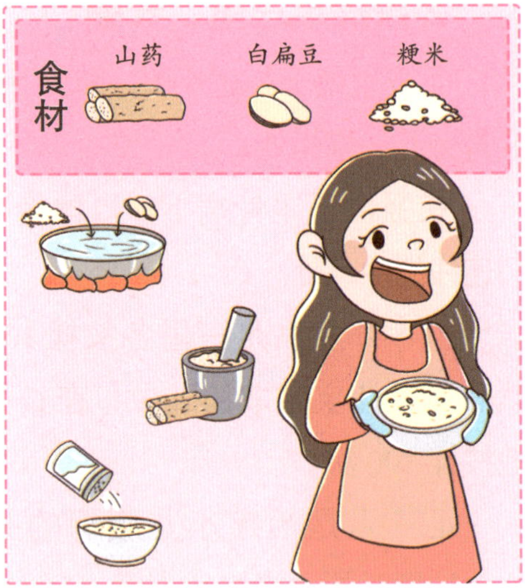

小儿腹泻护理的注意事项

饮食调理

❶ 忌吃含糖饮料以及高脂肪食物，以免影响肠道吸收功能。

❷ 母乳喂养婴儿应该继续按需喂养。配方奶粉喂养的婴幼儿，应在满足能量和营养的前提下，选择无乳糖或低乳糖配方奶粉继续喂养。

对于年龄稍大或者已经完全不吃母乳和奶粉的宝宝，饮食类别不受限制，包括谷物、肉类、酸奶、水果和蔬菜。主要目的是保证足够且较为丰富的能量摄入。

婴幼儿易腹泻家庭喂养误区

❶食物的选择误区：婴幼儿的消化功能发育不完善、脂肪酶和蛋白酶等分泌的酶类不充足，所以如果这时给予了油腻的食物或不易消化的大分子颗粒食物，就会导致孩子消化功能紊乱。婴幼儿的生长发育比较快，需要的食物比较多，需要的热量比较高，这时要提供易消化的，适应不同年龄阶段的食物。但是有的家长自己吃东西，顺手就喂宝宝吃一些，这样很容易导致孩子胃肠功能紊乱，并发生呕吐、腹泻等情况，甚至是出现“上火”。

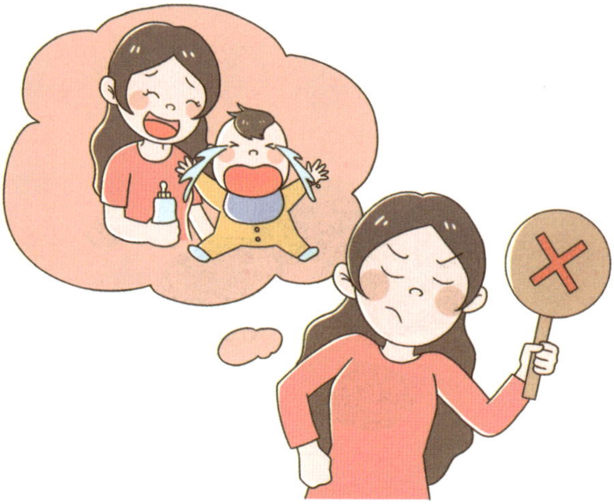

❷喂养规律误区：喂养过程中要根据婴幼儿的身体发育情况，不能随心所欲，有些家长一看见宝宝哭闹，就马上喂给些吃食，把食物当成是阻止宝宝哭闹的“法宝”，这样的喂养方式万万不可。要养成宝宝按时就餐的习惯，逐渐和成年人同步，当然这需要给婴幼儿一个慢慢适应的过程。

第九章 小儿便秘

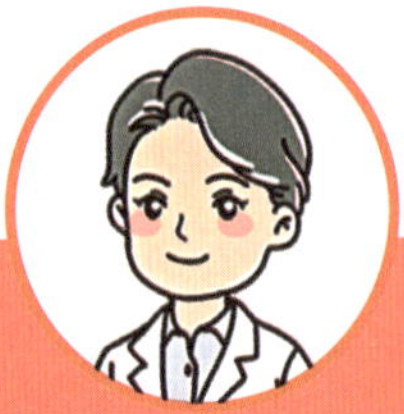

小儿便秘的定义

小儿便秘是指发生于小儿的以大便干燥坚硬、次数减少、间隔时间延长甚或秘结不通为主要表现的疾病，是儿童较常见的消化系统疾病。小儿便秘分为功能性便秘以及先天性肠道畸形所导致的便秘。功能性便秘主要是肠道的菌群失调、肠胃虚弱、肠道蠕动功能减弱、喂养不当等情况造成的；而先天性肠道畸形疾病引起的便秘，则是由先天性的发育异常导致的。

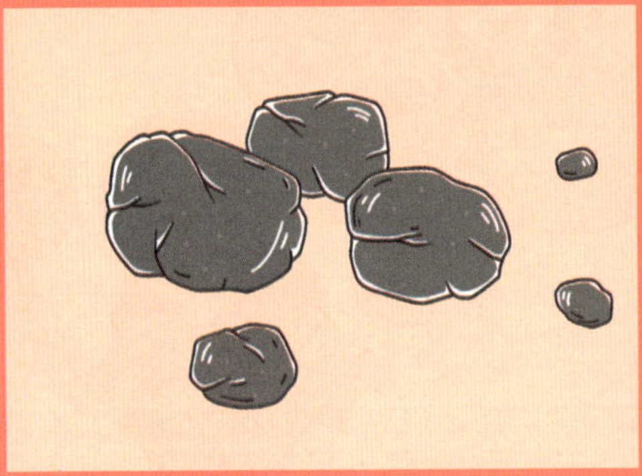

小儿便秘的症状及证型的划分

症状主要表现为排便的次数显著减少、大便干燥、坚硬，无法自主排出体外，出现 3 天以上无法排便并连续 3 个周期等情况。患病的宝宝在生活护理不能缓解的情况下，可以通过药物治疗来缓解症状，可能需要长期治疗，一般预后良好。

●小儿便秘的中医辨证分型及建议用药参照表

证型	症状	建议用药及辅助疗法
燥热便秘	大便干结，排出困难，甚至便秘不通，腹胀，或兼呕吐，或兼口臭唇疮，面赤身热，小便短黄，舌苔黄燥，指纹紫滞。	此种情况，要注意宝宝平素饮食，肉类等高热量食物最好减少食用，多吃富含纤维素的青菜以及润肠通便的萝卜、蜂蜜等食物。建议服用中成药麻仁润肠丸、一捻金。
食积便秘	食欲不振，腹满饱胀，拒按，口臭，烦躁爱哭，夜卧不安，呕吐乳块或者酸馊食物，舌苔较厚，大便酸臭或稀溏等。	这时尽量不要再给宝宝吃任何食物，在服用小儿消食片或保和丸后，当宝宝症状有所缓解，再少量进食。从半流食开始，逐渐进入正常状态。
脾虚夹积	面色萎黄，困倦无力，不思饮食，甚至厌食，腹胀喜按等偏于虚证的症状。	因为宝宝脾胃虚弱，此时通积和健脾都要兼顾，方能令宝宝的症状得到缓解。这种症状，适合服用健脾消食丸或小儿扶脾颗粒。

按摩手法

1 清大肠

大肠经手部反射区位于食指桡侧，自指根至指尖的一条直线。

操作：夹住宝宝食指，掌心向内侧直立，自食指指根单向向指尖直推 200~300 次。

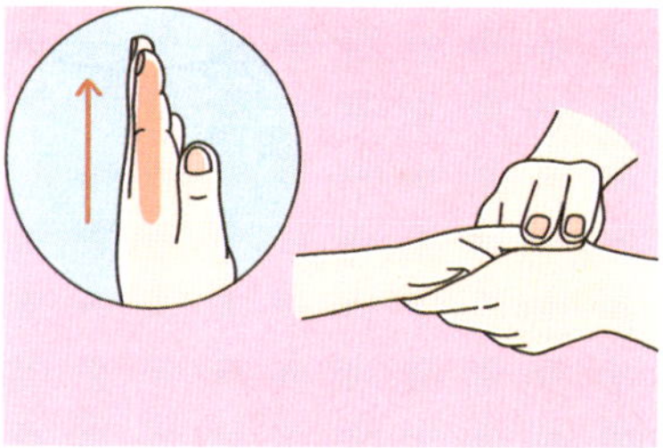

大肠经

2 摩腹

操作：用掌面或四指指腹，以肚脐为中心，顺时针摩腹 200 次 。

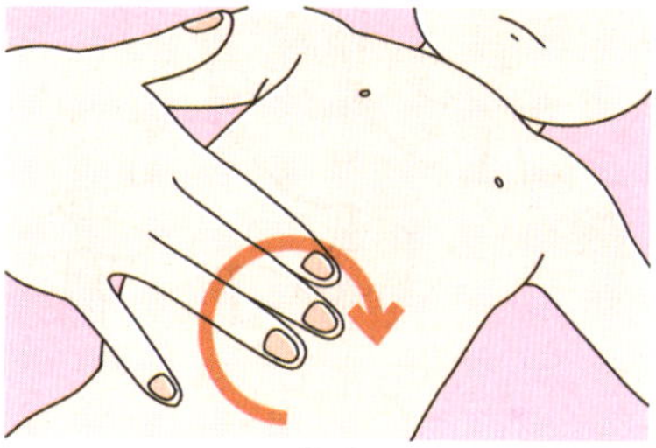

摩腹

实证

1 揉膊阳池

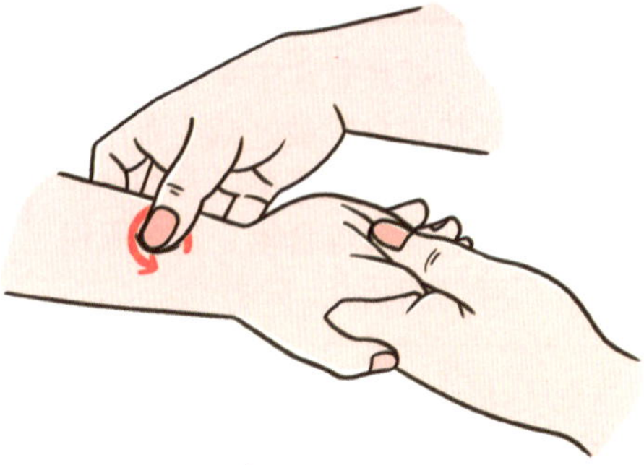

揉膊阳池

膊阳池的准确位置在人体手臂背侧，腕横纹中点凹陷处上 3 寸处，相当于成人的支沟。

操作：固定住宝宝手臂，使掌心向下，然后以拇指指腹逆时针揉按膊阳池，左右手臂各 50~100 次。

2 分腹阴阳

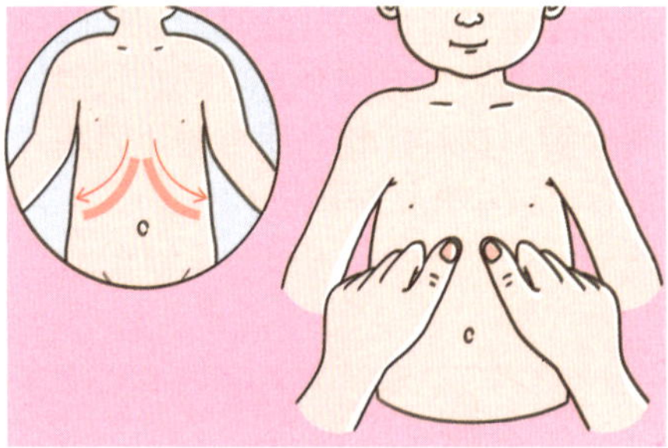

分腹阴阳

腹阴阳位于中脘的两侧并向下延伸。

操作：令宝宝胸腹裸露，用四指固定住宝宝身体，拇指从中脘分别向左右身体两侧直推 20~50 次。

3 推下七节骨

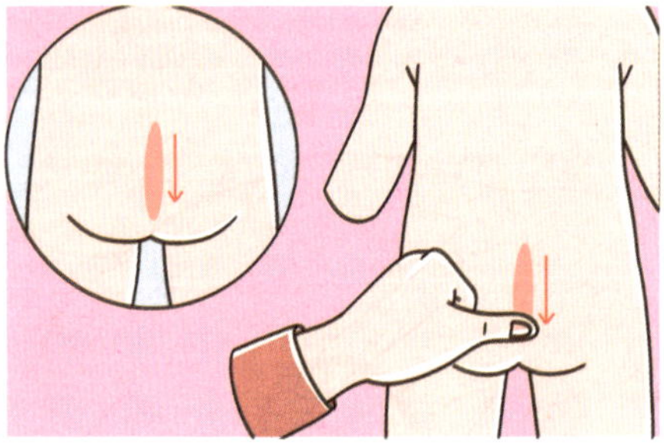

推下七节骨

七节骨位于背部，第 4 腰椎棘突下，与尾骨相连的一条直线。

操作：让宝宝俯卧位，照料者用两手拇指交替从两侧髂脊连线推到臀沟顶端处，10 次。

虚证

1 补脾经

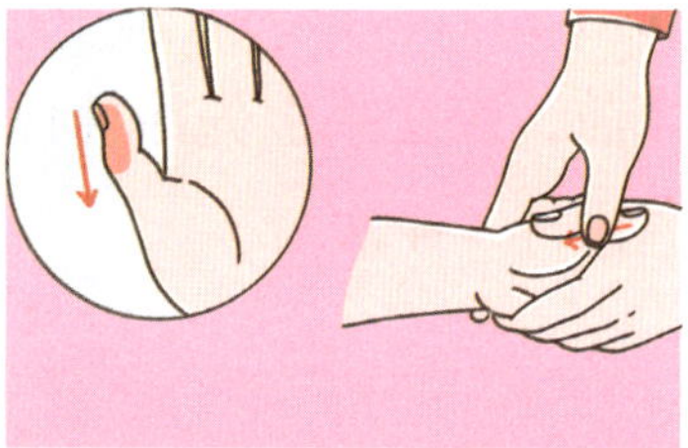
补脾经

脾经手部反射区在拇指桡侧缘末节，自指尖至指间关节横纹处。

操作：补脾经时夹住宝宝手掌并捏住宝宝拇指，然后用拇指自指尖推至指间关节横纹处，100~200 次。

2 补肾经

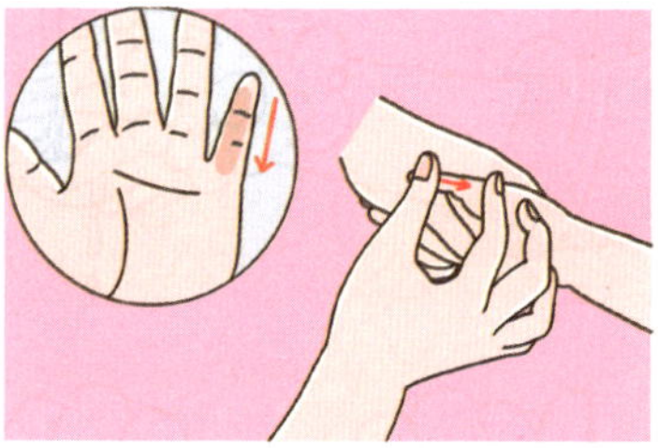
补肾经

肾经手部反射区位于手掌掌侧小指掌面，自指根至指尖一条直线。

操作：先固定宝宝小指，另一手以拇指指腹沿整个小指掌面自指尖直推向指根 100~200 次。

3 揉二马

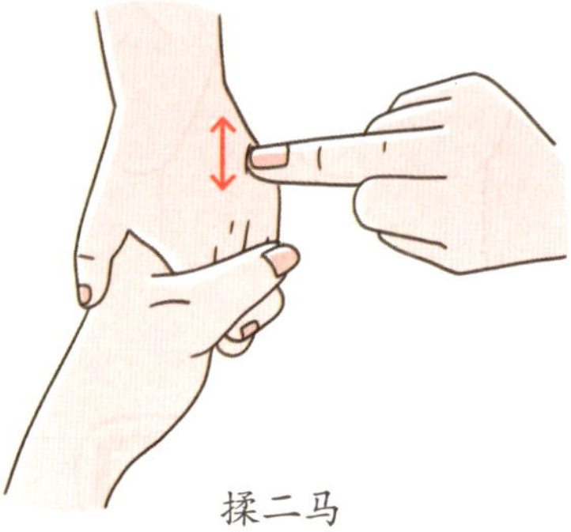
揉二马

二马位于手背，无名指与小指掌骨小头之间的凹陷中。

操作：固定住宝宝的手，使掌心向下，小指屈于掌心，以中指按揉，左右手各 100 次。

4 揉龟尾

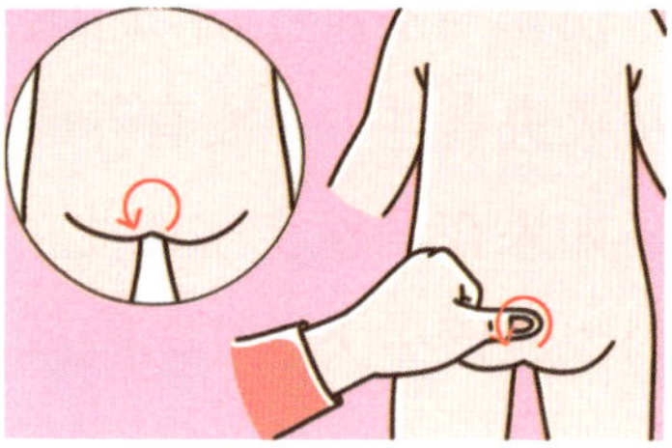
揉龟尾

龟尾位于人体臀部的尾椎骨处。

操作：用拇指指腹轻按于龟尾之上，然后做轻柔缓和的逆时针回旋转动，以 200 次左右为宜。

给宝宝按摩要轻快、柔和、平稳、着实。按摩前先清洁双手，摘除戒指等首饰，修剪好指甲。同时保持适宜的室内温度，避免吹风着凉。按摩前，应在手上先涂抹保湿剂，每次按摩时间保持在 20~30 分钟，每周进行 3~4 次。

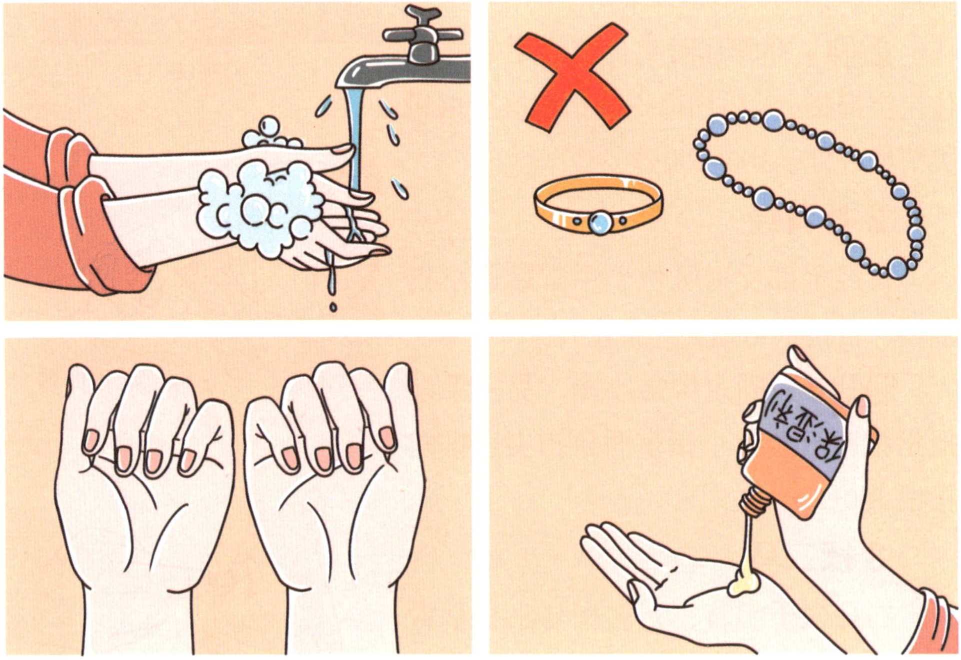

小儿便秘注意事项

便秘与不良生活习惯密切相关，比如吃的食物加工过于精细，绿色蔬菜进食过少，没有养成定时排便的习惯，运动少、饮水少等。

如果在调整宝宝的生活习惯后，便秘症状没有得到缓解，依然严重时，应该尽快送往医院就诊，诊断便秘的真正原因。

第十章 幼儿急疹

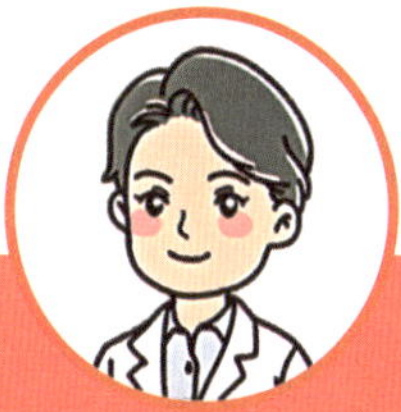

幼儿急疹的定义

幼儿急疹是发生于儿童的一种自限性疾病，是常见的小儿出疹性疾病，也称为婴幼儿玫瑰疹，俗称“烧疹子”。它是由感染人类孢疹病毒引起的。这种病多发生在 2 岁以下的婴幼儿，年长儿极少出现。

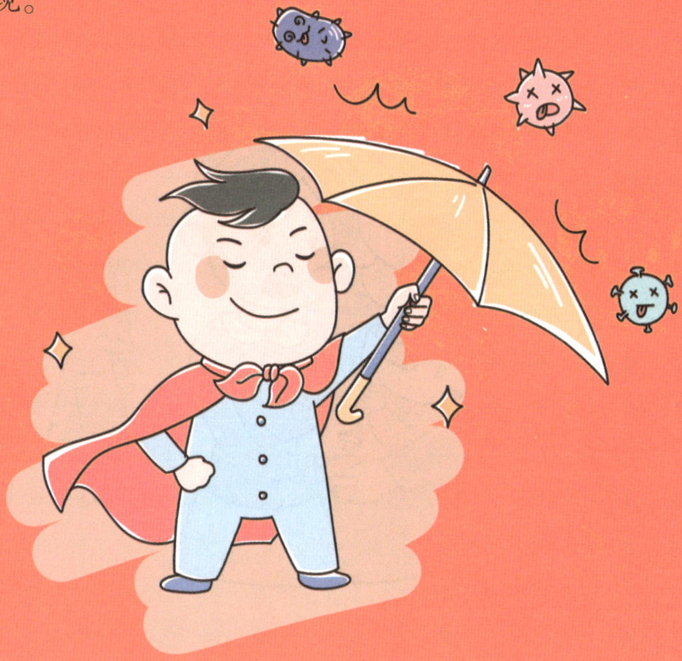

幼儿急疹，中医称之为奶麻。这种病一年四季都可能发生，但冬、春季节是发病高峰期。宝宝得病后，一般都能获得持久免疫力，很少复发。

传染途径

通过空气飞沫传播，在接触感染者的唾液或呼吸道分泌物之后被传染。

婴幼儿在 6 个月后，从母体获得的抗体会下降，此时，如果常带宝宝到人群密集的地方，就很容易导致感染，从而诱发急疹。

6 个月至 2 岁间的婴幼儿容易得幼儿急疹。

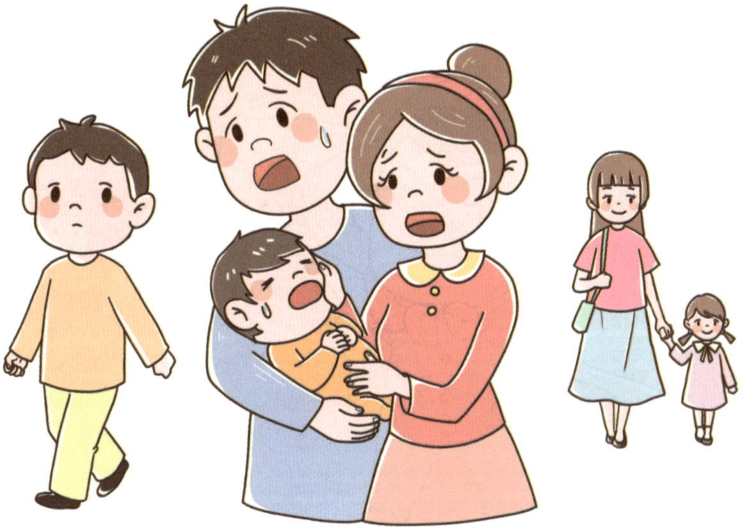

急疹发作过程

感染幼儿急疹病毒后，宝宝会突然发热不退，甚至会高热达到39℃以上，不过病程很短，在3~5天后就会骤然退热，恢复正常。

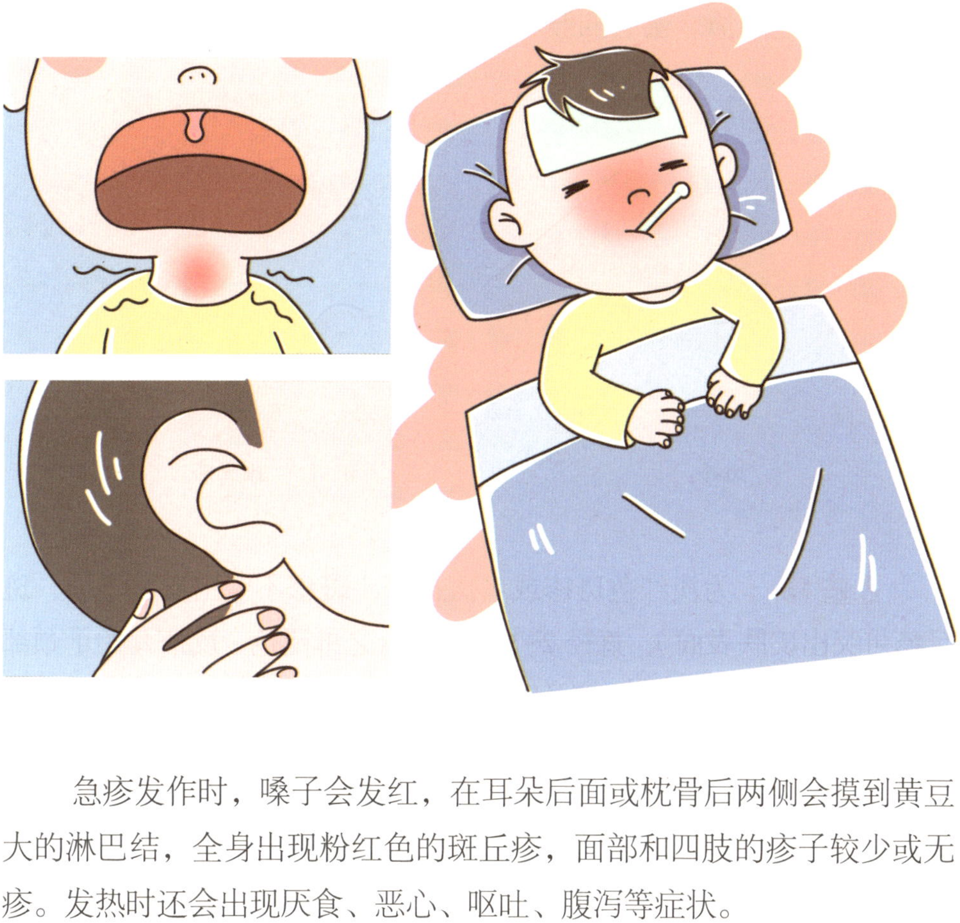

急疹发作时，嗓子会发红，在耳朵后面或枕骨后两侧会摸到黄豆大的淋巴结，全身出现粉红色的斑丘疹，面部和四肢的疹子较少或无疹。发热时还会出现厌食、恶心、呕吐、腹泻等症状。

急疹消退后以上症状全部消失，不留痕迹，不脱皮屑。

急疹的主要症状

1 高热：起病急骤。宝宝突发高热，体温可在数小时内达到39℃以上，持续 3~5 天后体温骤降，热退后出疹。1 岁以内的宝宝高热时可能伴有惊厥，会有四肢和面部肌肉出现抽动并伴有双眼上翻的症状。

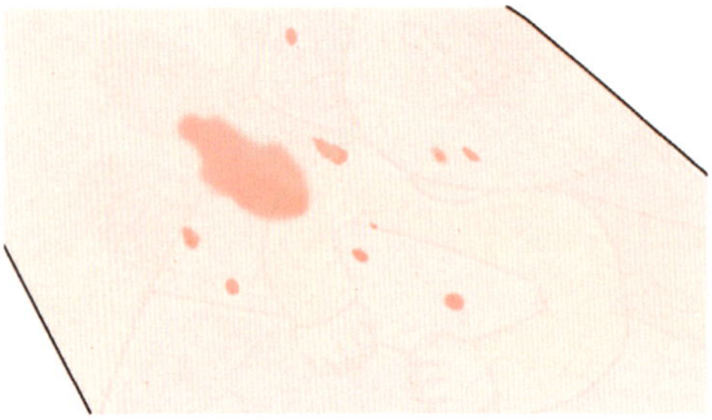

斑疹

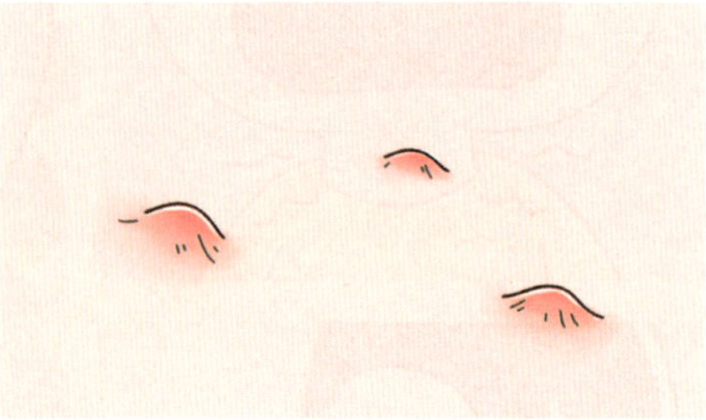

斑丘疹

2 皮疹：为淡红色斑疹或者斑丘疹（斑疹不突出皮肤表面，斑丘疹可突出皮肤表面），直径 2~3 毫米，压之可褪色。皮疹开始于颈部和躯干，迅速波及耳后、臀部及四肢近端，皮疹呈散在分布，很少融合，1 天内出齐，1~2 天后即可消退，消退后无明显的色素沉着。

相关的其他症状

❶ 呼吸道症状：部分宝宝发热时会伴有咳嗽、流涕。

❷ 消化道症状：部分宝宝可能伴有腹泻和呕吐。

治疗目标

做好降温及皮肤护理，帮助宝宝顺利度过发热及出疹期。

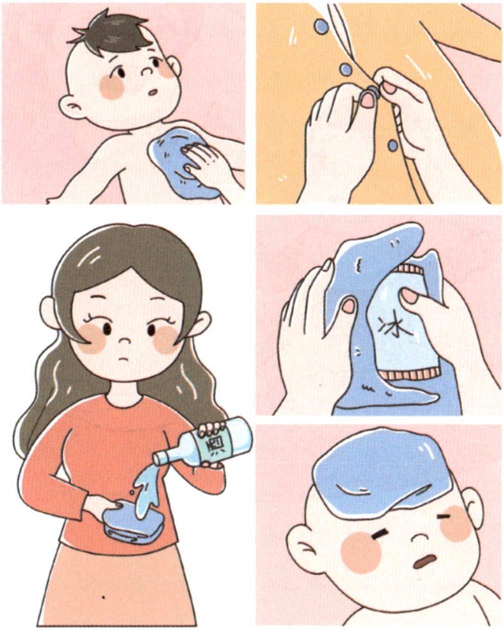

1 一般治疗

发热：物理降温，可用温水或者白酒（注意不要用高度酒）擦拭全身，帮助散热，擦拭后应注意保暖。或者用柔软的干毛巾包裹住冰袋，放置在宝宝的额头、腋窝、大腿根部、颈侧等部位，有助于退热。

皮疹：婴幼儿急疹的皮疹无痒感，宝宝一般不会搔抓，但也需要避免其因好奇而抓伤皮疹部位。照料人员要多关注这样的情况，及时做好监护和引导，保持皮疹部位清洁干燥，勤换衣物，避免发生感染。

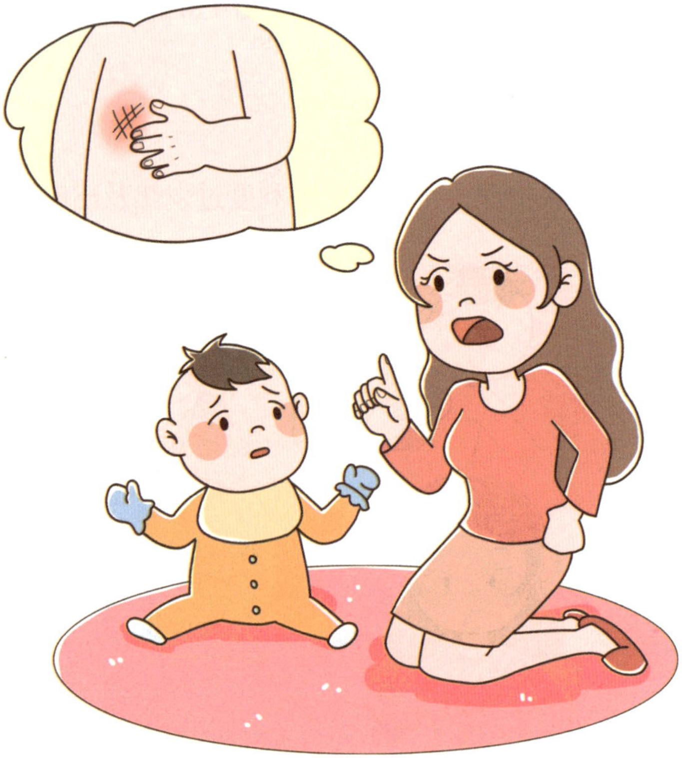

2 药物治疗

根据宝宝的体重、月龄等服用合适剂量。

幼儿急疹短期内可自行消退，高热持续 3~5 天，皮疹通常在 1~2 天消退，总治疗周期约为 7 天。

急疹与麻疹的区别

急疹宝宝在退热后，胸部、背部会出现鲜红色斑丘疹，这些疹子 1 天内就会渐渐扩散，但很少会波及脸和手脚。

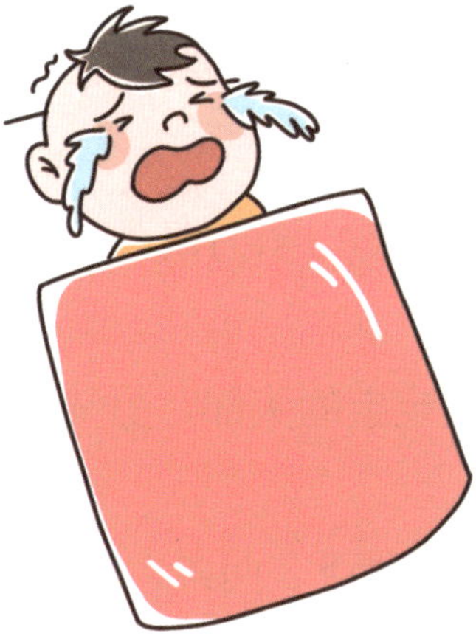

而麻疹在高热时出疹子，出疹顺序依次为前额、面部、躯干、四肢，最后是手掌和足底。

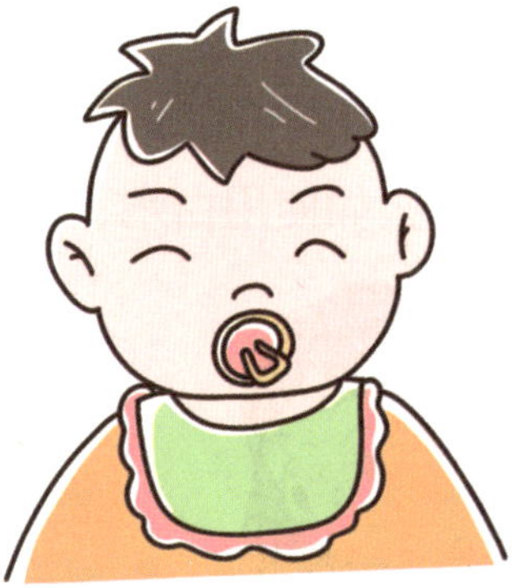

麻疹高热退后，宝宝仍会萎靡不振、爱哭，第 3 天晚上或者第 4 天晚上还会排稀便。完全恢复要在第 5 或第 6 天，宝宝的疹子变少，精神也基本恢复到平时的正常状态，此时意味着已经痊愈了。

按摩手法

1 揉天柱、风池

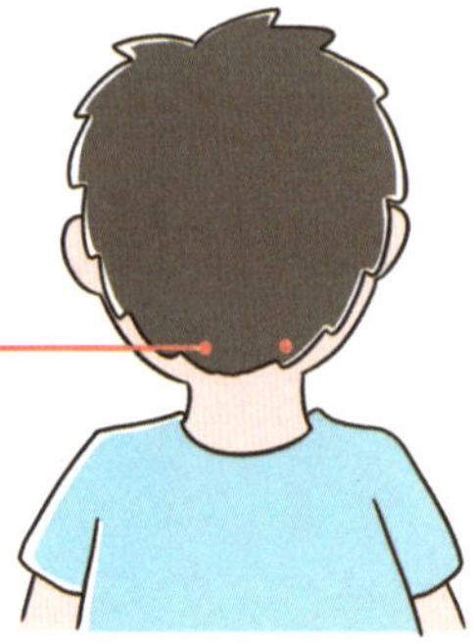

给宝宝进行按摩，照料者可以按揉宝宝的天柱、风池。按摩穴位通常需要 3~5 分钟。

天柱位于在后头骨正下方，斜方肌外侧凹陷处，后发际正中旁开约 1.3 寸，左右各 1 穴。

操作：用单手固定住宝宝的头部，另一只手找到按摩部位，每侧推揉 50 次左右。

风池位于后颈部，后头骨下，两条大筋外缘陷窝中。

操作：用单手固定住宝宝的头部，另一只手的拇指指腹按揉风池，每侧按揉 50 次左右。注意按揉力度均匀适中。力度过大，宝宝难以接受；过轻，则效果不佳。

考虑到患儿的皮肤非常柔嫩，容易受伤，所以照料者在按摩的过程中需要借助一定的介质，比如使用白水、薄荷水等。

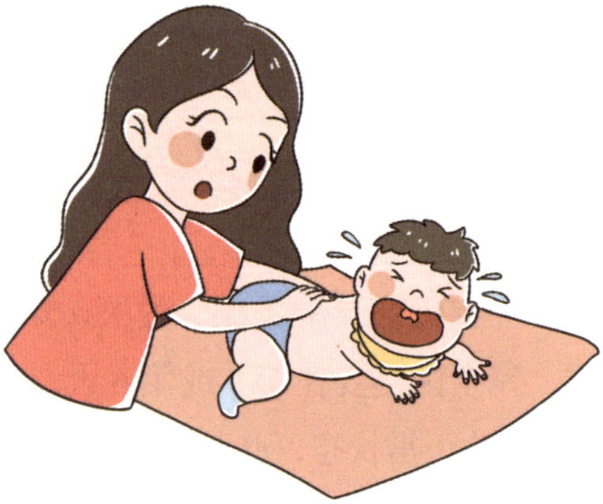

2 揉外劳宫、四横纹

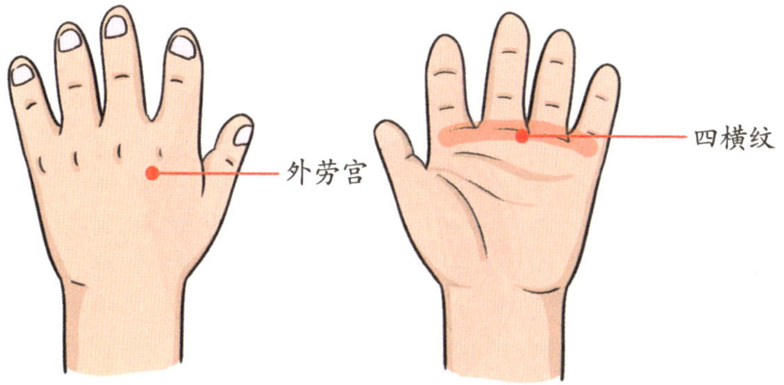

外劳宫位于手背侧，第二掌骨与第三掌骨之间，掌指关节后 0.5 寸凹陷处。

操作：首先固定好宝宝手掌，手掌心向下，用拇指指甲掐揉或中指指尖按揉 50~100 次。

四横纹位于食、中、无名和小指掌指关节屈侧的横纹处，一手有四穴。

操作：用拇指指甲逐个掐揉（可掐 1 次揉 3 次），每穴各 10 次。

·温馨提示·

当宝宝高热不退，精神差，出现惊厥、频繁呕吐、脱水等表现时，要及时就医，以免造成神经系统、循环系统功能损害。

急疹的饮食管理

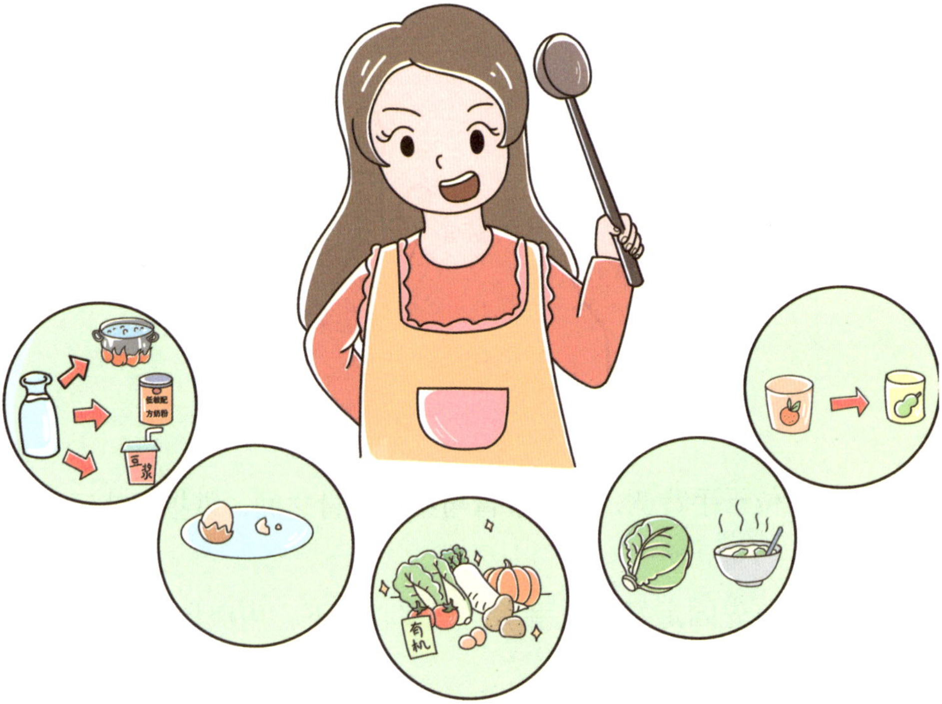

避免喂哺过量的食物，以保持正常消化。如牛奶过敏，可选择低敏配方奶粉，或者用羊奶或豆浆代替牛奶。如疑蛋白过敏，单给蛋黄，或由少量蛋白开始，逐渐加量。喂奶的母亲可暂停吃鸡蛋。

吃大量新鲜水果和蔬菜，尽可能吃用有机方式种植的蔬菜。

多吃卷心菜，煮卷心菜的汤汁也一并喝下。

可以把梨汁作为橘子汁的替代品。

幼儿急疹的护理

幼儿急疹一般不需要特别的药物进行治疗，虽然是一种病毒性感染，但是这种病毒性感染具有一定的自愈性，所以一般不需要应用抗病毒的药物进行治疗。但是在幼儿急疹发热的时候，需要应用退热药治疗，因为过高的体温有可能会出现热性惊厥，所以出现幼儿急疹体温超过 38.5℃，需要及时用退热药，比如布洛芬或者对乙酰氨基酚。应用退热药不会影响幼儿急疹的病程，也不会对身体造成太大的影响。

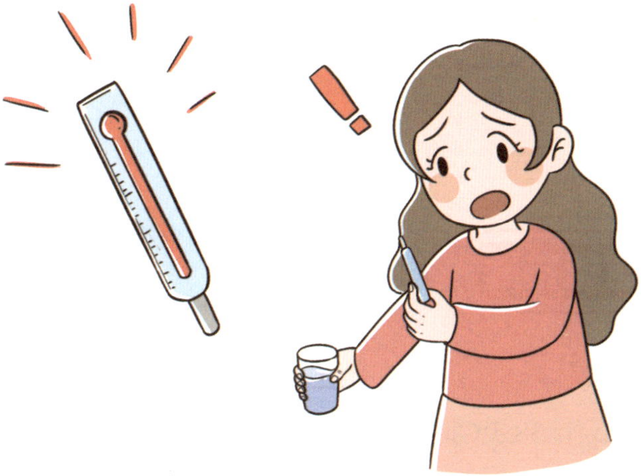

同时，可以采用物理疗法给宝宝降温。例如：用毛巾浸水后敷一下额头，水温最好保持在 20~30℃之间，3~5 分钟进行一次，并且注意保持室内通风。

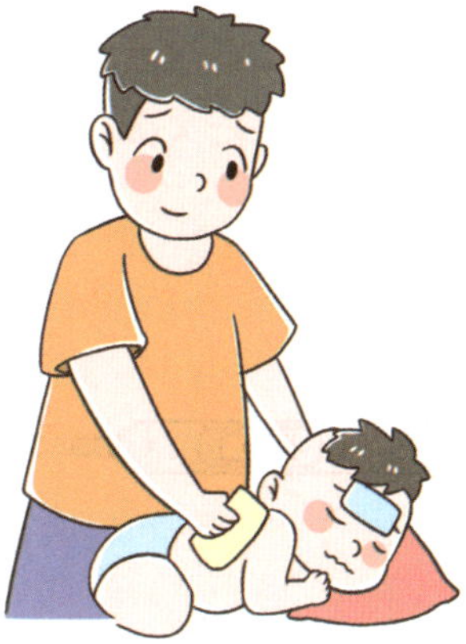

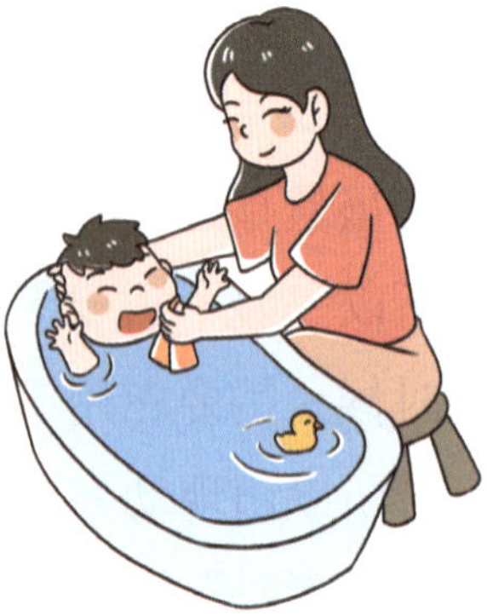

给宝宝洗澡时，水温应保持在27~37℃，千万不能洗热水澡，否则会造成宝宝血管扩张，增加耗氧量，导致缺氧和缺血。也可以用温水给宝宝泡脚，泡脚有助于降温，倒入小盆2/3的水，水温在37℃左右，洗脚时可以轻轻抚搓宝宝的脚部。

如果宝宝额头发烫，但手心、脚心冰冷，这种情况下宝宝的体温可能还会继续升高，这时要不断地给宝宝搓脚心和手心，直到其脚心和手心都搓热为止。

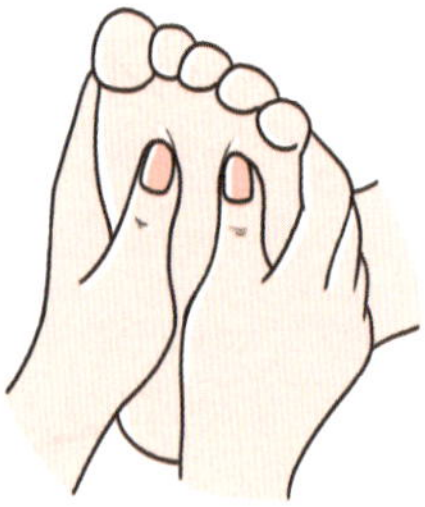

家庭处理方法

1 控制体温

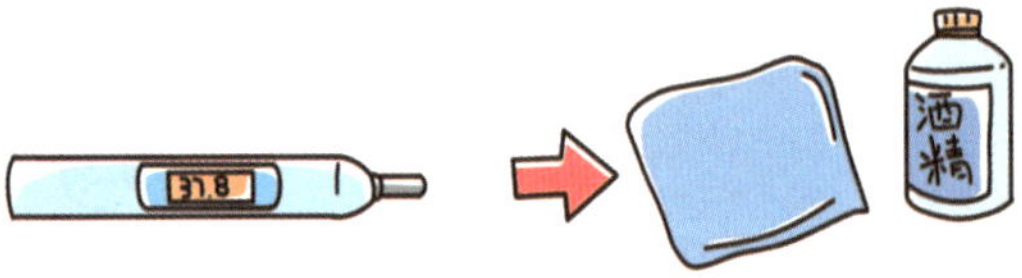

宝宝发热低于38.5℃时，可以进行物理降温；

发热38.5℃以上时，则需要服用退热药。比如小儿清热解毒口服液，注意要按说明服用其正确剂量。

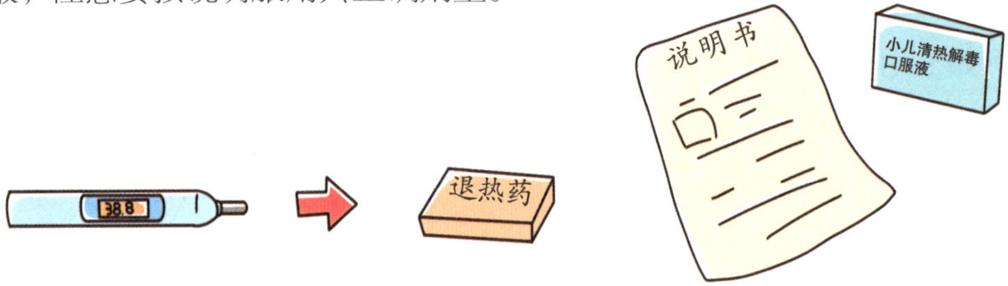

2 充分休息

幼儿急疹对于低龄儿童来说，很可能是第一次经历发热，是一种极度不适的体验，所以照料者要给予宝宝足够的安抚和陪伴。

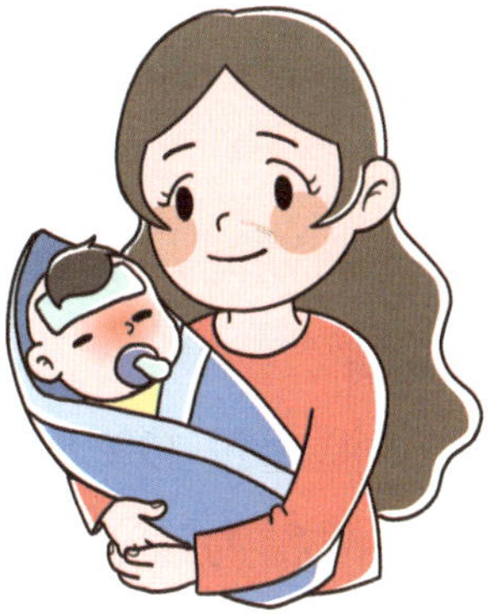

病情比较轻微时，暂时不做处理，做好出疹部位的皮肤护理就行。若有瘙痒症状，需要涂抹止痒药膏帮助缓解，切不可用手去抓挠，避免病情加重。

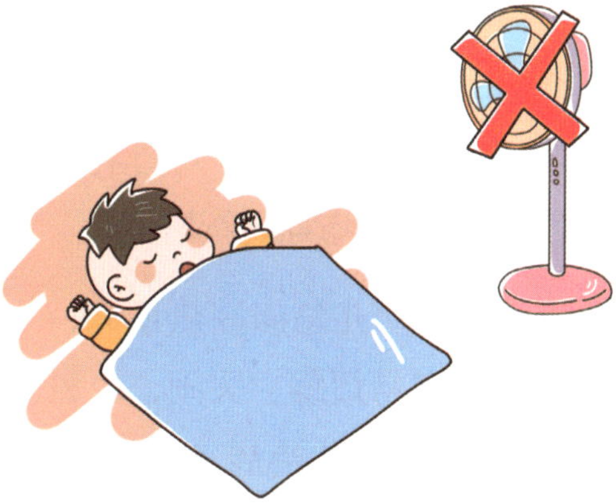

虽然房间内的通风非常重要，但仍然要注意，不要让宝宝直接吹风，否则会加重瘙痒症状。

3 护理

❶ 宝宝休息时，病室内要安静，空气要新鲜，被子不能盖得太厚太多。

❷ 要保持皮肤的清洁卫生，给宝宝擦去身上的汗渍，以免着凉。

3 给宝宝多喝些温开水或蔬果汁，以利出汗和排尿，促进体内毒素的排出。

4 患病期间，尽量吃流质或半流质饮食。

5 体温超过 39℃时，可用温水或 50% 酒精为孩子擦身，防止宝宝因高热引起抽搐。

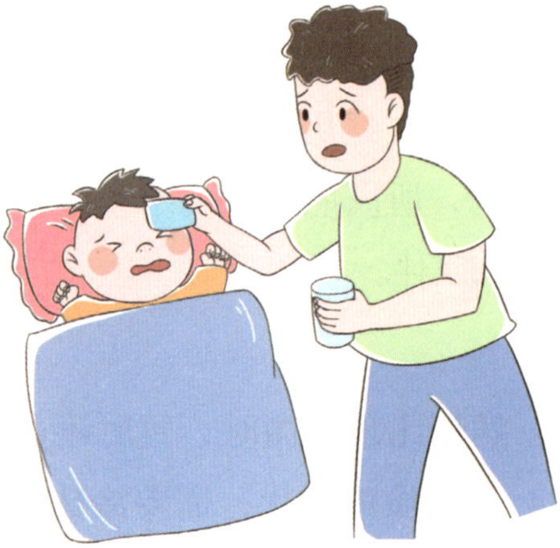

4 生活照料

宝宝在高热期应注意补充水分，根据婴幼儿具体年龄，可母乳喂养或进食已经耐受的、易消化的辅食，避免在高热和出疹期内新增辅食。

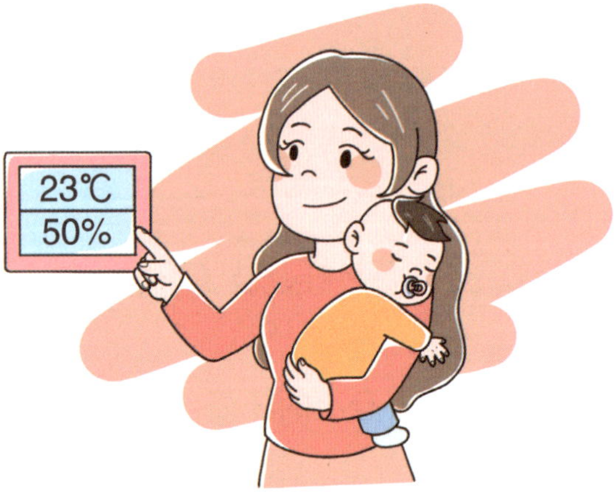

幼儿急疹高热期间，宝宝易烦躁、哭闹，照料人员要保持居室合适的温、湿度，衣服因出汗潮湿后应及时更换；多陪伴在宝宝身边，安抚宝宝情绪，可以用多种方式转移其注意力，帮助宝宝顺利度过出疹期。

5 照料人员特别观察

部分宝宝的脖子和后脑勺处能用手摸到一些小疙瘩，那是肿大的淋巴结，属患病后正常体征，不会影响宝宝的精神和食欲。

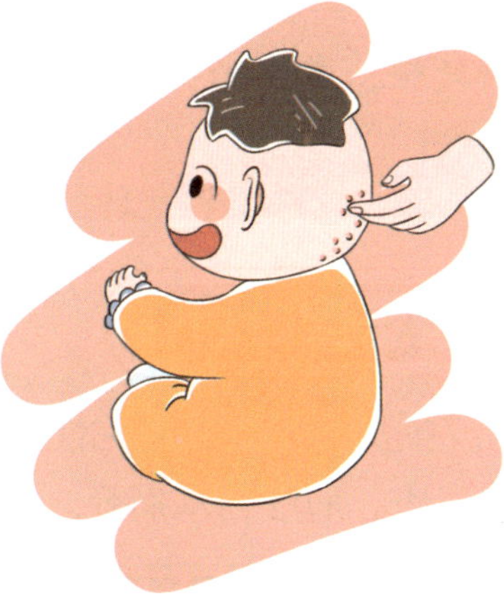

发热 3~5 天后，宝宝的体温会出现骤降，退热后 9~12 小时内出疹子，有的宝宝会一边出疹一边退热。皮疹呈鲜红色，一小片一小片的，热疹子之间可以看见颜色正常的皮肤，用手按一下红色会消失，松开手后又会很快变回红色。

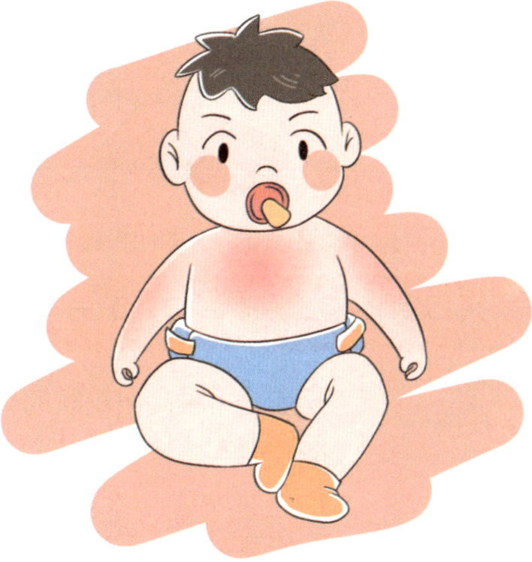

皮疹主要分布在躯干中的前胸、后背，腰臀较多。2~3 天内皮疹逐渐消退，不留任何痕迹。

第十一章 小儿湿疹

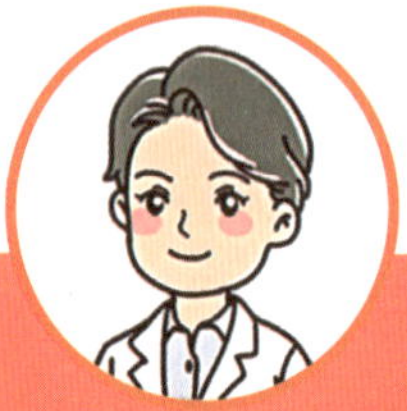

小儿湿疹的定义

小儿湿疹是由环境和遗传等多种因素导致的，以反复发作的皮疹为主要特征的一种变态反应性皮肤病。该病多发于2~3个月婴幼儿，1岁以后逐渐减轻，常用治疗方法以中医为主，部分可自愈，但病情常反复发作。

小儿湿疹的症状及证型的划分

患儿皮肤瘙痒明显，皮损呈多形性、对称性分布，以红斑、糜烂、水疱和渗出为主，表现为丘疹、疱疹、水疱等。

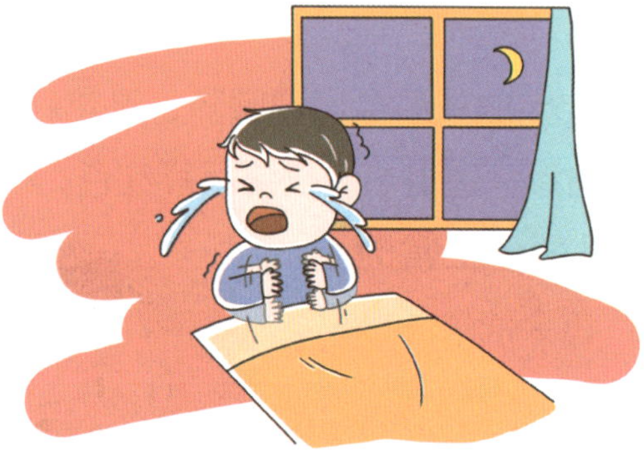

●常见表现及症状参照表

名称	具体表现	患儿反应
丘疹	丘疹是一种高出皮肤的局限性突起，内无液体。	伴有明显瘙痒，而且反复出现，婴幼儿会烦躁不安、夜间哭闹，影响睡眠。
疱疹	丘疹顶端有小水疱。	
水疱	高出皮肤的疱疹，内含有水液。	

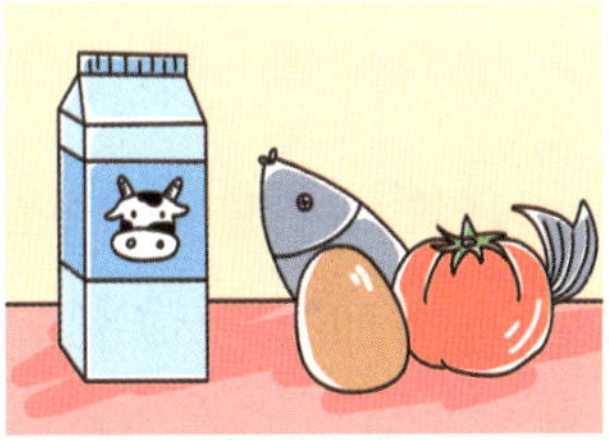
食物过敏

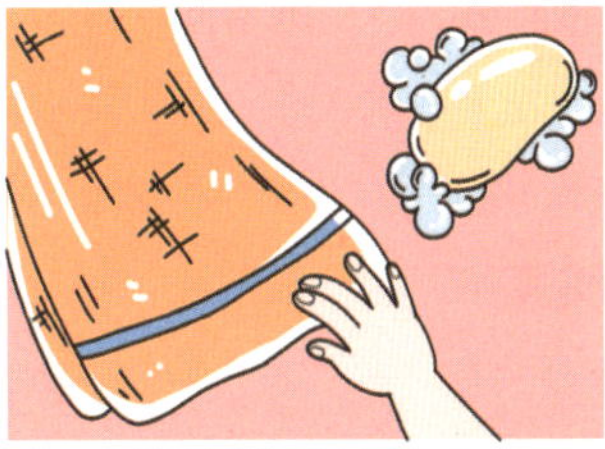
接触刺激性物品

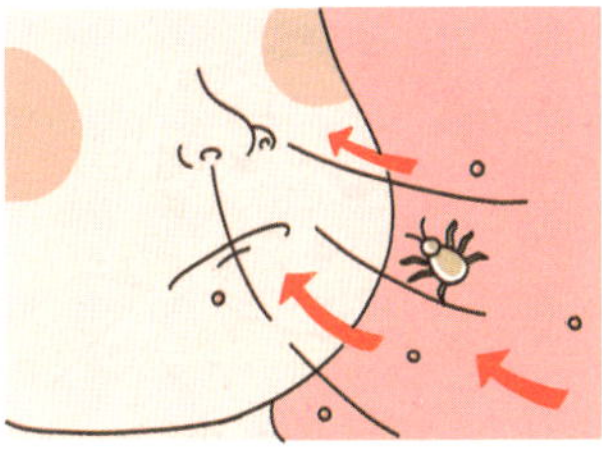
呼吸刺激

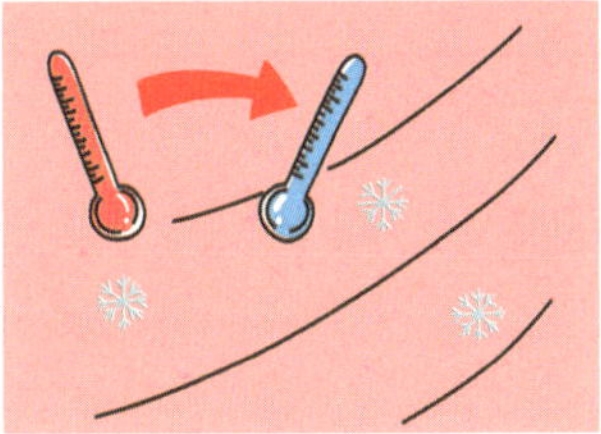
外界环境变化

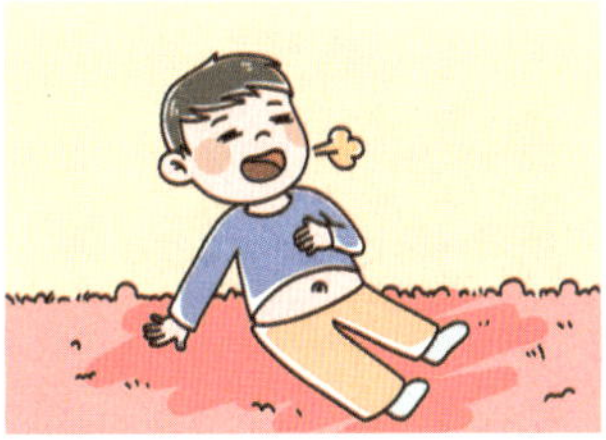
喂食过多

●小儿湿疹发病原因参照表

诱因	具体情况
食物过敏	食用鸡蛋、番茄、柑橘、牛奶、海鲜等易致敏食物。
接触刺激性物品	接触毛织品、肥皂等。
呼吸刺激	吸入室内尘螨、飞尘中所含毛织品纤维、空气中花粉或其他粉尘。
外界环境变化	温度突变，潮湿、寒冷、日光、紫外线等外界刺激。
喂食过多	小儿消化不良等。

常规诊断

如果宝宝皮肤出现丘疹、水疱，有渗出倾向，并伴随有明显的瘙痒和反复发作，就应该送医检查，通过过敏原检测或者血常规检测，可以明确诊断是否患有湿疹。

湿疹可分为以下三种类型，三种类型可能同时存在，也可能互相转化。

●小儿湿疹类型（按皮损特点分类）参照表

名称	年龄段及特点	具体表现
脂溢性湿疹	多见于出生后 1~2 个月的婴儿	皮损出现于额头、面颊、眉毛周围，呈小片状红斑，附着黄色鳞屑，颈部、腹股沟、腋下常有轻度糜烂。
干燥性湿疹	常见于 1 岁以上婴幼儿	皮损部位潮红、干燥、脱屑或有丘疹，常反复发作，迁延难愈。
渗出性湿疹	多见于消化不良或肥胖的 3~6 个月婴儿	皮损表现为红斑、水疱、糜烂。

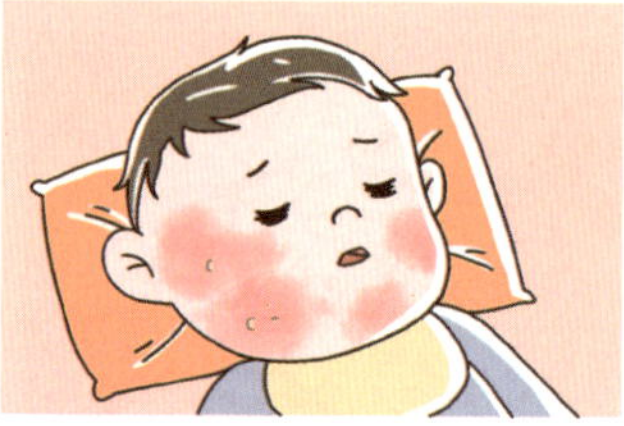
脂溢性湿疹

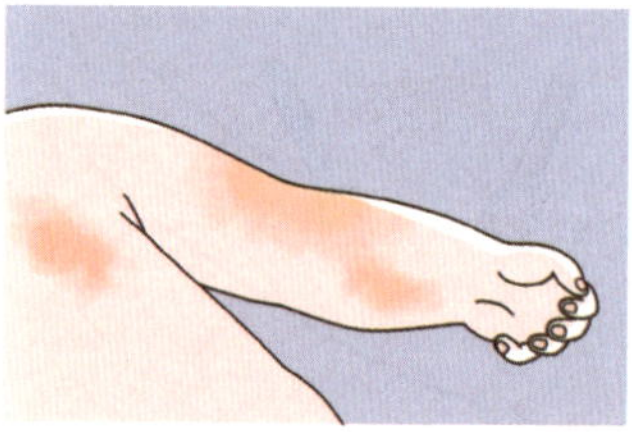
干燥性湿疹

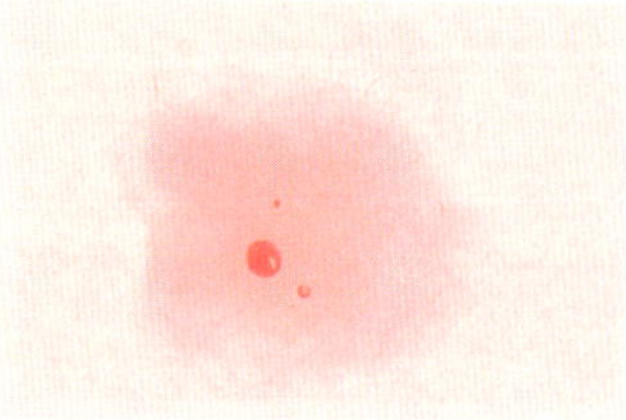
渗出性湿疹

●小儿湿疹不同时期的表现参照表

名称	具体表现
急性期	皮疹为密集成群、粟粒大小的丘疹、丘疱疹或水疱，呈对称分布，抓破后有浆液性渗出，干燥后结痂并形成鳞屑，在同一时期为多形性损害，可出现瘙痒。
亚急性期	皮损以小丘疹为主，这个时期由急性期转变而来，此时渗出、结痂、红肿逐渐减轻，可有白色鳞屑，残留少许丘疱疹和糜烂面，瘙痒减轻，持续时间较长。
慢性期	由急性期、亚急性期转变而来，或者一开始就是慢性期表现，反复发作，皮损可有结痂和苔藓样变，以皮肤增厚、色素沉着、皮肤表面粗糙、表面有少量鳞屑为主，常有阵发性剧痒，好发于腋窝、小腿、手足等部位，可持续数月至数年。

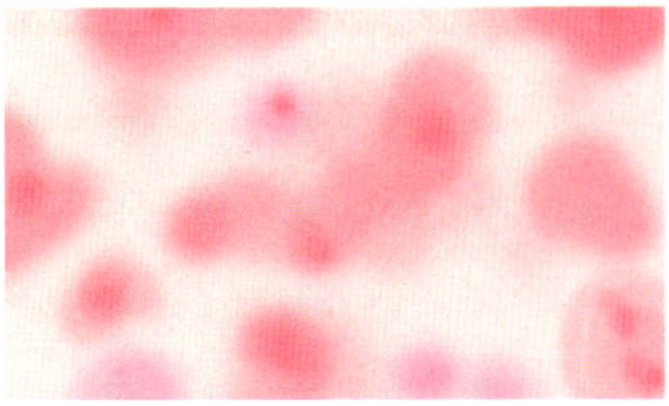
急性期

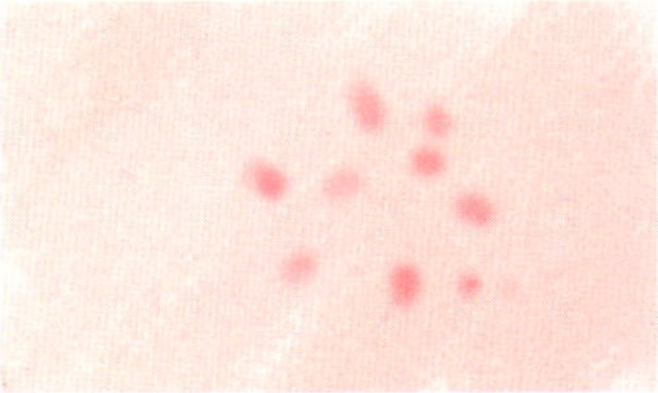
亚急性期

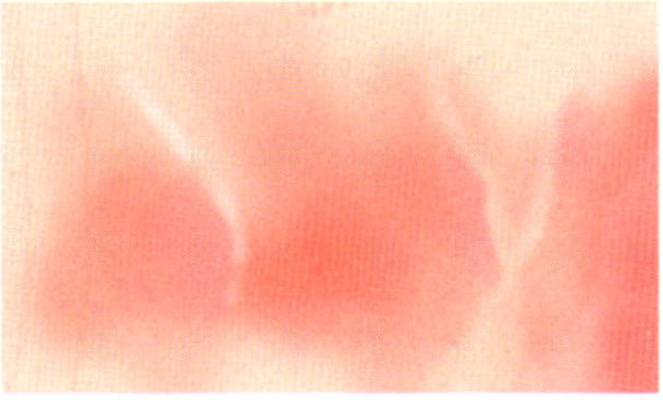
慢性期

●小儿湿疹并发症参照表

名称	并发症具体表现
继发性感染	皮损伴有瘙痒，抓挠导致皮损破溃，脓液渗出引发继发性感染，出现发热、皮肤痤疮等症状。
生长发育迟缓	长期烦躁不安、睡眠障碍，可能导致生长发育迟缓，使小儿身材矮小、智力落后。

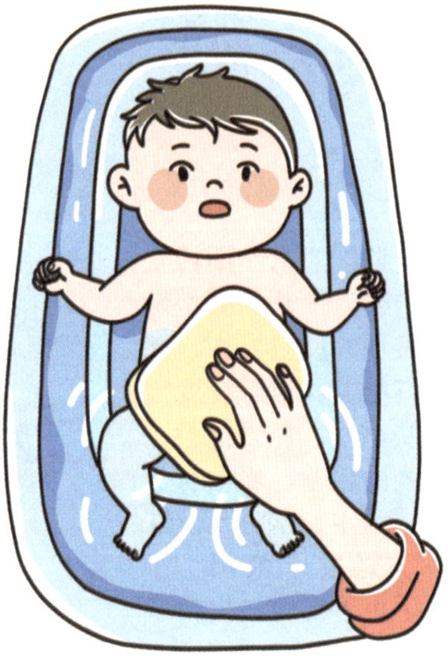

●小儿湿疹中医辨证分类及建议治疗方案参照表

证型	症状	建议治疗方案
风热蕴肤	小儿肺卫不固，外遇风热之邪；或小儿脾常不足，过食肥甘，湿浊内生，蕴久化热。发病急，皮损红，肿胀轻，自觉瘙痒，舌质红，苔薄黄，指纹红。	在宝宝皮损初期，皮肤尚完整、无渗出、无裂口的情况下，可以给宝宝涂抹保湿的药妆以帮助宝宝皮肤屏障的修复，如透明质酸修护生物膜等。中成药推荐金银花颗粒。
湿热内蕴	因孕妇素体湿热，湿热内蕴遗患胎儿，或小儿素体脾虚，易为乳食、生冷所伤，又喂养失当，多食肥甘厚腻，易致湿热内蕴。此时发病较急，皮损较红，有糜烂或有渗出物，舌质红，苔黄厚腻，指纹紫红。	如果皮损红色，或者扪之有热感，可先采用敷贴熏洗法，祛风除湿。例如：用新鲜的马齿苋或蒲公英捣碎，外敷宝宝皮损处，每日 2 次，每次半小时左右。如果不方便获得新鲜的中药材，也可以用其炮制过的饮片，煮水后，熏洗，每日 2 次。中成药推荐二妙丸或四妙丸。服用时，根据宝宝年龄，以 1/3 剂量到 1/2 剂量为度。
脾虚湿盛	小儿脾常虚，又多嗜食生冷，或饮食不知节制，或久居潮湿之地所致。小儿皮损不红，糜烂渗出不严重，纳食不佳，多腹胀或便质黏溏，舌质淡，苔白腻，指纹色淡红，推之滞涩，恢复缓慢。	如果宝宝以丘疹或者丘疱疹为主的皮损，而且伴有全身乏力、食欲不振，小便微黄等症状时，可适当服用参苓白术丸，同时涂抹除湿止痒软膏，以清热除湿、祛风止痒。
血虚风燥	小儿湿疹迁延不愈，久则伤及阴血，成血虚风燥证，发展至小儿慢性湿疹，表现为皮损肥厚、苔藓样改变，舌质淡红，苔薄白，指纹色淡，推之流畅。	先清洗干净宝宝皮损处（一定要注意，千万不要用热水给宝宝清洗），涂上肤舒止痒膏，以清热燥湿、养血止痒。涂抹量要足够，且频率要高。并且上药后一定要选择保湿性强，无刺激，最好有修复功能的护肤品。皮肤变得粗糙肥厚的宝宝，还可以服用润肤丸。

按摩手法

风热型

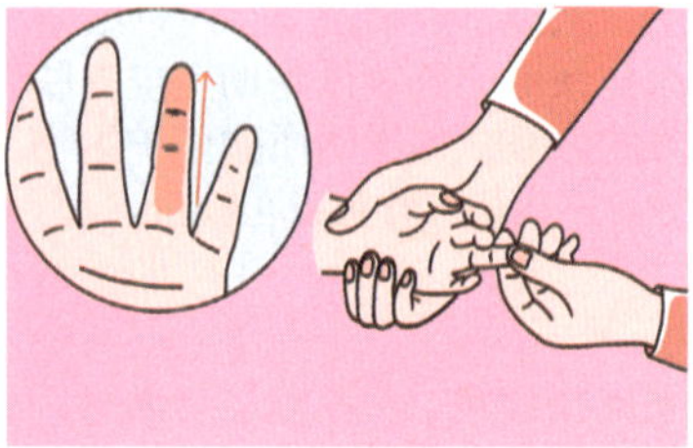

清肺经

1 清肺经

肺经手部反射区位于手掌侧，无名指从指根到指尖的一条直线。

操作：固定宝宝手掌，掌心向上，用另一只手拇指指腹由无名指指根推向指尖部位，100次左右。

合谷

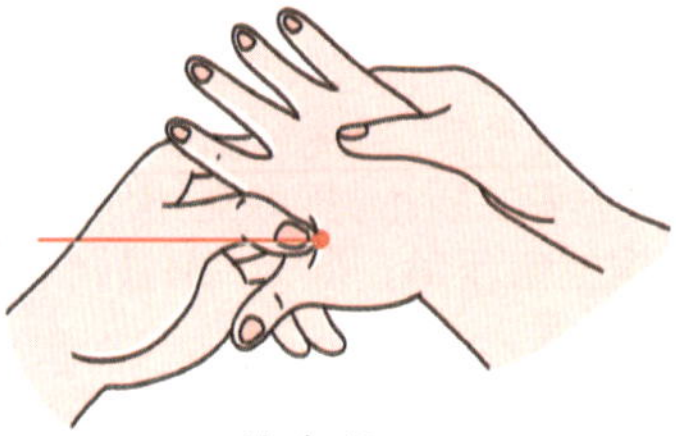

掐合谷

2 掐揉合谷

合谷位于手背侧，第二掌骨中点。

操作：固定宝宝手掌，令其掌心向下，然后用拇指指甲重掐合谷1次，再按揉5次，如此反复20次。

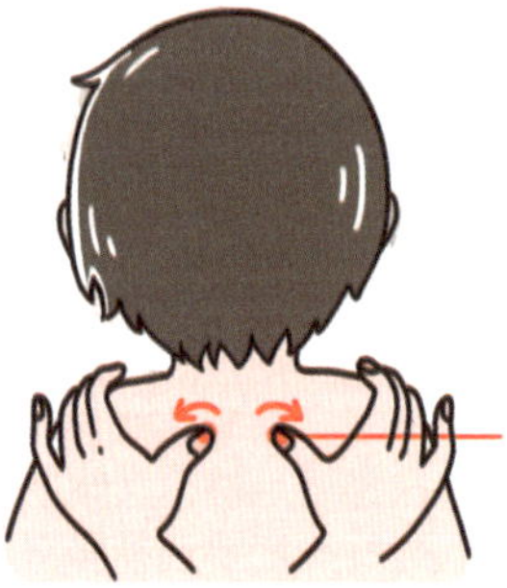

风门

揉风门

3 揉风门

风门位于背部，在第2胸椎棘突下旁开1.5寸，左右各1穴。

操作：令宝宝裸露背部，用四指固定其肩臂处，两手拇指指腹揉风门，揉50次左右。

4 揉肺俞

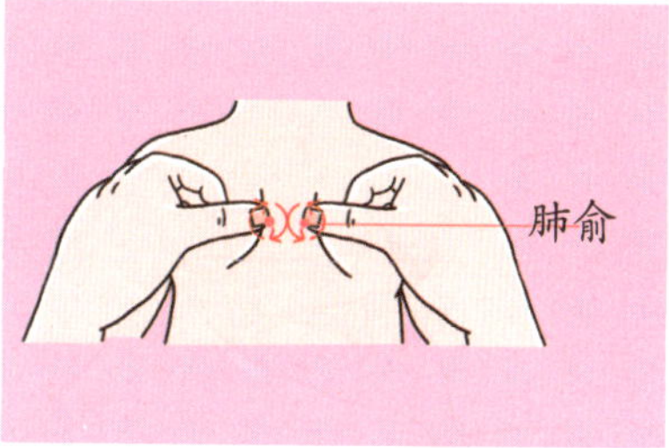

肺俞位于背部，在第 3 胸椎棘突下旁开 1.5 寸，左右各 1 穴。

操作：令宝宝裸露背部，用四指固定其肩臂处，两手拇指指腹揉肺俞，揉 50~100 次。

5 掐揉曲池

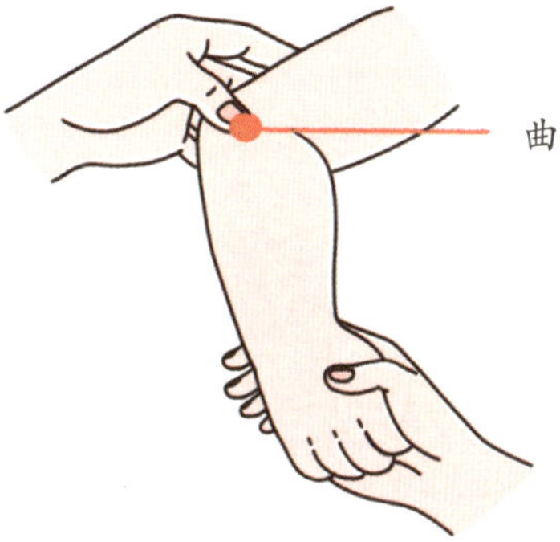

曲池位于屈肘后，肘横纹外侧端与肘尖连线的中点。

操作：固定好宝宝前臂，屈肘，照料者用拇指指甲于宝宝曲池掐 3 次，揉 10 次，反复 10 个轮回。

湿热型

1 清脾经

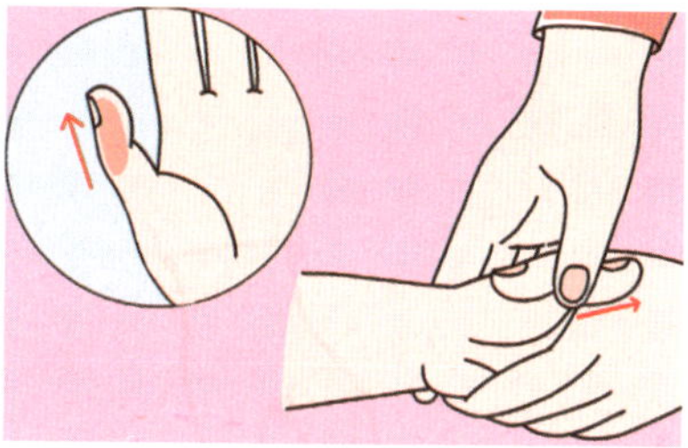

清脾经

脾经手部反射区位于拇指外侧缘或拇指螺纹面。

操作：以拇指桡侧或指腹自宝宝拇指桡侧自指根推至指尖，推 100~200 次。

2 清板门

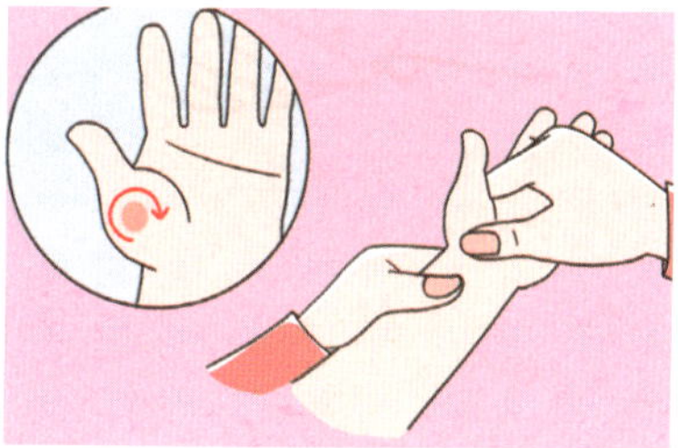

清板门

板门位于拇指下，大鱼际中的最高点处。

操作：固定好宝宝手掌，侧立，拇指侧向上，然后照料者用拇指指腹推揉此穴，100~200 次。

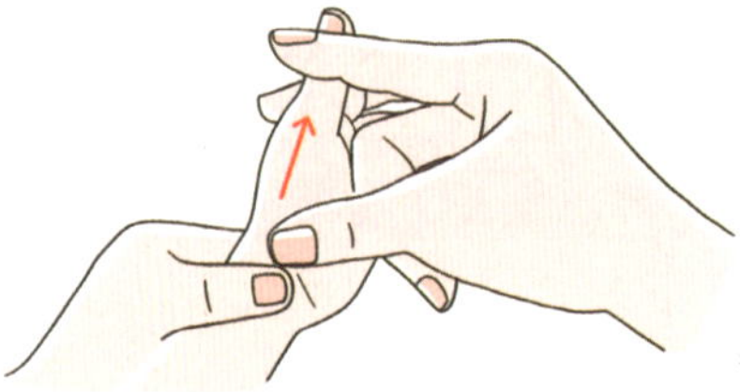

清胃经

3 清胃经

胃经手部反射区位于由腕横纹到拇指根部外侧缘，赤白肉际处。

操作：先固定好宝宝手掌，侧立，拇指向上，另一手拇指指腹从腕横纹处推向拇指根部，100~200 次。

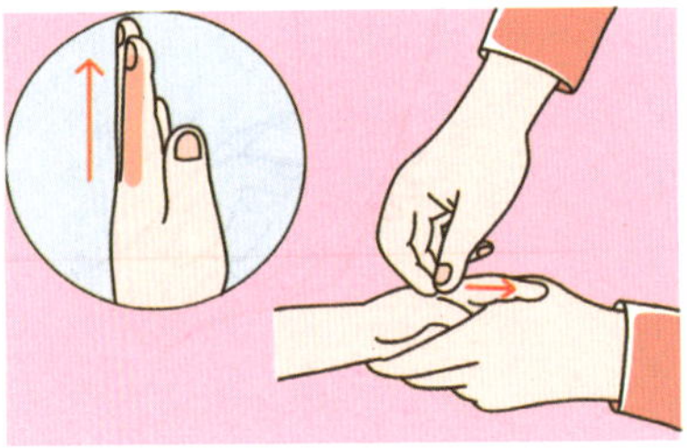

清大肠

4 清大肠

大肠经手部反射区位于食指桡侧面，食指尖至虎口的一条直线。

操作：以拇指桡侧面，自宝宝虎口直推至食指指尖，推 100~200 次。

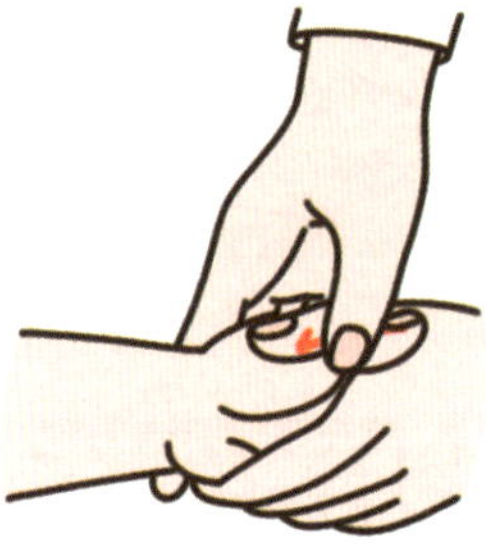

补脾经

脾虚型

1 补脾经

脾经手部反射区位于拇指外侧缘或拇指螺纹面。

操作：以拇指指腹自宝宝拇指桡侧自指尖推至指根，推 100~200 次。

2 推四横纹

四横纹位于掌面，食、中、无名、小指四指本节之横纹处。

操作：托住宝宝四指的背面，拇指握住中节处，以另一手拇指外侧或螺纹面来回推 50~100 次。

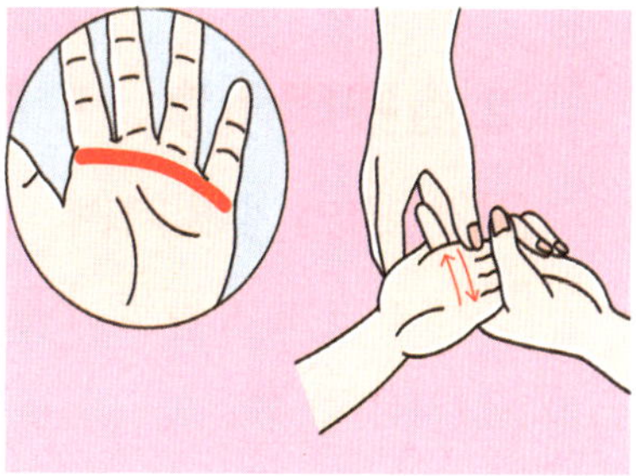

推四横纹

3 揉小天心

小天心位于掌根，大小鱼际交接处的中点。

操作：固定宝宝手掌，掌心向上，点揉 20~50 次。

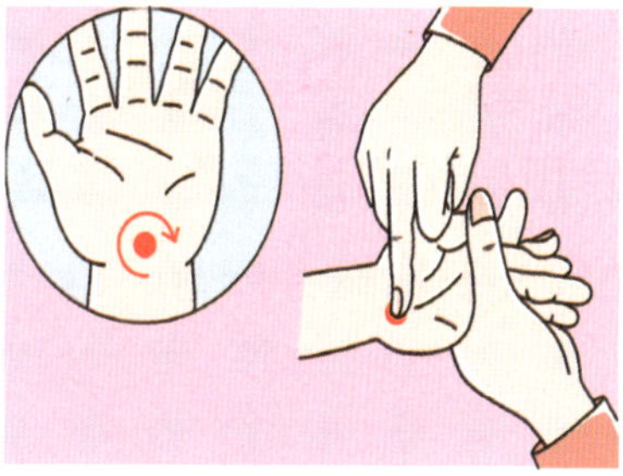

揉小天心

4 揉一窝风

一窝风位于手背腕横纹正中凹陷处。

操作：固定宝宝手掌，掌心向下，用另一手拇指顺时针按揉 100~200 次。

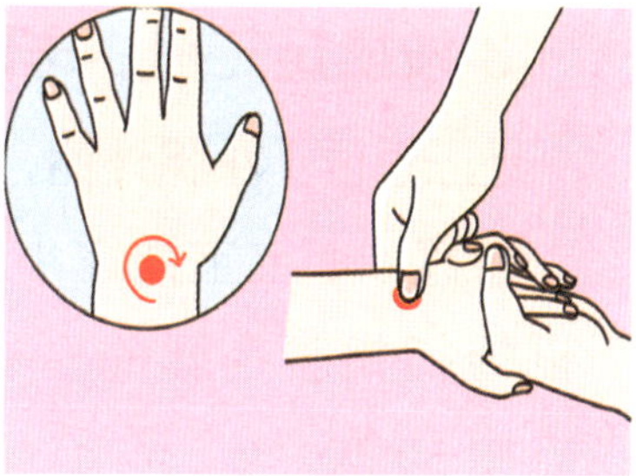

揉一窝风

血虚型

1 点揉血海

血海位于大腿内侧，髌底内侧端上缘 2 寸，当股四头肌内侧头的隆起处。

操作：令宝宝裸露大腿，然后以拇指指腹点按双腿对应部位，各点按 50 次。

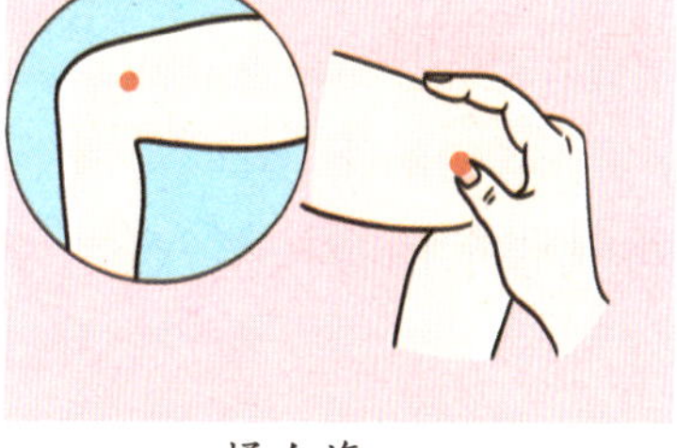

揉血海

2 点按阴陵泉、三阴交

阴陵泉位于小腿内侧，胫骨内侧髁下缘凹陷中。

操作：令宝宝裸露小腿，然后用拇指指腹轻柔点按这个部位，左右双腿各按 50 次。

三阴交位于小腿内侧，内踝尖上 3 寸，胫骨后缘凹陷中。

操作：令宝宝裸露小腿，然后用拇指指腹轻柔点按这个部位，左右双腿各按 50 次。

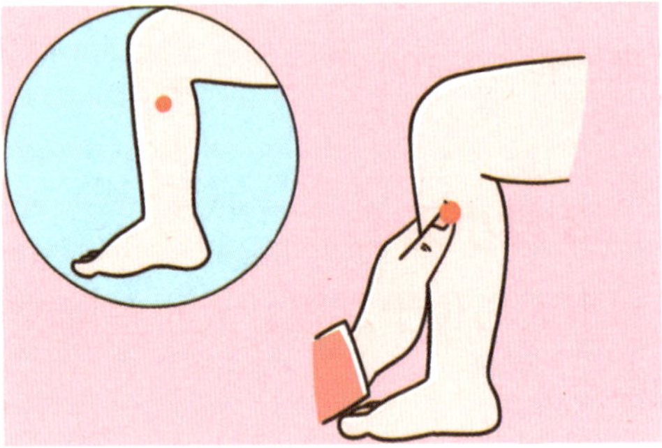

揉阴陵泉

3 按揉足三里、丰隆

足三里位于小腿外侧，外膝眼下 3 寸，胫骨外侧一横指处。

操作：令宝宝裸露小腿，然后以拇指指腹在腿的左右两侧各点按 50 次。

丰隆位于人体的小腿前外侧，当外踝尖上 8 寸，距胫骨前缘约二横指。

操作：令宝宝裸露小腿，然后以拇指指腹按揉穴位，各按 50 次。

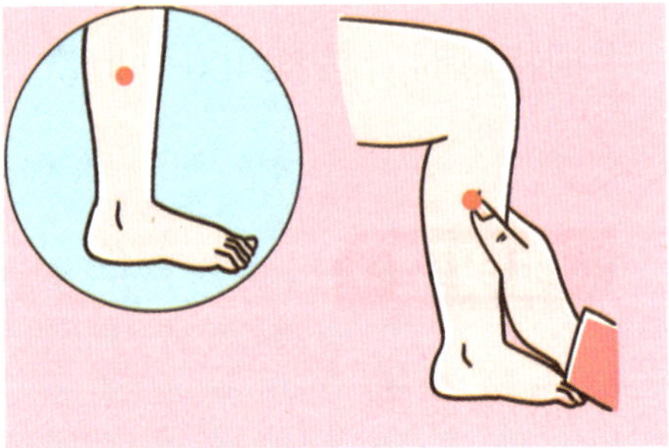

点揉丰隆

中药治疗

中医认为，湿疹形成的主要原因是，湿热未能及时排出体外，汇聚于体表，从而令皮肤起疹。因此，治疗湿疹应遵循养血祛风、清热解毒的治疗原则。

中药偏方

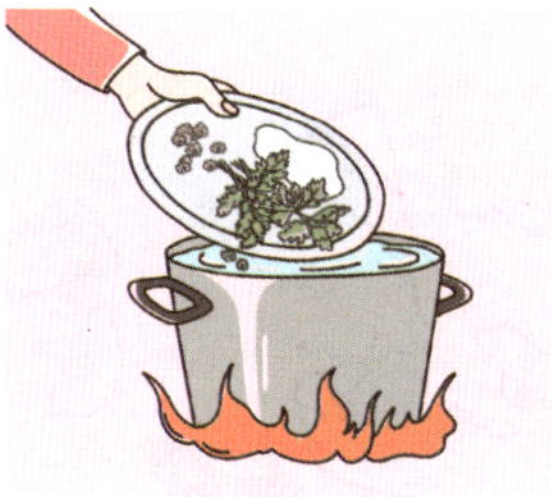

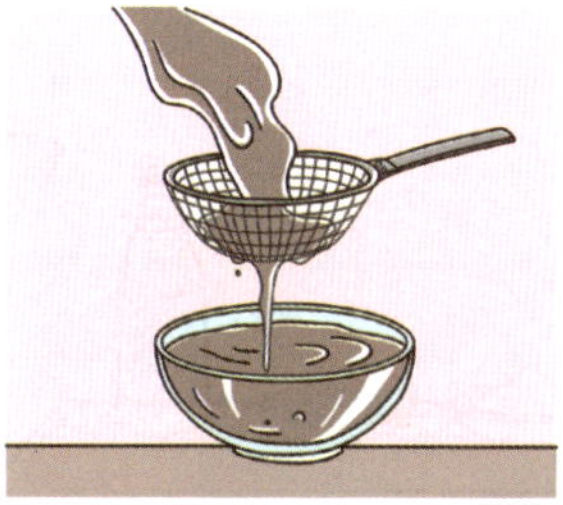

用花椒、艾蒿、盐各适量放水中熬半小时，过滤后取汁液兑水洗澡。

花椒能消炎、止痒；艾蒿有镇静、抗过敏的作用。

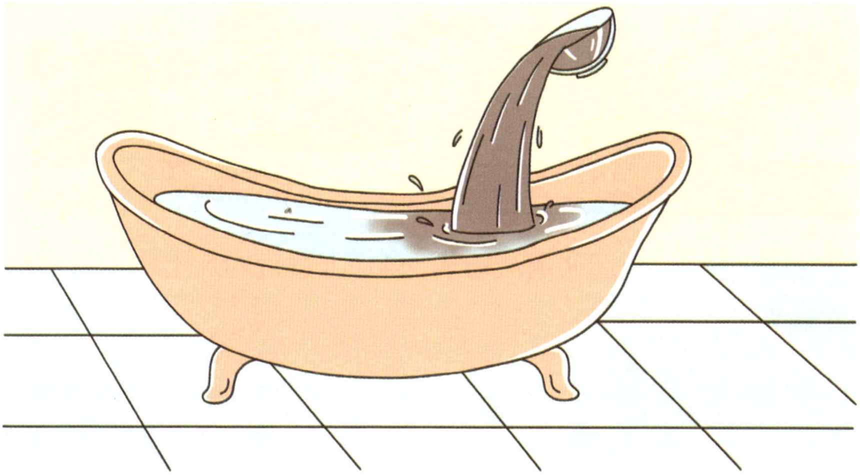

中医称湿疹为“湿气疮”，经过分辨病因后即可对证治疗。如果湿疹由风热引起，用药则以清热祛风为主，也可以涂抹润肌膏；如由湿热引起，可服用消风导赤汤或文蛤散进行治疗。

中药偏方

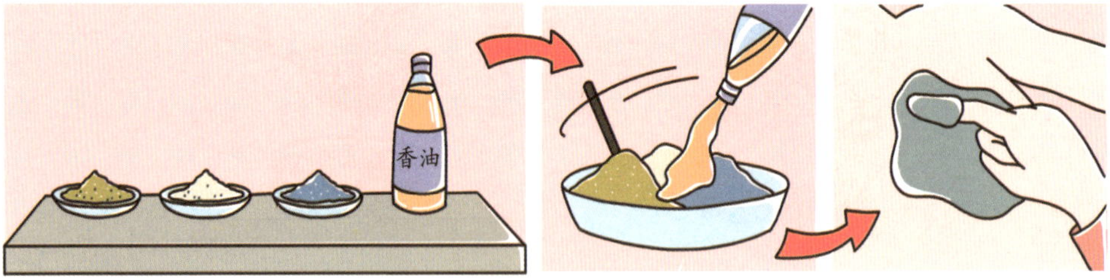

❶ 黄柏面、寒水石面、青黛面，用香油调匀，涂抹病发处，涂抹多少根据渗液的多少，每日涂抹 2 次。

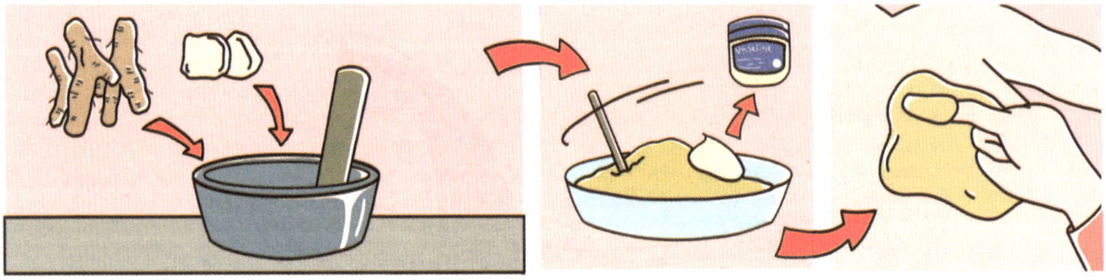

❷ 黄连、枯矾，一起研磨成粉末，再加上适量的凡士林，做成软膏，涂抹在病发处。

小儿湿疹用药提示

湿疹症状较轻时，可涂抹小儿化湿膏，一天 3 次。

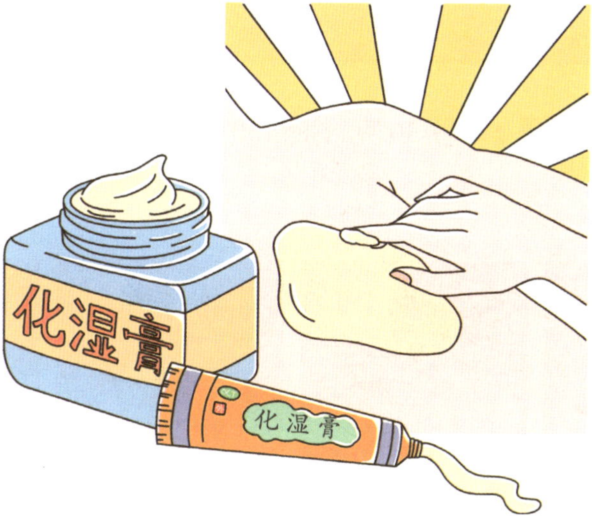

病情好转后，不要马上停药，这样很容易复发。对于湿疹患处瘙痒，可以使用七参连软膏、羌月乳膏等中药药膏止痒，不过切记要在医生的指导下使用。

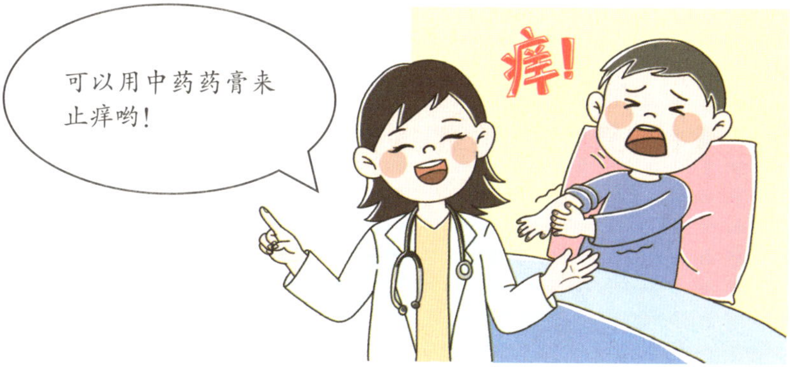

食疗

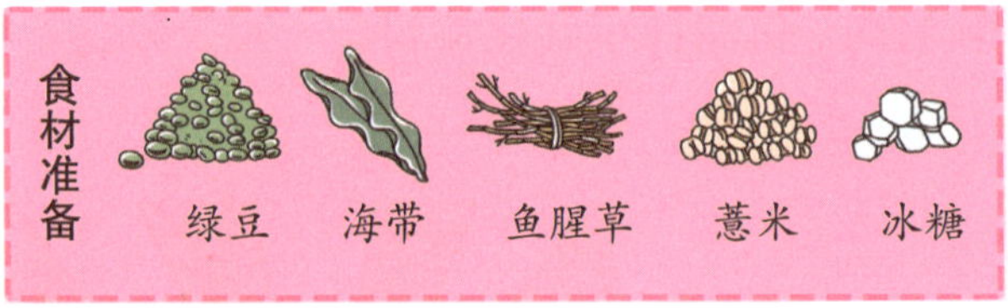

绿豆海带汤：绿豆 30 克，海带 30 克，鱼腥草 15 克，薏米 30 克，冰糖适量。

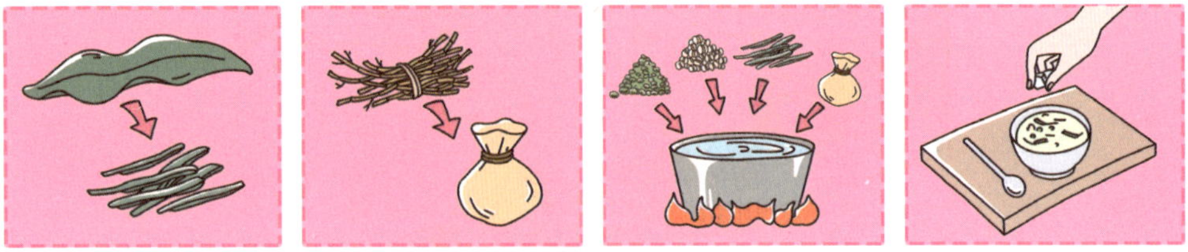

将海带切丝，鱼腥草布包，与绿豆、薏米同放锅中煎煮，至海带烂、绿豆开花时取出鱼腥草。食用前用冰糖调味。

需要每日 1 剂，连服 10 日。可以达到清热、除湿、止痒的功效。

鲜芦根汁：用鲜芦根 100 克挤汁，每日数次喂服，连喂一周左右，可治婴幼儿湿疹。

绿豆百合汤：取绿豆、百合各 30 克左右，按照平时常用的方法煮汤，待豆子熟后，连渣带汤一同饮用，可以减轻湿疹的痛痒感。

小儿湿疹适合吃的食物

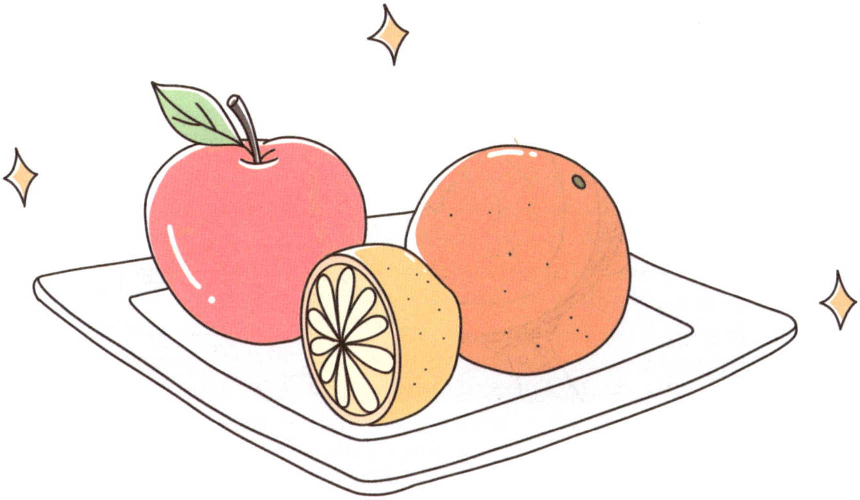

新鲜的水果

如苹果、柠檬、橙子等。这些水果当中含有丰富的维生素 C，有助于增加宝宝的抗病能力。

新鲜的蔬菜

蔬菜当中不仅含有丰富的维生素，而且还含有氨基酸、矿物质元素，也有助于提高免疫力。

小米粥、面条等食物

小儿湿疹最好不要吃容易导致过敏的食物，比如鸡蛋、海鲜，也不要吃辛辣刺激的食物。

为了防止婴儿食物过敏，一般在开始食用新的食物时，应从少量开始，逐渐增加，如无过敏，经过 7~10 天后再增添另一种新的食物。

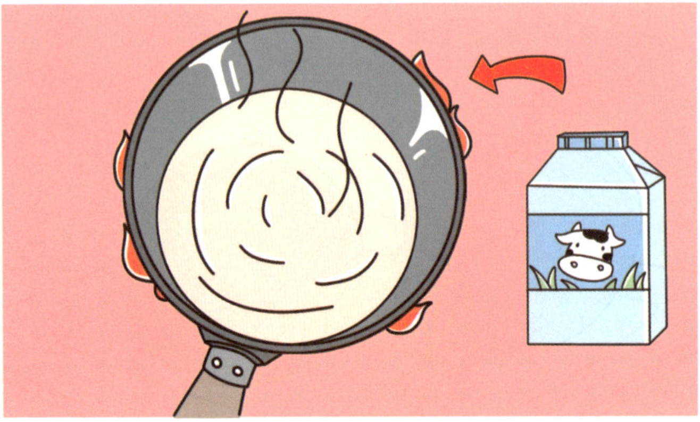

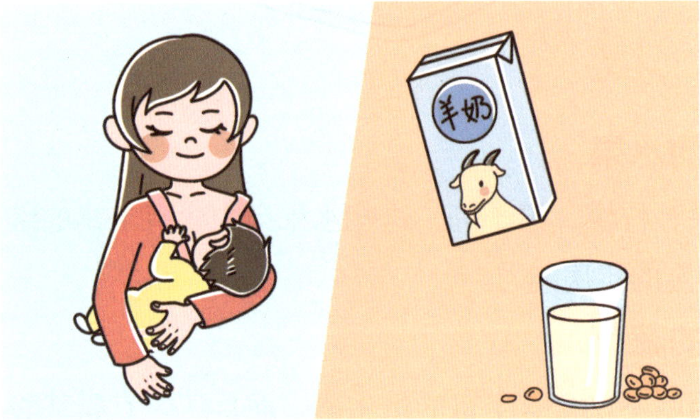

如果对牛奶过敏，改喂母乳、羊奶、豆浆等。

如果对蛋白过敏，可只给蛋黄，或者先给予少量蛋白，再逐渐加多。

如有便秘，为防止过敏食物在肠道内停留时间过久，可酌情给予蜂蜜，或润肠通便药物。

喂母乳或者牛奶，都要定时定量。

母乳喂养的婴儿，要缩短喂奶时间，两次母乳之间可喂淡菜水或淡果汁。

哺乳期父母要尽量少吃蛋奶制品及辛辣、海味、腥味食物。

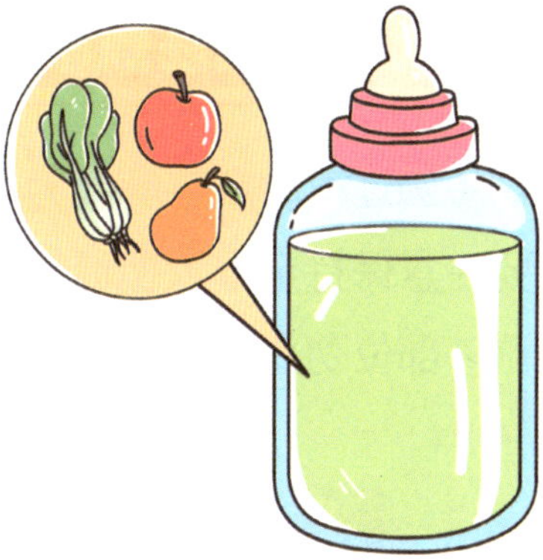

● 添加辅食的基本原则参照表

方法	具体操作
每次只添加一种食物	观察 3~5 天，等宝宝完全适应和接受了新食物后，再添加另一种新品种。
添加每种食物都要从少量（一勺左右）开始	逐渐加量，减少食物过敏的发生，一旦发生过敏，也容易区别是哪种食物引起的过敏。
母乳喂养	缩短喂奶时间，两次喂奶之间可以让宝宝喝一点儿淡菜水或淡果汁。

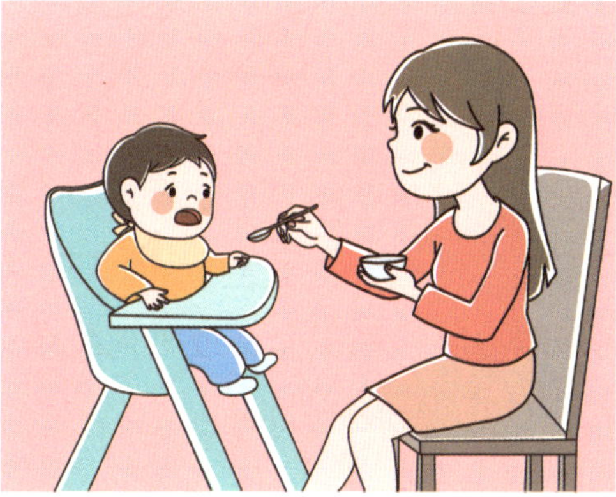

小儿湿疹的注意事项

对牛奶过敏的宝宝应改为母乳、羊奶或代乳粉喂养。

要注意保持宝宝大便通畅。

湿疹部位勿用香皂洗擦，可用菜油、香油、甘草油揩擦。

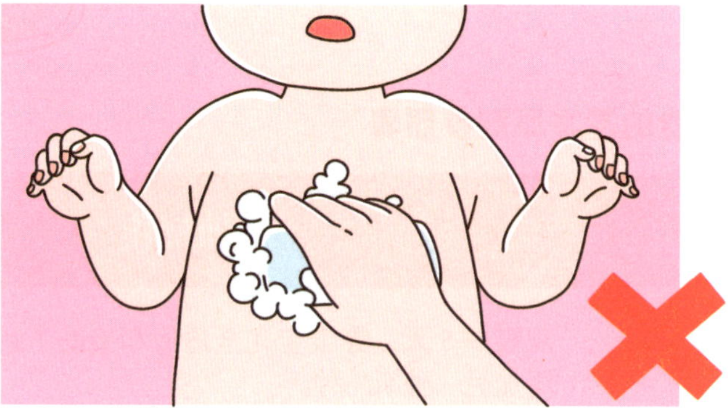

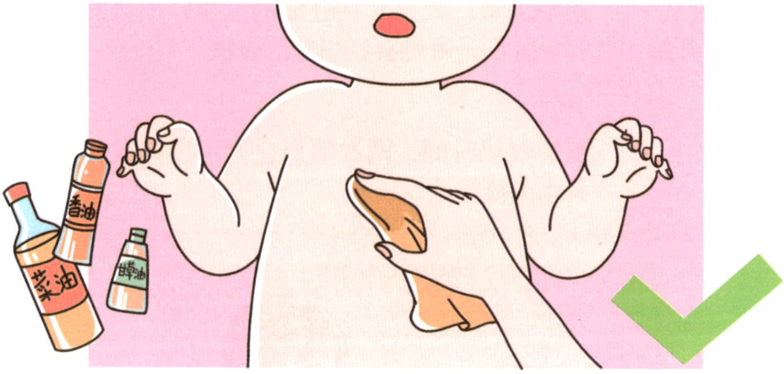

·温馨提示·

在湿疹发病期间不要接种卡介苗或其他疫苗，还要避免接触单纯性疱疹患者，以免感染疱疹性湿疹。

●患儿皮肤保护注意事项参照表

保护方式	具体操作
减少紫外线照射	父母带宝宝外出时，不要让太阳直接照射有湿疹的部位，容易加重湿疹的痒感。
勿用过热的水洗澡	不可使用香皂沐浴，可改用专为小儿设计的沐浴露，使用香皂会刺激婴幼儿皮肤，加重病情。
涂抹润肤霜	给宝宝沐浴后，在出疹部位涂上小儿专用的润肤霜，患病处结痂时，可用植物油轻轻涂擦。
保持双手卫生	避免用手抓挠皮肤，若局部瘙痒难忍，可用手掌轻轻拍打，缓解不适。
穿着棉质衣物	居室多通风及保持卫生清洁。避免接触尘螨、宠物等过敏原。

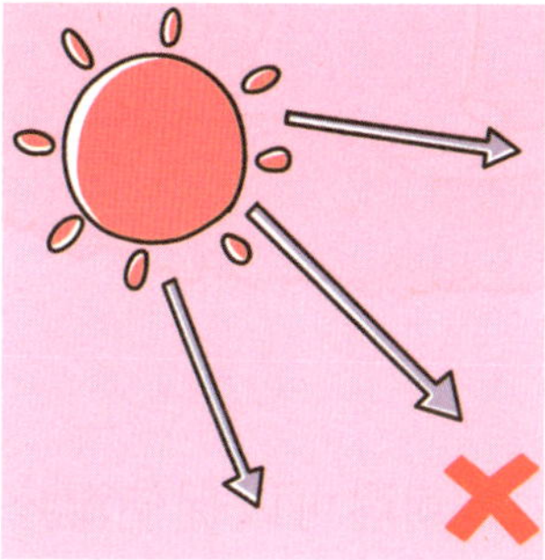
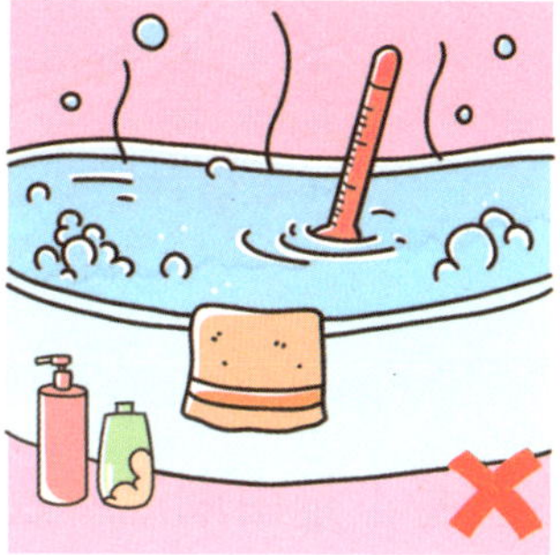
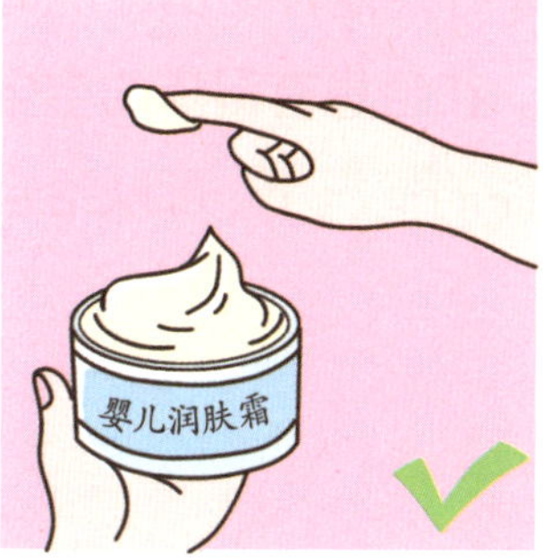

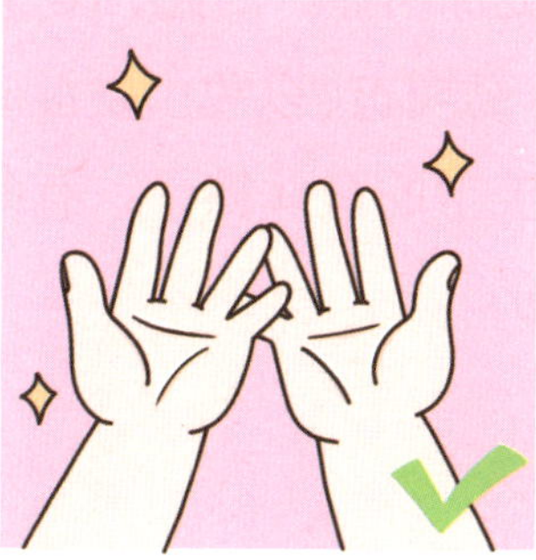
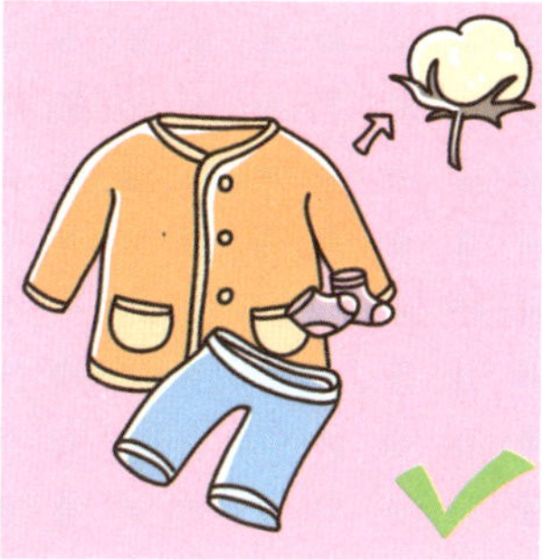

患儿洗澡的注意事项

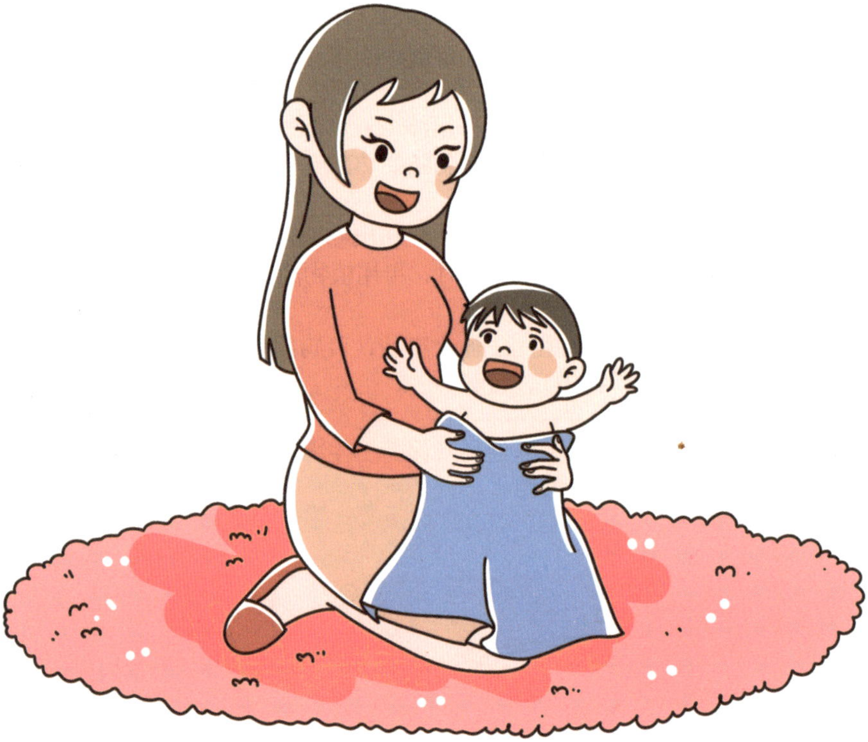

小儿湿疹本身不是由潮湿所致，但潮湿可以促使湿疹加重。宝宝出汗后，皮疹就会变得更加明显。因此，夏季或者其他容易出汗的时候，应该给宝宝勤洗澡、勤换衣，以免引发湿疹。在给患有湿疹的宝宝洗澡后，务必要确保把宝宝的身体擦干，有条件的情况下，可以给宝宝全身轻轻拍一遍珍珠粉。

如何预防小儿湿疹？

1. 避免接触过敏原

尽量避免接触毛绒制品，注意居室卫生，外出做好防晒措施等。

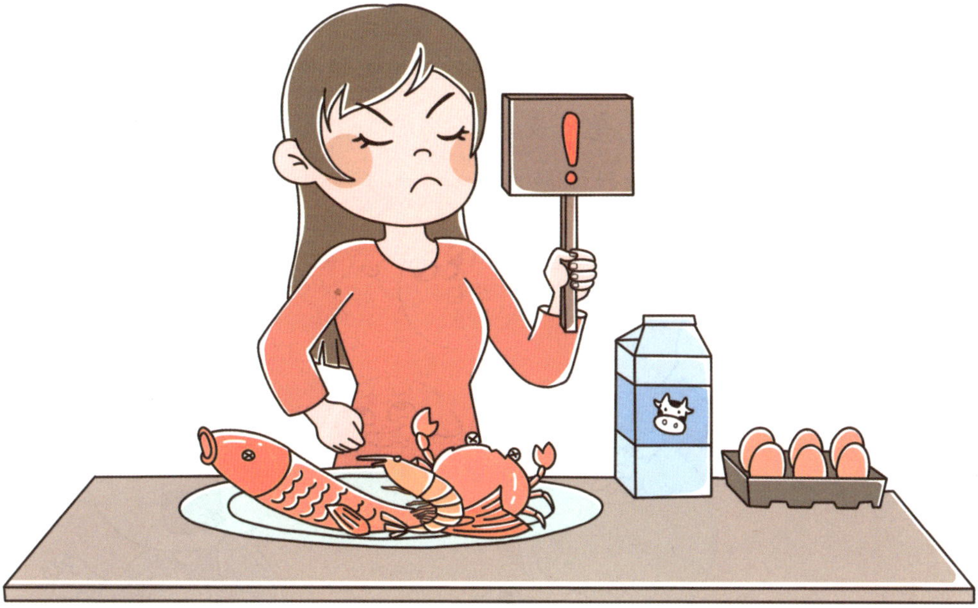

2. 合理喂养婴幼儿

对有家庭过敏遗传史的高危婴儿，应保证出生后6个月内纯母乳喂养。

婴儿出生后 4 个月内不要添加任何辅食，尤其是牛奶、蛋类等富含异性蛋白的食物。

对曾经有过敏病史的患儿，在 4 岁前避免食用鱼、虾、蟹及贝壳类高度致敏食物。

第十二章 儿童过敏

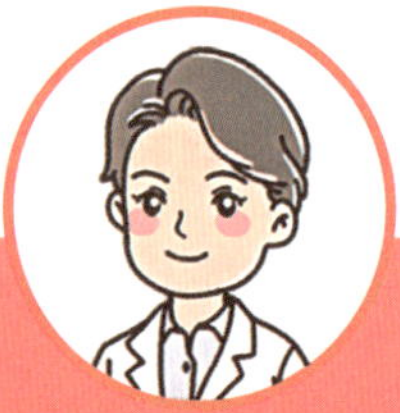

儿童过敏的定义

儿童过敏是机体受抗原性物质（也称过敏原），如花粉、粉尘、食物、药物、寄生虫等刺激后，引起的组织损伤或生理功能紊乱，属于异常的或病理性的免疫反应。常见的过敏性疾病有过敏性鼻炎、过敏性哮喘和过敏性皮肤病。

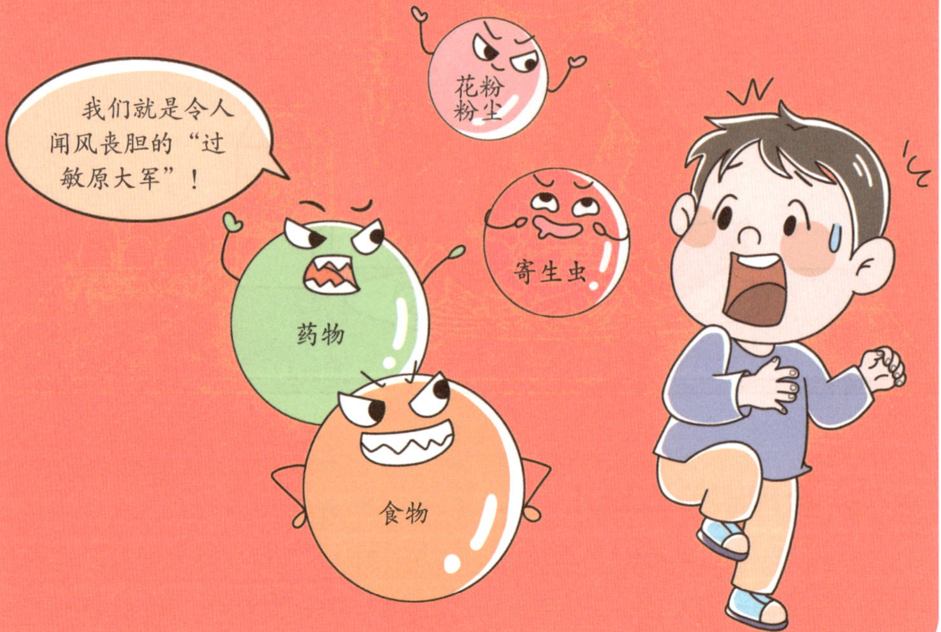
我们就是令人闻风丧胆的“过敏原大军”！
花粉
粉尘
寄生虫
药物
食物

引起儿童过敏的主要食物

鸡蛋、牛奶、黄豆、坚果、小米、鱼、贝壳、面粉等。

过敏症状及证型的划分

儿童过敏症状参照表

分型	症状
皮肤症状	湿疹、风团、荨麻疹
消化道症状	腹泻、便秘甚至便血或者腹泻、便秘交替出现
呼吸道症状	哮喘、腺样体肥大等

过敏性疾病中医辨证及建议用药参照表

病名	证型	症状	建议用药
瘾疹（过敏性皮肤病）	风热犯表	皮损多鲜红，灼热剧痒，遇热加重，扪之有热感，多发于上半身，伴发热恶风，心烦口渴，咽喉肿痛，舌质红、苔薄白或薄黄。	消风止痒颗粒
	风寒束表	皮损色白或淡白，遇寒加重，得热则缓，以暴露部位如头面、手足为甚，恶寒怕冷，口不渴，舌淡红苔薄白。	玉屏风颗粒
	风湿蕴肤	皮损色淡而肿甚，常于阴天、潮湿气候中发生，伴脘腹胀满，纳呆，口淡，大便溏泄，舌淡红，苔薄白腻。	香砂六君丸
鼻鼽（过敏性鼻炎）	风寒证	多见于冬季。以打喷嚏、鼻塞、流清鼻涕为主，舌淡红，苔薄白。	症状较轻时，可用葱白煮水或者艾灸大椎，以驱散风寒，如症状不能缓解，可适量服用辛芩颗粒。
	风热证	多见于春季。主要症状为鼻塞、鼻痒、打喷嚏、鼻干等，鼻涕不算太多，舌质略红，舌苔薄黄。	可根据宝宝情况选择鼻渊通窍颗粒或苍耳子鼻炎滴丸服用。

病名	证型	症状	建议用药
过敏性鼻炎	外寒里热证	多见于秋冬及春季。每于换季时鼻音重，鼻塞严重不通，鼻流黄涕，甚至引起鼻息肉、腺样体肥大，导致睡觉打呼噜，舌质略红，舌苔略白。	霍胆丸
	湿热蕴肺证	平时打喷嚏，鼻塞鼻痒等症状不重，鼻涕少而黏稠，鼻干、鼻子热表现严重，平素身体偏胖，容易感到身体沉重，容易腹胀、疲劳乏力，口干口渴，喜欢喝热水，且常清嗓子，咽喉有黏痰，舌质偏红，舌苔偏白。	鼻炎宁颗粒
	气血亏虚证	平时容易感觉鼻痒，体质偏弱，容易感冒发热，手脚发凉，容易因季节或天气变化而出现打喷嚏、鼻塞等，鼻涕多为蛋清样，多伴有面黄体倦、纳少、多汗或凉汗、面色㿠白等，舌质淡，舌苔薄白。	八珍丸
过敏性咳喘	热咳	宝宝面色偏红，呼吸粗壮，鼻翼翕动。睡觉时爱蹬被子，易出汗、睡不安稳，也不喜平躺睡，喜欢蜷曲身体睡觉。	梨粥，用鲜鸭梨1个，连皮切碎，置于砂锅中，加水适量，煎煮30分钟，去渣后与淘洗干净的粳米50克同煮成粥，即可温服。或服用川贝雪梨汤、川贝止咳糖浆。
	寒咳	多见于春季。主要症状为鼻塞、鼻痒、打喷嚏、鼻干等，鼻涕不算太多，舌质略红，舌苔薄黄。	蜜百部10克，生姜6克（拍烂），加适量水煎煮20~30分钟，去渣取汁，调入蜂蜜少许，分次温服。
	寒热错杂	宝宝忽冷忽热，随季节变换症状表现忽轻忽重，爱揉眼睛、揉鼻子或者爱挠头皮，呈阵发性，易反复发作。	桂龙咳喘宁或小柴胡颗粒

按摩手法

皮肤、眼、耳部过敏

1 开天门

天门位于两眉中至前发际成一直线。

操作：照料者用两拇指自眉心向额上交替直推至发际线，50~100 次。

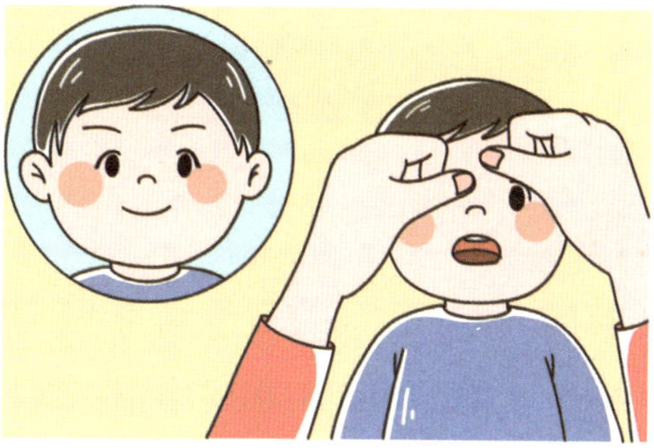

开天门

2 推坎宫

坎宫位于自眉心起至眉梢成一横线。

操作：用两拇指自眉心向两侧眉梢分推，30~50 次。

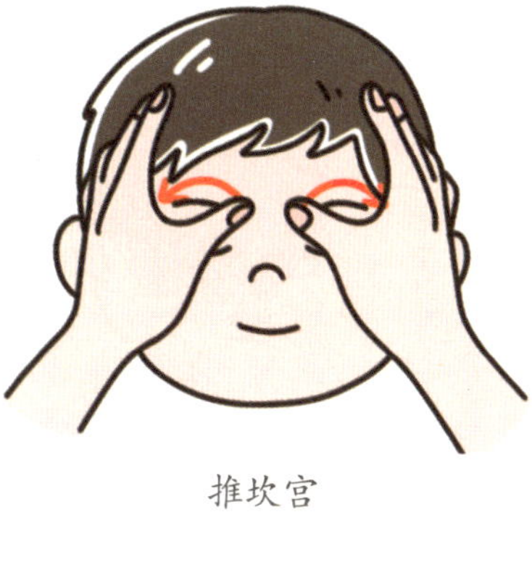

推坎宫

3 揉太阳

太阳位于眉后凹陷处。

操作：用两拇指桡侧自眼向耳推揉 30~50 次。

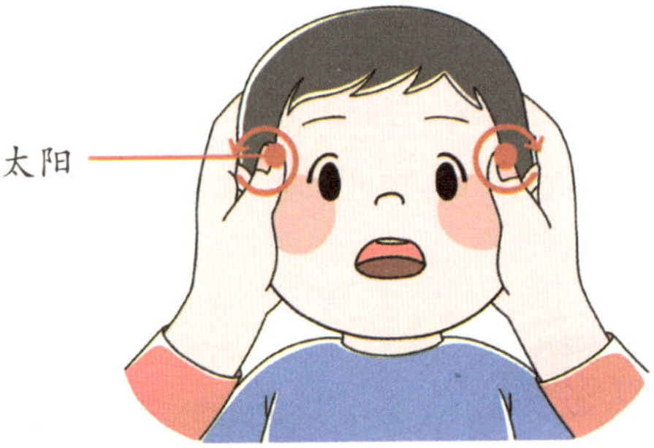

4 揉耳后高骨

耳后高骨位于耳后入发际，乳突后缘高骨下凹陷中。

操作：固定好宝宝头部，用两拇指或中指指端揉 50~100 次。

5 拿揉风池

风池位于后颈部，后头骨下，两条大筋外缘陷窝中。

操作：令宝宝稍低头，暴露出后颈部，固定好宝宝头部，用食指和拇指拿揉 50~100 次。

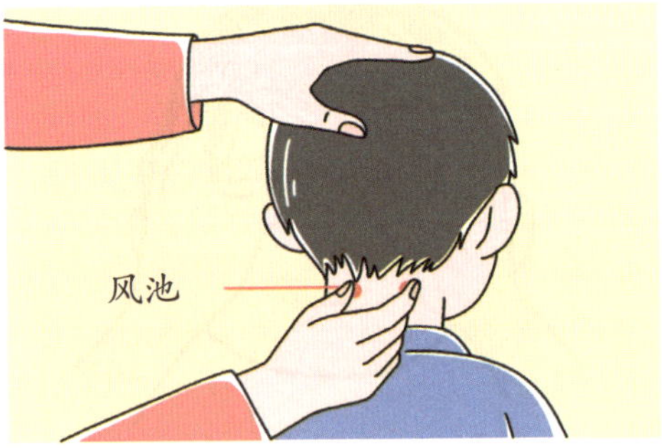

消化道过敏

1 退六腑

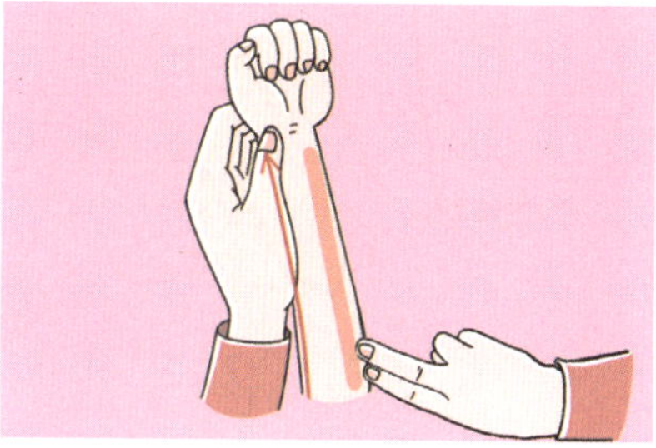

退六腑

六腑位于前臂内侧缘，由肘横纹头至腕横纹头的一条直线。

操作：固定宝宝前臂，掌心向上，用四指从宝宝肘横纹推到腕横纹为1次，共推200次左右。

2 按揉中脘、天枢

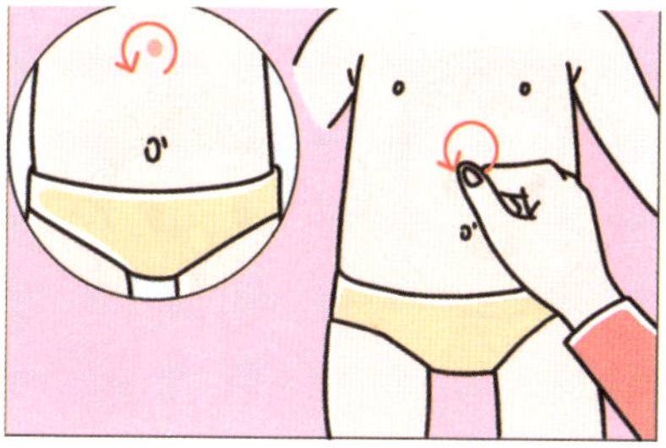

按中脘

中脘位于剑突下至肚脐的中点。

操作：令宝宝仰卧，裸露胸腹部，然后用拇指轻轻按揉30~50次。

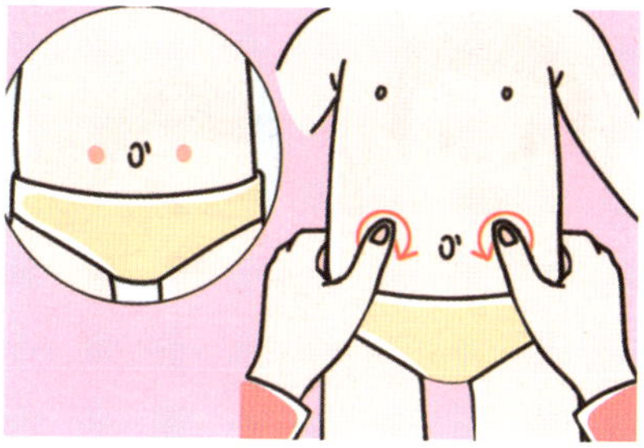

揉天枢

天枢位于肚脐水平线上，肚脐两侧各2寸处，左右各1穴。

操作：令宝宝仰卧，裸露腹部，用四指固定住宝宝侧腰，用拇指指腹按揉30~50次。

3 推下七节骨

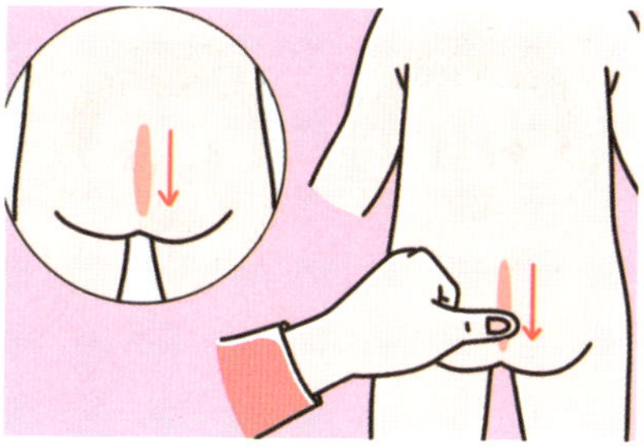

推下七节骨

七节骨位于背部，第4腰椎棘突下，与尾骨尖相连的一条直线。

操作：令宝宝俯卧，裸露腰部，用掌根从第4腰椎向下，一直推到尾骨尖为1次，5~7次。

4 按揉足三里

足三里位于小腿外侧，外膝眼下 3 寸，胫骨外侧一横指的位置。

操作：固定好宝宝的小腿，按揉此部位，每侧 30~50 次。

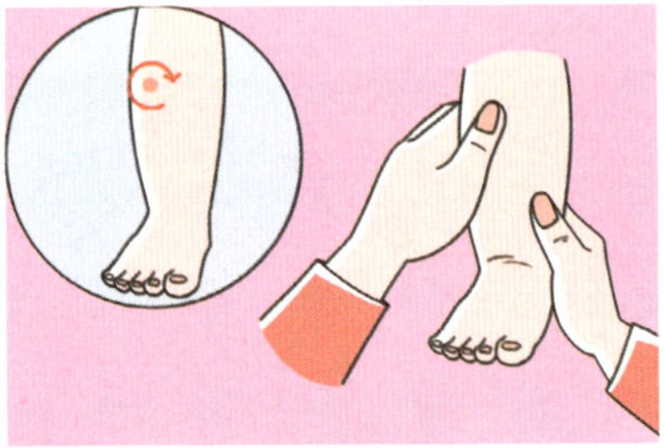

揉足三里

呼吸道过敏

1 搓揉迎香

迎香位于面部，在鼻翼旁开约 0.5 厘米凹陷中。

操作：用拇指或食指和中指指腹轻轻搓揉此部分 30 次左右。

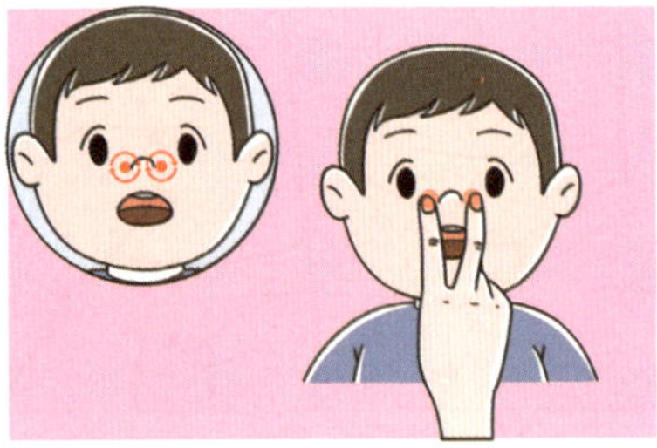

搓迎香

2 揉鼻通、擦鼻翼

鼻通位于面鼻部，鼻骨下凹陷中，鼻唇沟上端尽处。

操作：固定好宝宝头部，用中指指腹，轻轻搓揉此部分 30 次左右。

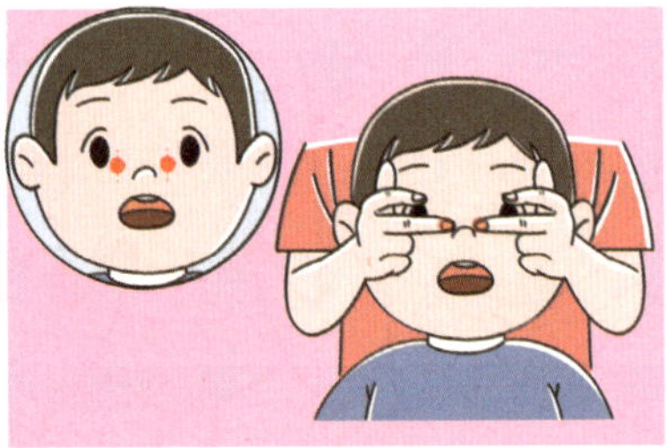

揉鼻通

鼻翼位于面部鼻翼外缘中点旁。

操作：用拇指或食指指腹轻轻揉擦此部分 30 次左右。

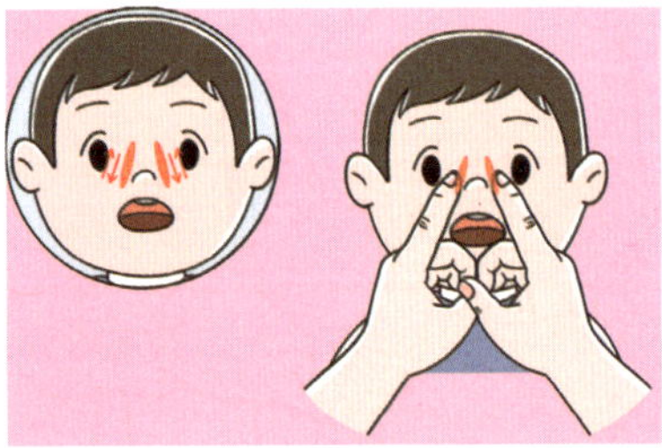

擦鼻翼

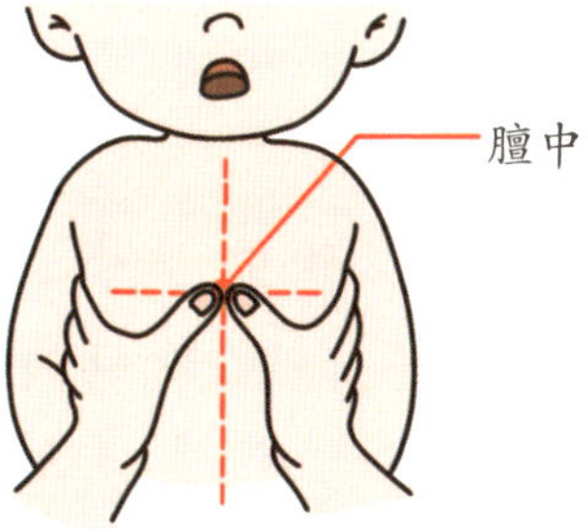

3 按揉膻中

膻中位于双乳头连线的中点。

操作：令宝宝坦露胸部仰卧，以拇指指腹轻轻按揉此部位 50 次。

4 揉止咳

止咳位于喉结旁，胸锁乳突肌的前缘，颈总动脉搏动位置下一横指处。

操作：以双手捧住宝宝后颈，两手拇指按住此穴轻揉 30~50 次。

咽喉部过敏

1 按揉扁桃体

扁桃体位于颈部，下颌角直下五分处。

操作：双手捧住宝宝后颈部，以拇指指腹按揉各 30 次。

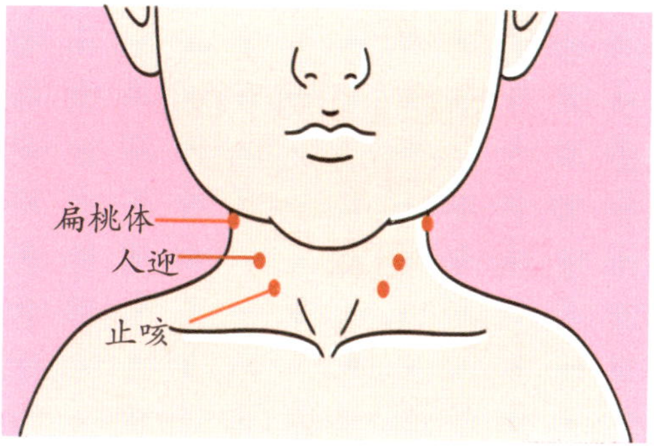

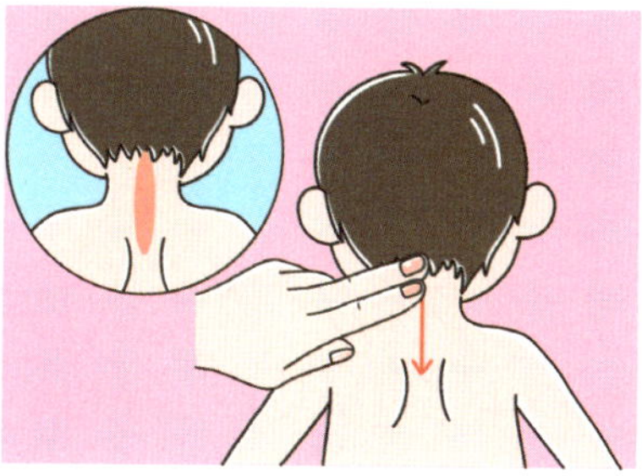
下推天柱骨

2 下推天柱骨

天柱骨位于颈后发际线正中到大椎的一条直线。

操作：令宝宝略低头，露出后颈部，用食指和中指自上而下直推，30 次左右。

食疗

材料：太子参 5 克、山药 20 克、芡实 20 克、薏苡仁 50 克，大枣适量。

做法：药食材清洗干净，隔夜浸泡。除大枣外，其余食材放入锅内，加水熬粥，大枣另煮烂。待粥煮烂，关火，将大枣水兑入粥内，一起服用即可。此食疗方中，太子参性质平和、健脾养胃，山药、芡实、薏苡仁祛湿补脾，外加补益气血的大枣水，在补脾、益气、调营的同时，丝丝甘甜容易入口。

中医熏鼻法

材料：苍耳子 20 克、薄荷 20 克、辛夷 20 克。

操作：用上药浸泡后煎水，趁热熏鼻，10~15 分钟。

搓鼻翼法

操作方法：用两手食指或中指，搓鼻翼到微微发热，每天 10~30 分钟，每天 2~4 次。

艾叶水泡澡

3 岁以内用艾叶 50 克，3 岁以上用 100 克，先将洗澡水烧开，加入艾叶后煮沸 2~3 分钟，将锅离火，闷出药味儿，待药汤温度适宜时倒入盆中，泡澡并温洗孩子全身，洗后及时穿衣，令其出微汗。避免着凉，每日 1 次。

儿童过敏要忌口

为什么需要忌口呢?

因为宝宝的消化系统没有完全发育正常，很多地方不健全。身体常常把免疫系统反应，错当作外敌来攻击，就产生了过敏反应。所以，杜绝过敏现象，就要强健宝宝的脾胃。

忌口要忌哪些?

❶ 少吃有添加剂和色素的食品，反式脂肪酸也会增加宝宝的代谢负担，甚至会让宝宝的身体产生排斥反应，引发哮喘、过敏、咳嗽、发热等等。

❷ 难以消化的动物肉，虾、蟹之类的海鲜，冰冷的食物，都要尽量少吃，这些都是刺激复发的因素。

❸ 饮食上要以不加重宝宝脾胃负担为原则，不是不可以吃肉食，而是在宝宝已经生病的前提下，适度适量，才能更有利于宝宝身体的康复。

过敏的日常预防

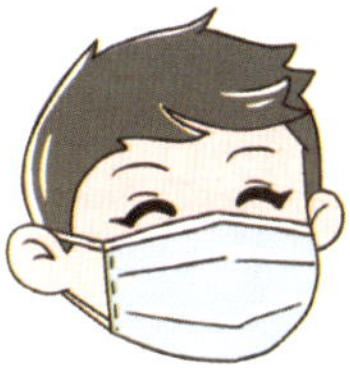

❶ 天气寒冷时，尽可能少外出，少去人多场所。

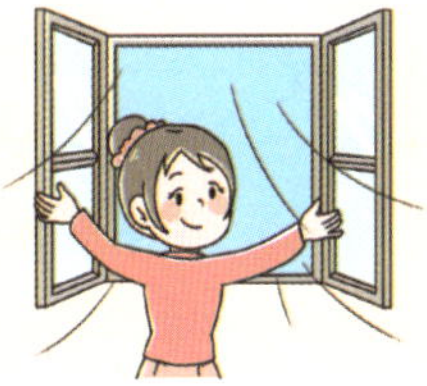

❷ 出门时，尽可能戴口罩保护气道。

❸ 远离过敏原。

❹ 注意保暖，及时增减衣物，避免感冒。

❺ 清淡饮食、充足睡眠，有利于减轻症状。

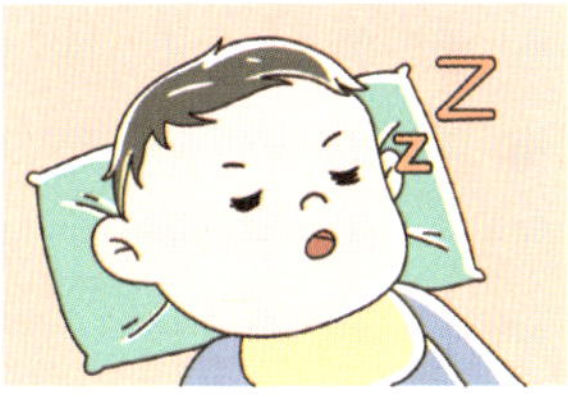

❻ 室内定期通风换气，保证室内清洁。

❼ 日常多吃健脾补脾的食物，可以降低孩子得过敏性咳嗽的机会。建议食物：山药、南瓜、薏苡仁、莲子等。

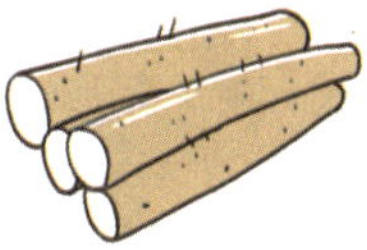

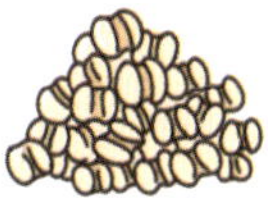

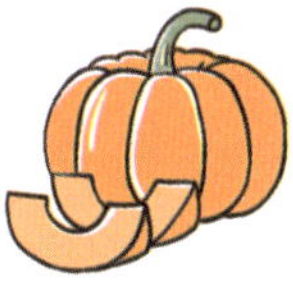

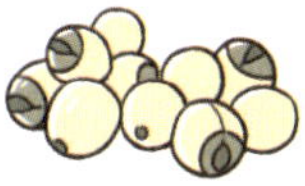

第十三章 儿童中暑

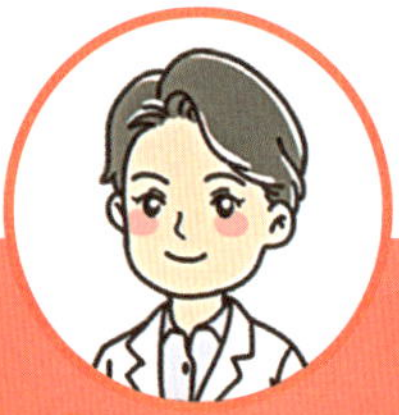

儿童中暑的定义

中暑是指由于烈日暴晒或高温造成体温调节功能紊乱的急性疾病。夏季，由于天气炎热，孩子体内的热量难以散去，体温上升，就会引发中暑。

儿童中暑的症状及防治方法

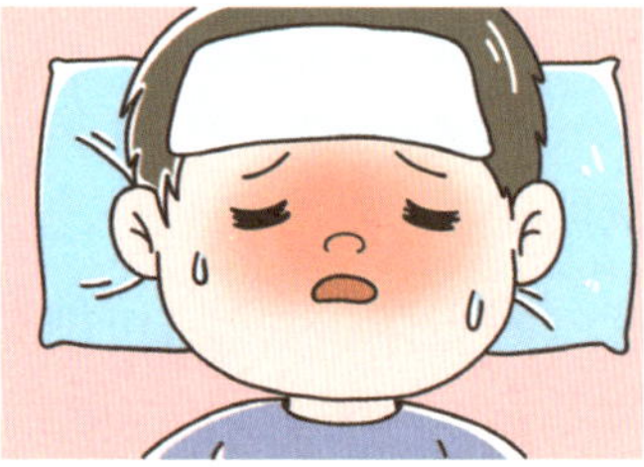

症状 1：高热不退，往往体温可以超过 40℃。

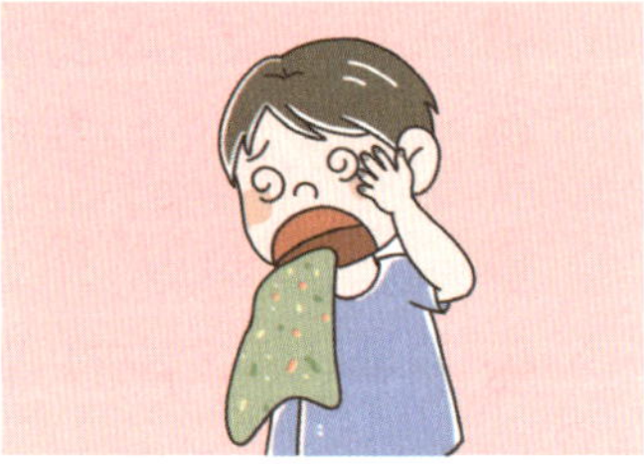

症状 2：会出现头疼、头晕、恶心、呕吐、纳差、疲乏无力。

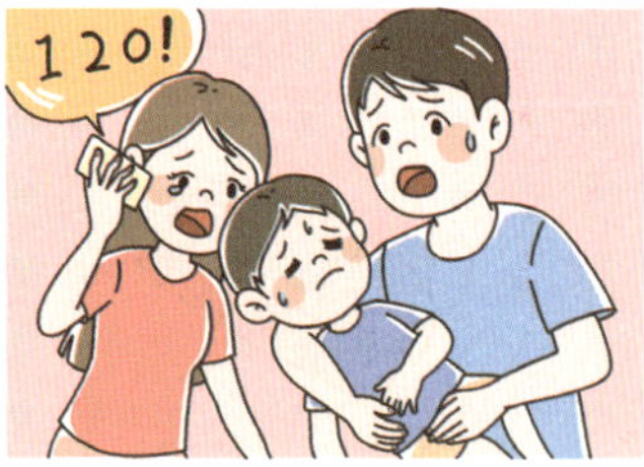

症状 3：出现脑水肿的症状，会出现昏迷、休克，甚至危及生命。

如果小儿中暑的情况特别严重，还得配合药物治疗。

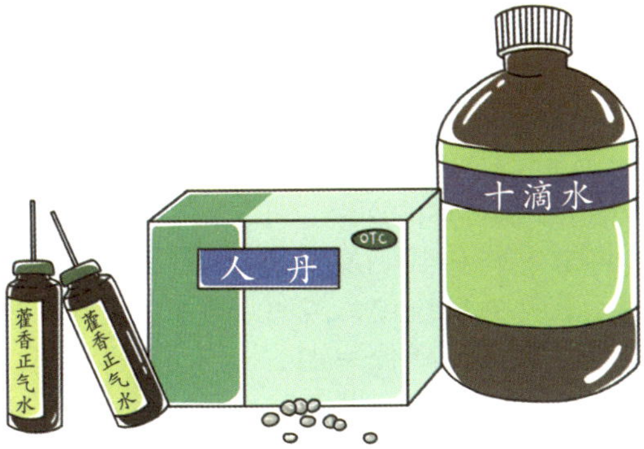

● 小儿中暑用药参照表

药名	作用	用法
藿香正气	能散热解暑、解毒辟秽。主治中暑、腹痛泄泻、痢疾等症。	分为胶囊和口服液两种，一天服用两次，儿童减半。
人丹	含有薄荷脑、桂皮、冰片、砂仁、人造麝香等，具有开窍安神、清热祛暑、解毒辟秽之功效。主治中暑受热引起的头昏脑涨、恶心呕吐、腹痛泄泻等症。因感冒引起恶心等症时，不要服用人丹。	按说明书服用
十滴水	适用于夏时中暑、头昏头痛、恶心呕吐、腹胀腹泻等症状，能消暑解热。	用 1~2 瓶倒入洗澡水中，给宝宝沐浴。同时，还可防治痱子。

● 小儿中暑后处理参照表

方法	具体操作
转移	转移出高温高热的环境。可以将宝宝转移到阴凉、通风、干爽的环境中，或有空调的室内，降低室温，迅速打开衣扣，快速散热。
降温	用湿毛巾、冰水、冰袋进行全身降温。如有冰袋，可敷在宝宝颈部、腋窝、腹股沟等大动脉搏动处，以迅速降低体温。
补水	对于神志清醒的宝宝来说，可以给予冷盐水或者是饮料口服，保证机体的循环血量。
急救	如果中暑症状加重，一定要及时医院急救，尤其要注意监测生命体征，补充血容量，保证呼吸循环以及血压的稳定。但是严重中暑者可以涉及多脏器的损害，一定要保证重要的脏器如心、肝、脑、肾的功能，纠正水电解质紊乱以及维持酸碱平衡。

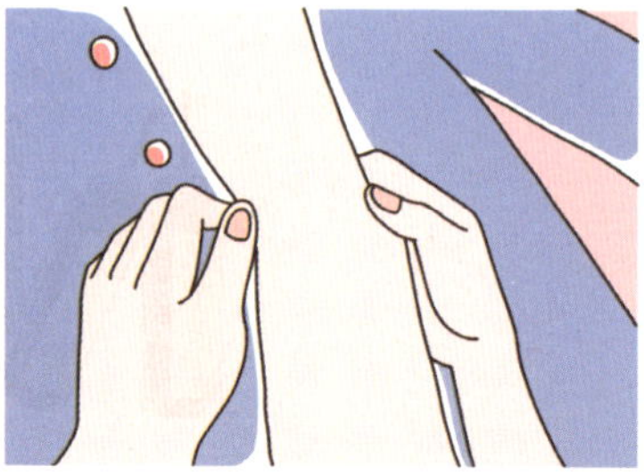

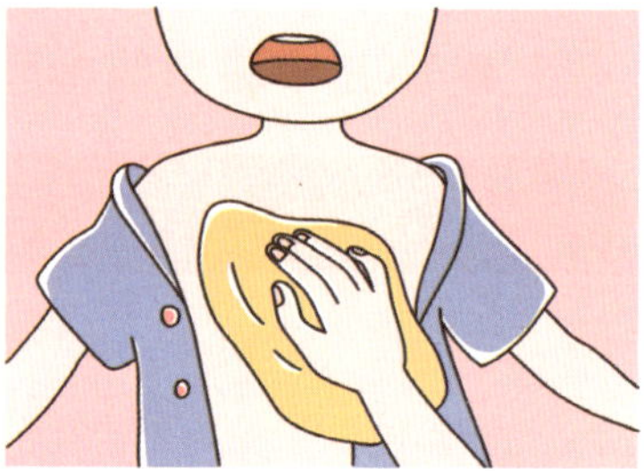

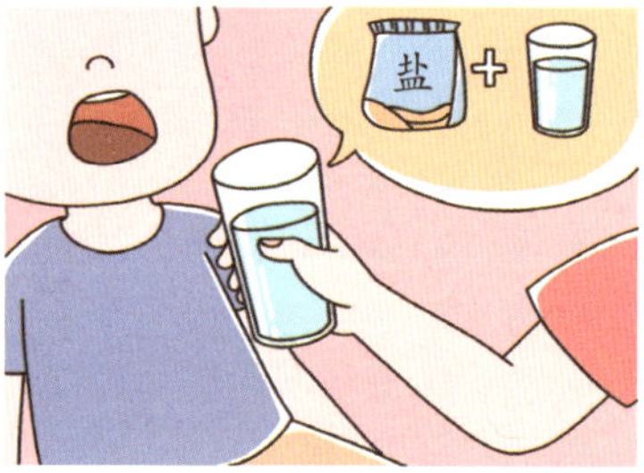

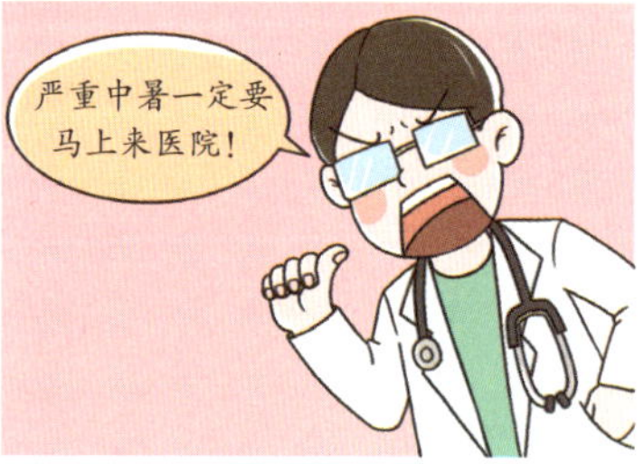

夏天太阳猛烈的时候，稍不注意，宝宝就会出现中暑的现象。先兆中暑、轻症中暑和重症中暑是中暑的三个阶级，对前两者，我们可以通过导引法和按摩法来解决。

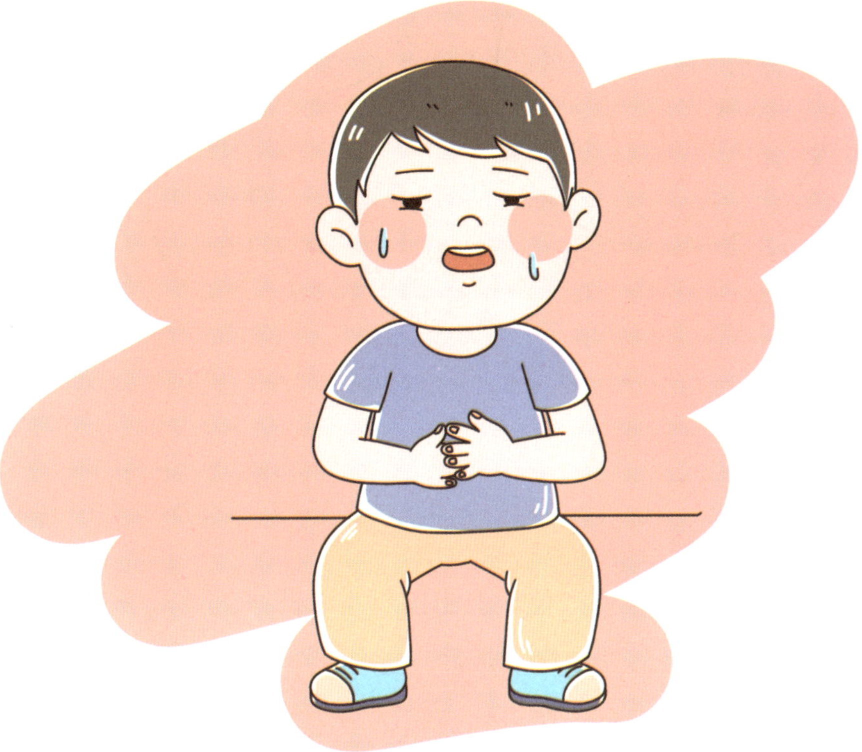

导引法

取坐位，腰微挺直，双脚平放与肩同宽；左手掌心与右手背重叠，轻轻放在小腹部；双目平视微闭，呼吸调匀，全身放松，静坐 1~2 分钟。

按摩手法

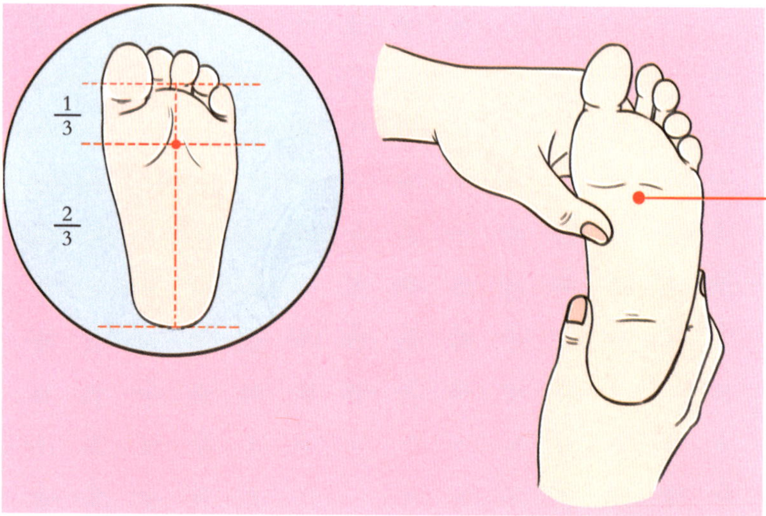

1 按压涌泉

涌泉是足底的重要穴位，位于前脚掌的凹陷处。沿第二、第三脚趾指缝向足跟连线，这条线从上往下 1/3 的位置就是涌泉。一只手将宝宝的足部固定，用另一只手的拇指稍微用力按压涌泉。最好交替按压两只脚的涌泉，整体可以按摩 3~5 分钟。

功效：可以起到提神的效果，有效地缓解因中暑带来的头晕症状。

2 揉掐风池

风池位于后颈枕骨下面的外侧凹陷处。将双手拇指指尖分别放在两侧的风池上，其余四指放在头部两侧，适当用力，揉掐 1 分钟左右。

功效：疏风清热、开窍镇痛。可以缓解和治疗因为中暑带来的眩晕症状，也可以帮助宝宝保存体力、消除疲劳。

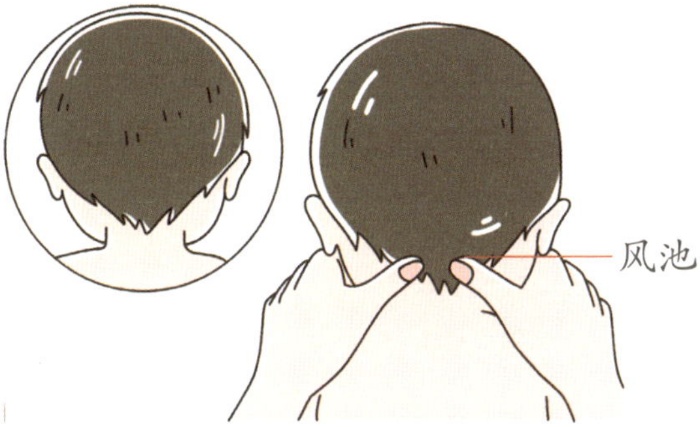

3 掐百会

百会位于耳尖连线与头顶正中线的交点上。将右手半握拳，拇指伸直，指尖放在百会上，适当用力掐 1 分钟左右。

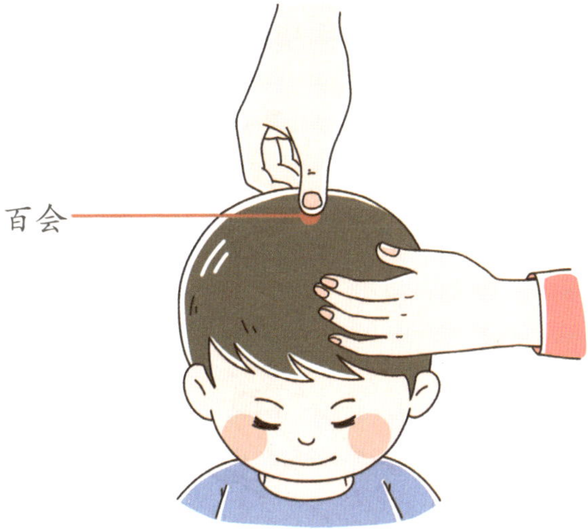

功效：中暑后掐百会，具有醒脑安神、镇静除烦的作用。

4 按揉太阳

太阳位于眉梢后侧凹陷中。将双手拇指指腹放在两侧的太阳上，其余四指固定好头部，轻轻按揉 1 分钟左右。

功效：按摩太阳可以通络止痛、清热除烦，缓解因为中暑发热引起的头痛。

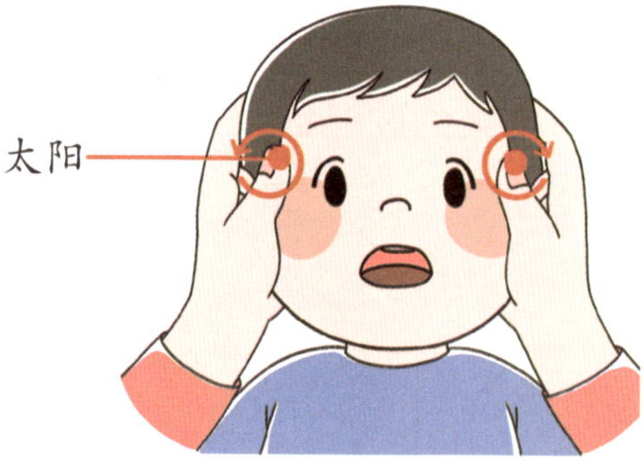

5 按揉曲池

曲池位于肘横纹外侧凹陷中，当肘横纹纹头和肘尖的中点。操作时一手握住宝宝的手，用另一只手的拇指指腹按揉宝宝手臂上的曲池。在按揉时注意力道要由轻渐重，按揉 1 分钟后更换另一侧，交替进行。

功效：曲池具有疏风清热、通络止痛的功效，可以缓解中暑带来的头晕症状。

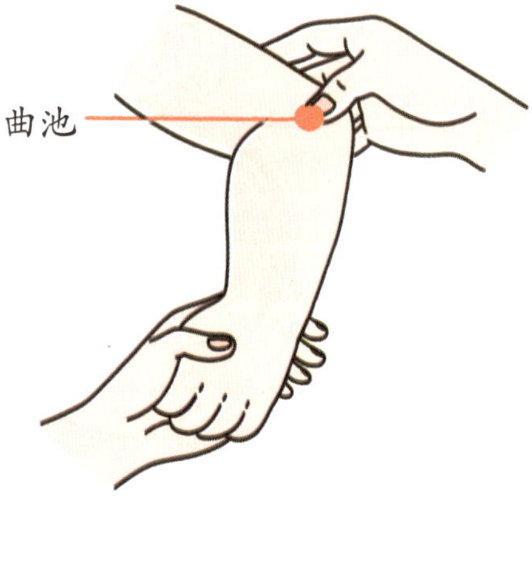

6 掐十宣

十宣位于十指尖。用拇指指甲分别掐宝宝的十个指头的指尖，每个指尖 10~20 秒钟。双手交替进行。

功效：十宣是急救要穴，具有开窍醒神、清心泻热的作用。

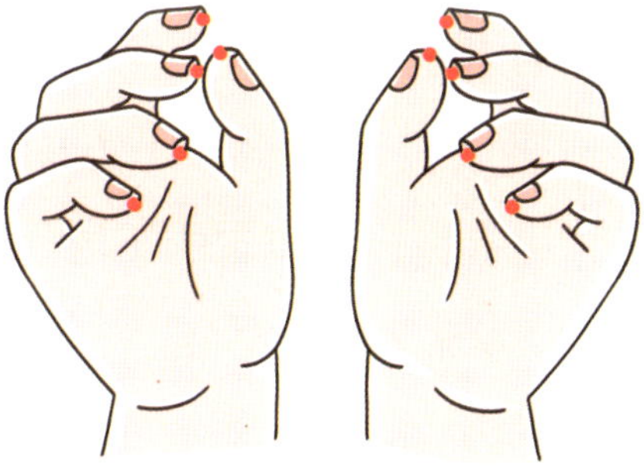

十宣穴

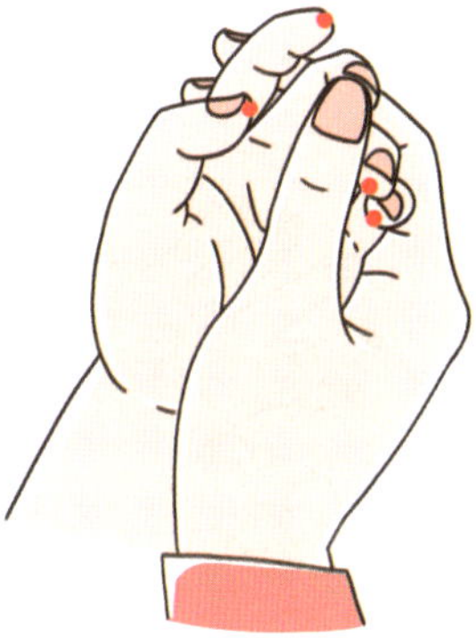

7 按揉足三里

足三里位于外膝眼下 3 寸，胫骨外一横指处。操作时将拇指指腹按在足三里上，适当用力按揉 1 分钟左右。

功效：足三里是补气血第一大穴，补脾和胃、调理气血的作用十分强大。

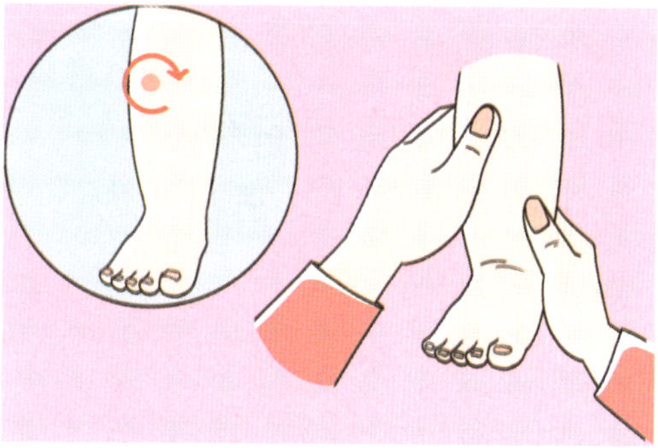

足三里

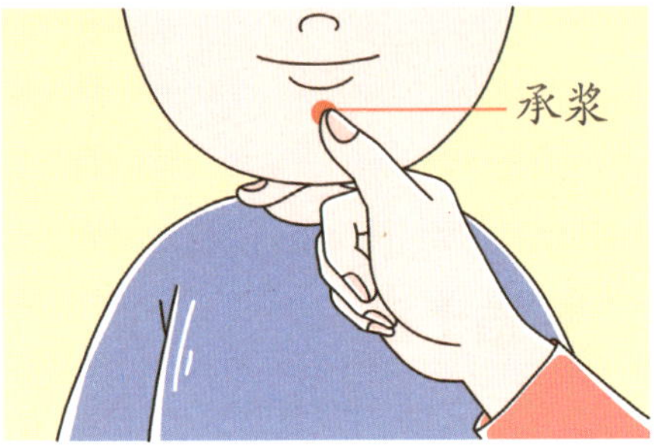

8 按压承浆

承浆位于下唇正下方的凹陷处。用食指轻托宝宝的下巴，以拇指按压承浆1分钟左右。

功效：可以达到放松颈肩部肌肉、缓解头晕头痛、生津止渴的效果。

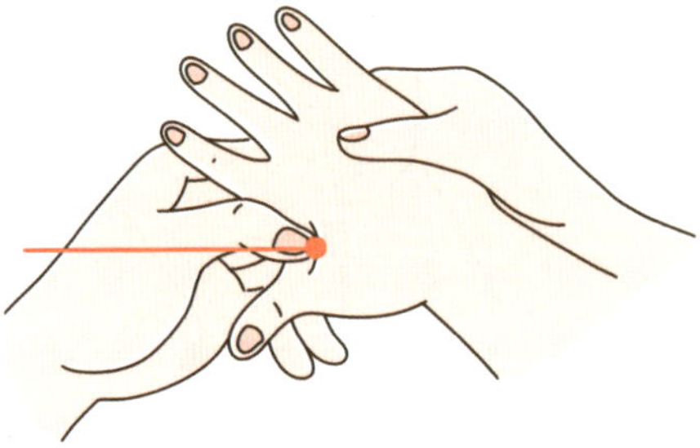

9 掐揉合谷

合谷位于手背，第二掌骨的中点。将宝宝的手掌向下，用拇指指腹适当用力掐揉1分钟左右，双手交替进行。

功效：合谷可以和胃止呕、疏风清热、开窍醒神。

10 掐压水沟

水沟位于鼻下人中处。将一手半握拳，拇指伸直，指尖放在水沟上，适当用力掐压1分钟左右。

功效：水沟俗称人中穴，因为位于任督二脉的交接点上，所以能够开窍醒神、疏风清热。

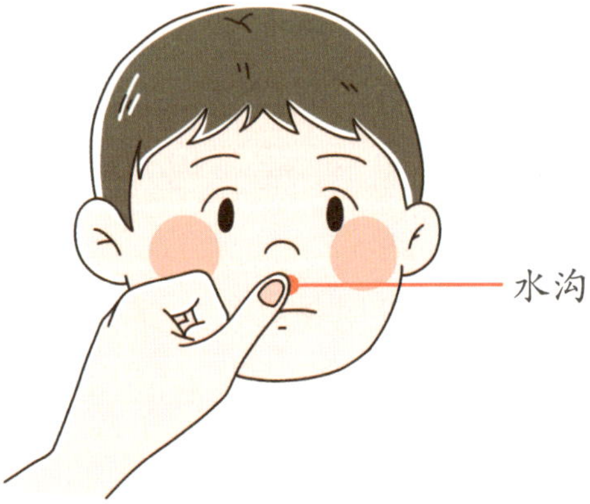

11 清天河水

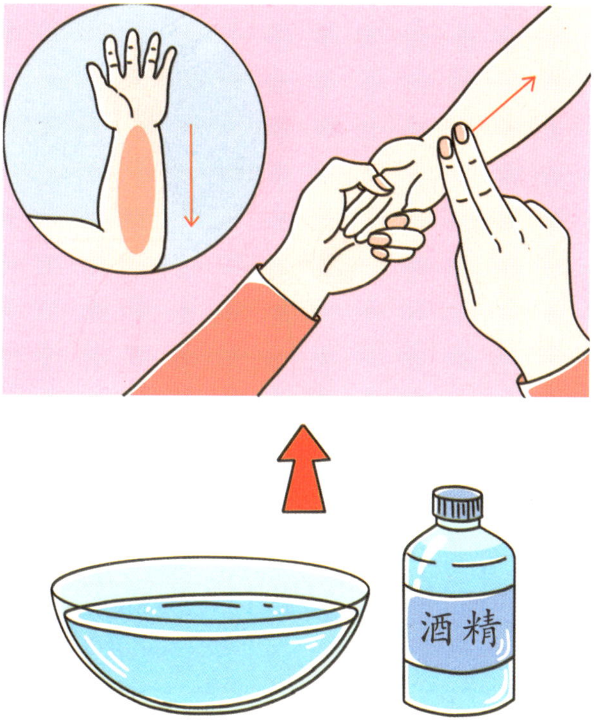

宝宝中暑的时候，往往会伴随发热的症状，可以通过推天河水来减轻病情。天河水位于前臂内侧正中，自腕横纹上至肘横纹，成一条直线，手法以推法为主，以食指、中指的指腹在穴位上做直线推动，操作时自腕推向肘部，推100~200次。操作用力宜柔和均匀，推动时要有节律，推的方向一定是从腕到肘，不可反向操作。

打马过天河

在清天河水的基础上，用食指和中指蘸冷水或是酒精，一边轻拍一边吹气，被称为打马过天河。此法能加强清热效果，促进汗液排出，帮助快速降温。

12 点按大椎

给宝宝退暑热，还可以点按大椎。大椎位于后颈部，让宝宝低下头，在脖颈与后背交界处，椎骨会向上突起一块，这个突起下缘的凹陷处就是大椎。找准穴位后，左手轻按宝宝头部，用右手食指和中指的指腹点按大椎，这样可以起到清热解暑的作用。

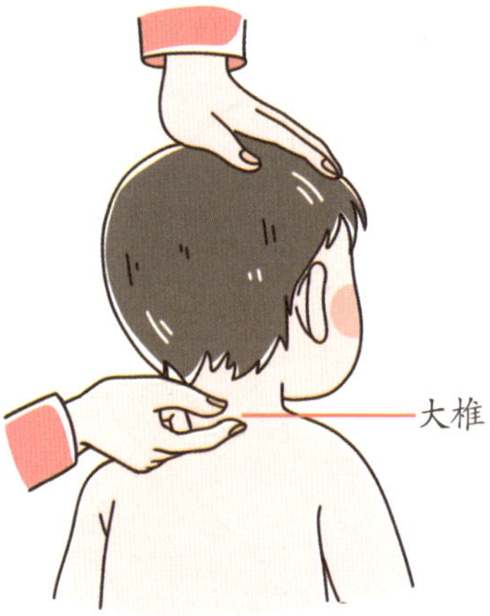

按摩对于发热只是起到辅助降温的作用，如果体温在 38.5℃以上时，还是需要服用退热药进行治疗。

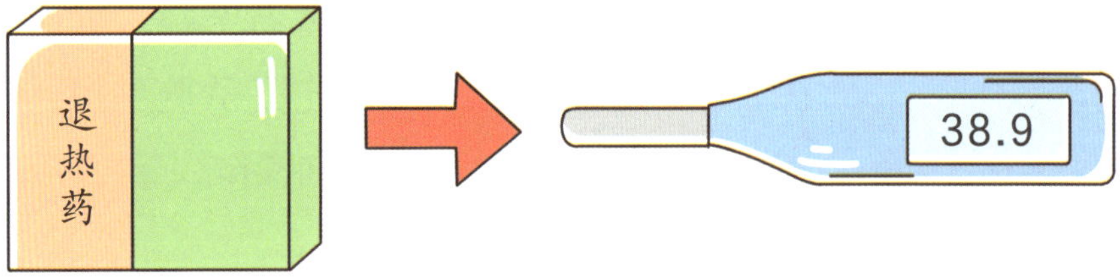

小儿中暑后除了采取紧急的物理处理方式和服用药物之外，还需要注意什么呢？下面我们一起看看小儿中暑的饮食建议，以及如何避免走进中暑后的饮食误区。

宝宝中暑之后，吃什么就成了大问题，吃对了，可以帮助宝宝的身体快速恢复，吃错了，有可能加重病情。那么，小儿中暑应该吃什么好呢？

食疗

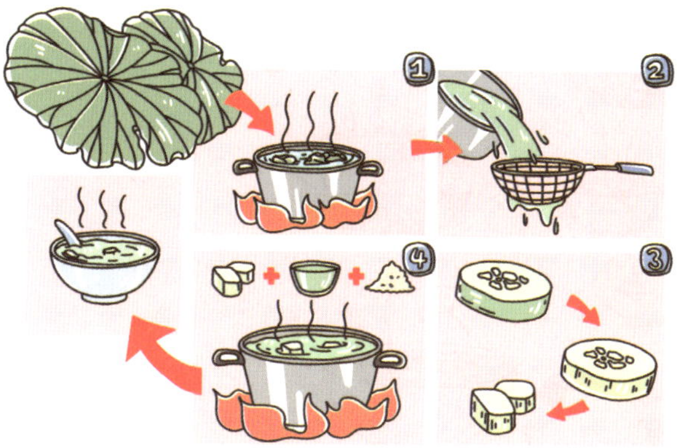

荷叶冬瓜粥：取新鲜的荷叶两张，洗净后煎汤500毫升左右，滤后取汁备用。冬瓜250克，去皮，切成小块，加入荷叶汁及粳米30克，煮成稀粥，加白糖适量，早、晚服用。

功效：冬瓜可清热生津、利水止渴，荷叶清热解暑。

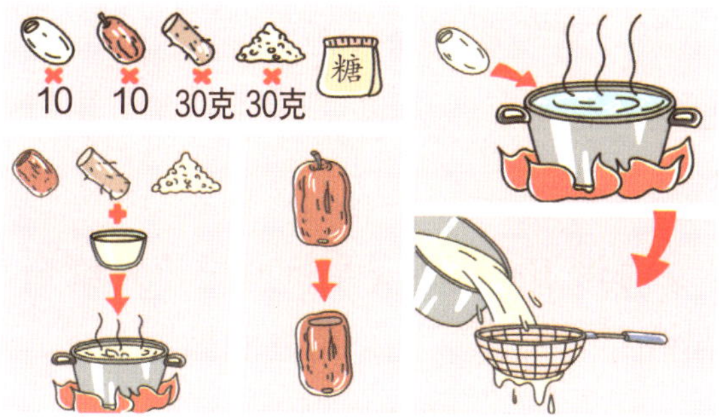

蚕茧山豆粥：取蚕蛹10只，大枣10个，山药30克，糯米30克，白糖适量。先将蚕蛹煎汤500毫升，滤液去渣，再将大枣去核，山药、粳米加入煮成稀粥，早晚各服一次。

功效：蚕蛹止渴解毒，山药、大枣健脾和胃。

西洋参益气清暑粥：取西洋参1克，北沙参10克，石斛10克，知母5克，粳米30克。先将北沙参、石斛、知母用布包加水煎30分钟，去渣留汁备用。再将西洋参研成粉末，与粳米加入药汁中煮成粥，加白糖调味，早晚服用。

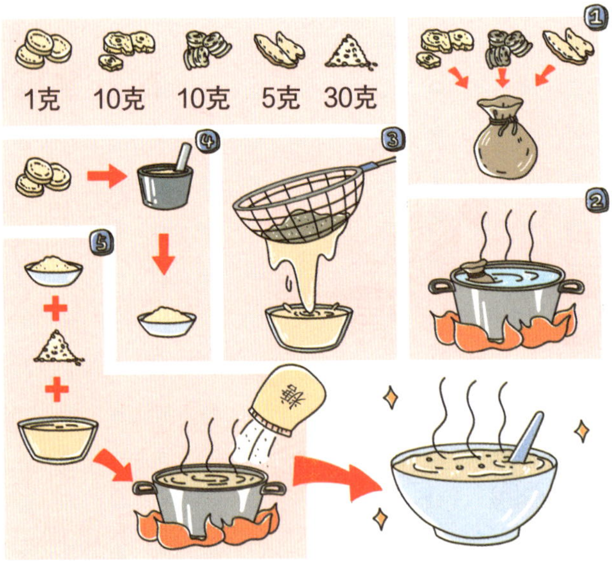

功效：西洋参益气养阴，北沙参、石斛、知母养阴清热止渴。

红糖绿豆沙：绿豆100克，红糖25克。将绿豆煮烂，用勺在锅中捣碎如泥，再以文火煮至无汤，加红糖调味即成。

功效：清热解毒。治小儿暑热生疮疖。夏季炎热时，宝宝可以经常食用，解暑清热，除烦解渴。

海带冬瓜蚕豆汤：浸发海带100克，冬瓜500克，去皮蚕豆100克，香油及盐适量。将海带和蚕豆一起下锅，用香油煸炒一下，然后添加500毫升清水，加盖烧煮，待蚕豆煮熟时，再把冬瓜和盐一并放入，继续烧至冬瓜九成熟，即可停火出锅。

功效：消暑利尿。治中暑头昏、头痛、烦渴。

小儿中暑的饮食禁忌

忌大量饮水。应该采取少量、多次饮水的方法。切忌狂饮！因为大量饮水不但会冲淡胃液，还会影响消化功能，进而引起反射排汗亢进。结果会造成体内的水分和盐分大量流失，严重者会促使热痉挛的发生。

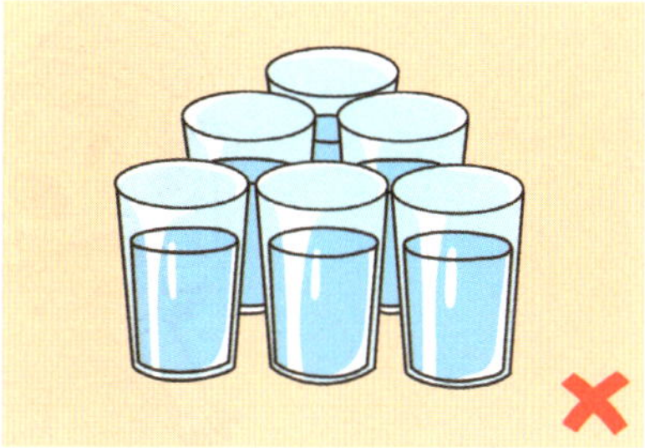

忌大量食用生冷瓜果。中暑的宝宝大多脾胃虚弱，如果大量食用生冷瓜果等寒性食物，会损伤脾胃阳气，使脾胃运动无力，寒湿内滞，严重者则会出现腹泻、腹痛等症状。

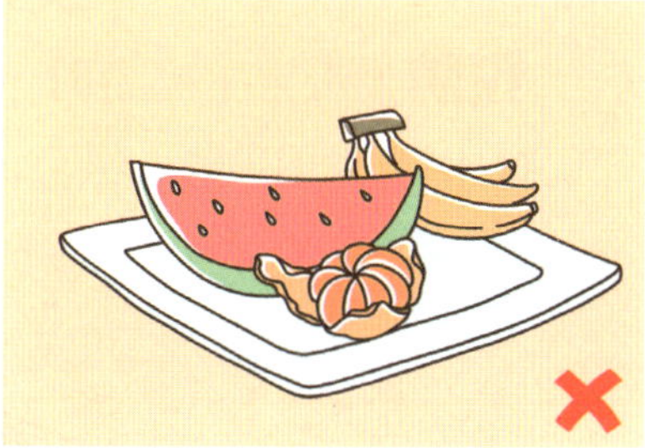

忌吃大量油腻食物。中暑后应该少吃油腻食物，以适应夏季胃肠的消化功能。如果吃了大量的油腻食物会加重胃肠的负担，使大量血液滞留于肠胃，输送到大脑的血液相对减少，人体就会感到疲惫加重，更容易引起消化不良。

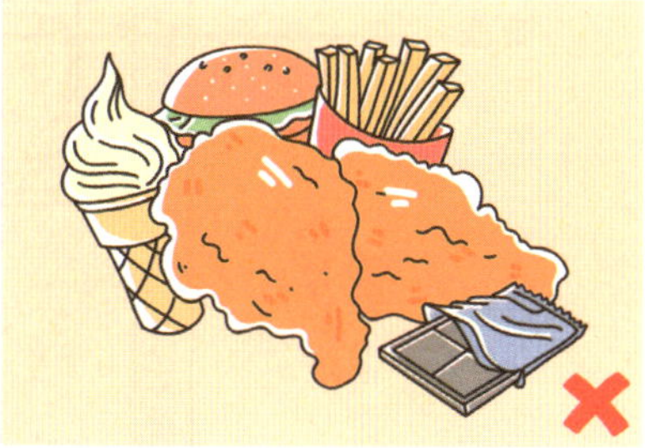

儿童中暑的注意事项

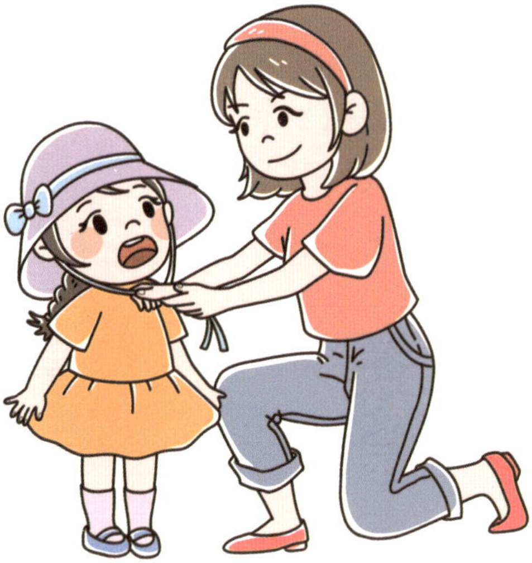

预防：带宝宝出游时，一定要做好防晒措施。父母可以带点盐，有车载冰箱的可以带点绿豆汤、西瓜汁，以及十滴水、人丹等抗中暑药。

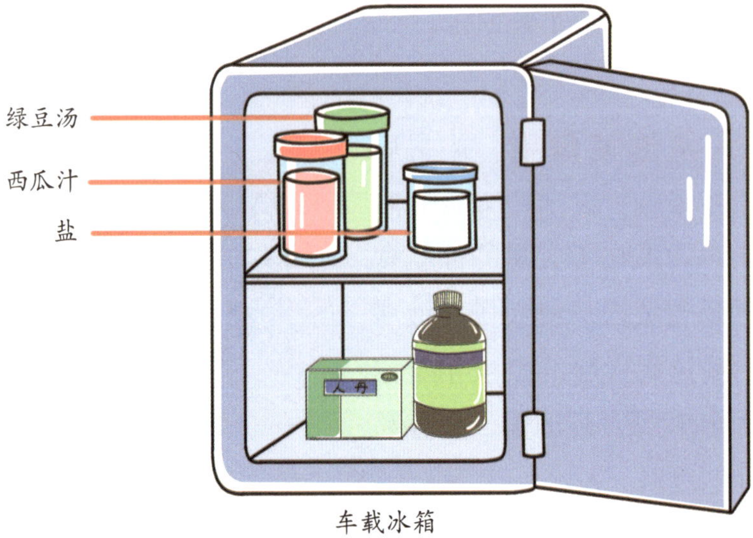

车载冰箱

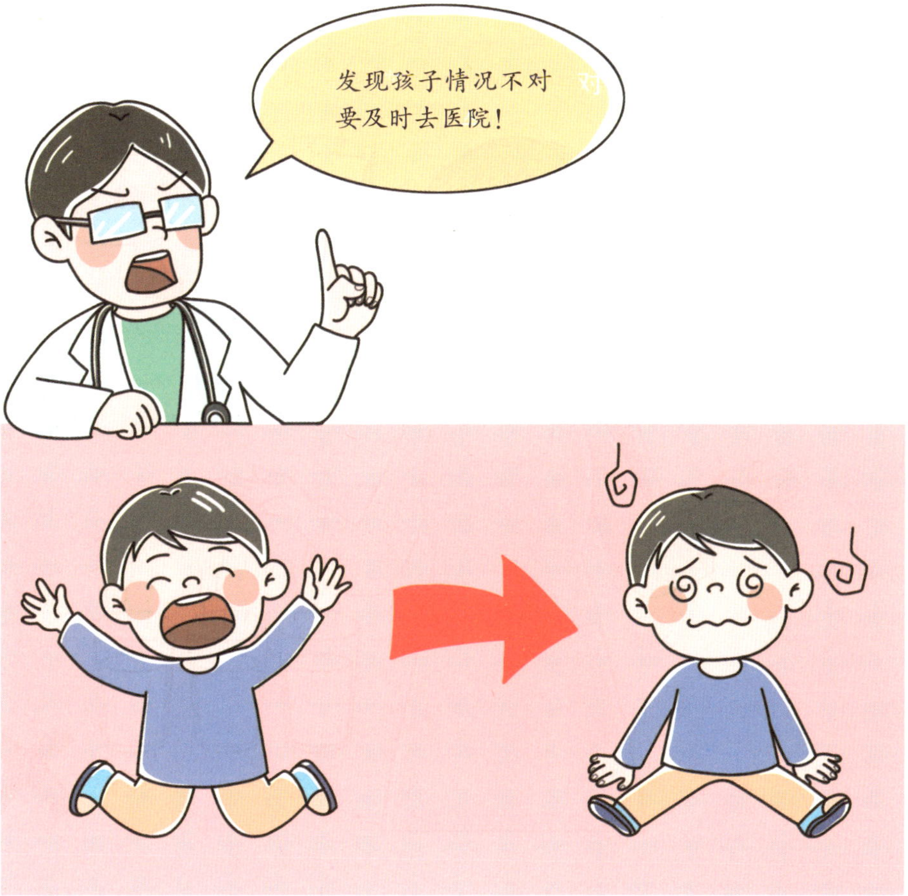

在外出游玩时，如果天气很热，就要时刻注意宝宝的一举一动。如果发现本来活蹦乱跳的宝宝突然精神差了，还出现头晕、头疼、面色苍白、恶心、动作不协调等情况时，说明宝宝已经出现先兆中暑的症状。这时要赶紧把宝宝转移到阴凉通风处，帮助宝宝按摩风池、承浆、合谷、人中等穴位。及时按摩，对清暑热有很好的治疗效果。

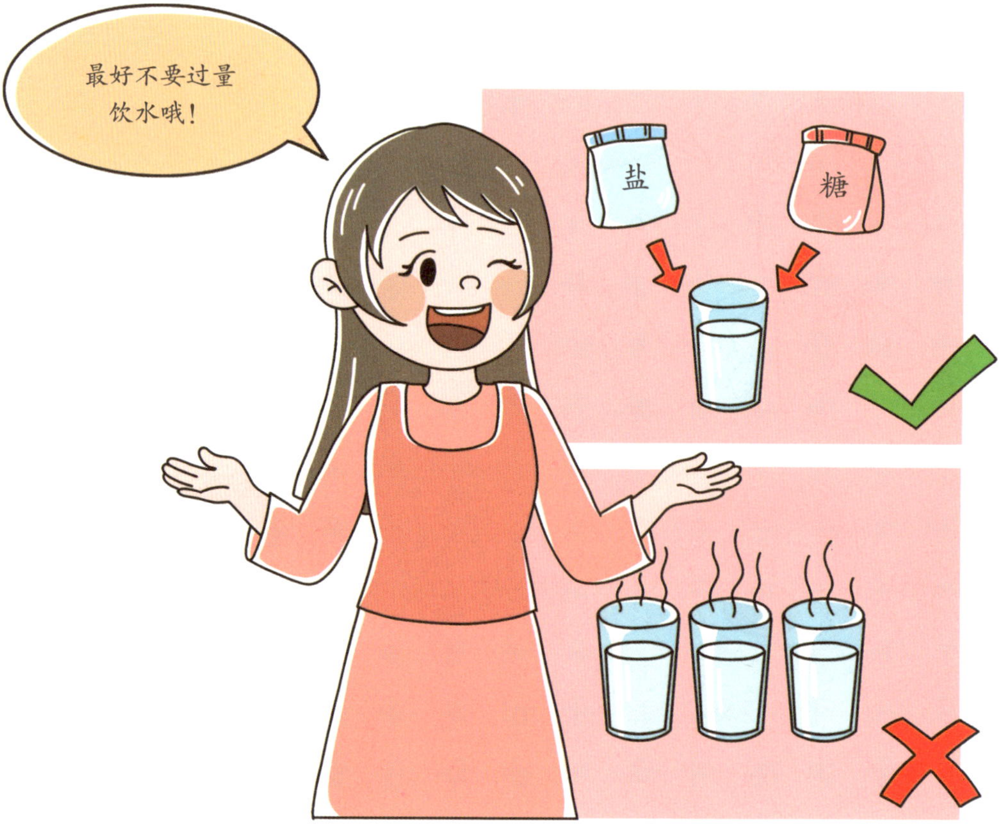

有条件的要给宝宝喝点儿糖盐水，但不能过量饮水，尤其是热水。因为过量饮用热水反而会使宝宝大汗淋漓，造成体内水分和盐分进一步大量流失，严重时还会引起抽搐。一般两三岁的宝宝每隔一小时饮用 30~50 毫升即可。如果宝宝出现高热，即体温达到 38℃以上，应尽快送医院处理。

小儿中暑急救时，要格外注意以下事项：

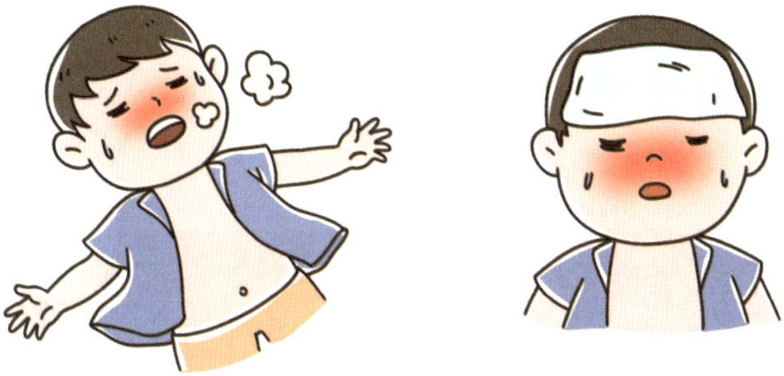

转移：将宝宝转移到通风和阴凉处，解开纽扣，松开衣服。

降温：宝宝头部可用冷毛巾覆盖，或用 50% 酒精、白酒、冰水或冷水体擦浴，还可以用扇子扇风或电风扇吹风，加速散热。但不要迅速降低宝宝体温，当体温降至 38℃时，要停止所有冷敷等降温措施。

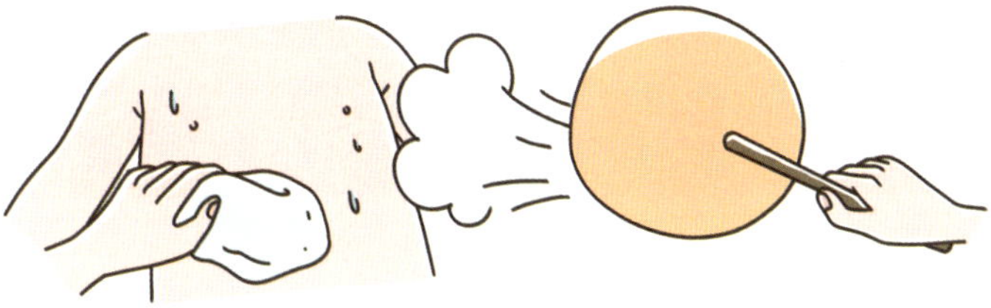

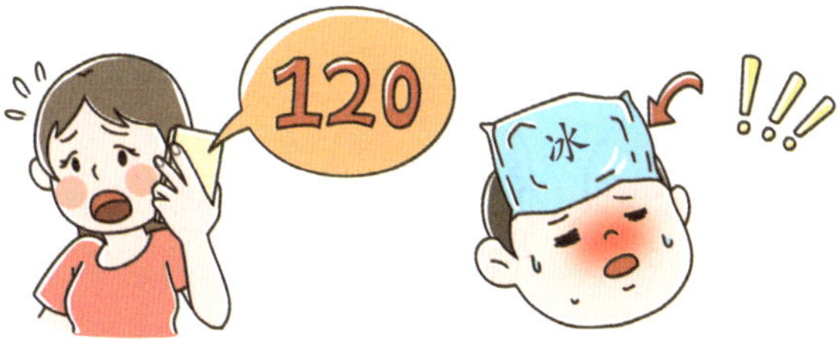

送医：如果宝宝失去了意识，紧要关头，拨打 120。对于症状较重的宝宝，必须立即送往医院治疗。

注意：在途中，尽可能地使用冰袋，放置于宝宝额头，胸部、腿窝，以便保护脑、心、肺和其他器官。

第十四章 小儿脱水

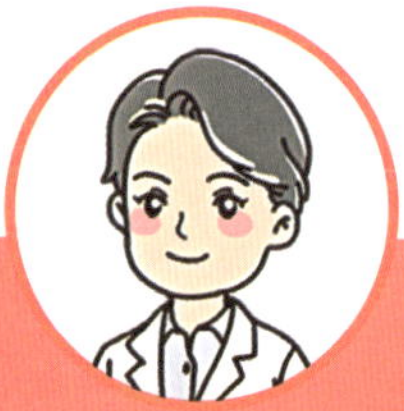

小儿脱水的定义

水是人体细胞和体液的重要组成部分，人体的正常功能和代谢都离不开水。当孩子水分摄入不足，或者体内水分流失过多、没有得到及时补充的情况下，孩子的新陈代谢功能就会受到影响，这就是小儿脱水。

小儿脱水最常见的原因是大量出汗、急性肠胃炎引发的腹泻和呕吐，另外，如果配方奶粉与水混合的比例不当，例如在奶粉中加水过少，也可能引起婴儿出现脱水。

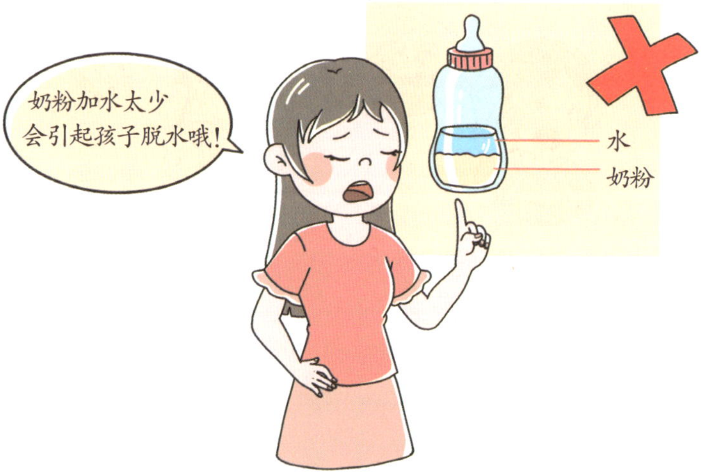

就医指征

如果出现下列迹象，脱水宝宝需要立即就医。

1. 头部囟门凹陷。
2. 眼眶凹陷。
3. 哭时无泪。
4. 口干。
5. 尿量过少。
6. 宝宝警觉性降低，并且活动量不足（昏睡）。

小儿脱水症状表现

小儿脱水症状参照表

类型	症状	处理方法
轻度脱水	口唇干燥、口渴加重，宝宝排尿次数减少。	喝白开水，或者低渗口服补液盐等来改善脱水现象，同时积极治疗原发病。
中度脱水	宝宝互动或玩耍减少、口干、排尿次数减少。中度和重度脱水会导致心跳加快和头晕。	给宝宝买低渗口服补液盐口服，来改善和缓解脱水。
重度脱水	宝宝困倦或昏睡，几乎没有眼泪。皮肤会发青（发绀），并快速呼吸。在这种重度情况下，宝宝可能会癫痫发作或昏迷，甚至发生脑损害。严重脱水可能是致命的，不可大意。	寻求专业医疗机构和医生的帮助。

脱水补液

如果脱水程度较轻，通常通过口服液体的方法来补充水分。

任何年龄的儿童出现脱水，都可以首先给予少量、多次的液体摄入，每 10 分钟左右一次。如果能吞下液体而没有呕吐或严重腹泻，补充的液体量可慢慢增加，补充的次数也可逐渐减少。如果腹泻是唯一的症状，则每次可以给予更大量的液体，并减少补充的次数。如果宝宝同时出现呕吐和腹泻，应给予少量的含有电解质的液体。如果这种治疗增加腹泻，则可能需要住院接受静脉输液。

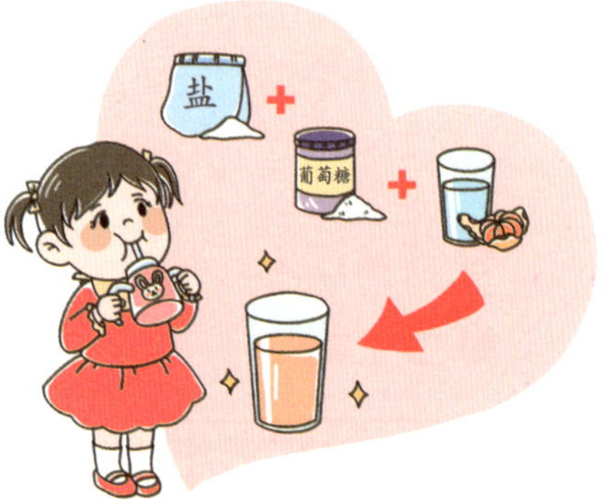

切记：无法摄入任何液体的宝宝，需要尽早前往医院诊治。

●小儿脱水严重程度及家庭护理方法参照表

程度	操作方法	适用情况
轻度脱水	在家里适当进行配制，用小勺子舀 1 小勺盐、4 小勺葡萄糖，适当加橘子水，给宝宝泡水喝，可以改善脱水。轻中度脱水可以口服补液盐，补充水电解质，改善脱水状态。	通常在天气比较热、出汗比较多的时候发生，用此方法可以改善。
中重度脱水	需要前往医院就诊，根据宝宝脱水原因不同，给予不一样的治疗方法。及时进行静脉补液，补充水电解质。	在机体代谢受到严重影响时，很可能引起严重的并发症，此时需要医生的帮助。

小儿脱水程度不严重的情况下，可以采用按摩的方法，通过刺激身体穴位，调节脏器功能，提高身体免疫力。

按摩手法

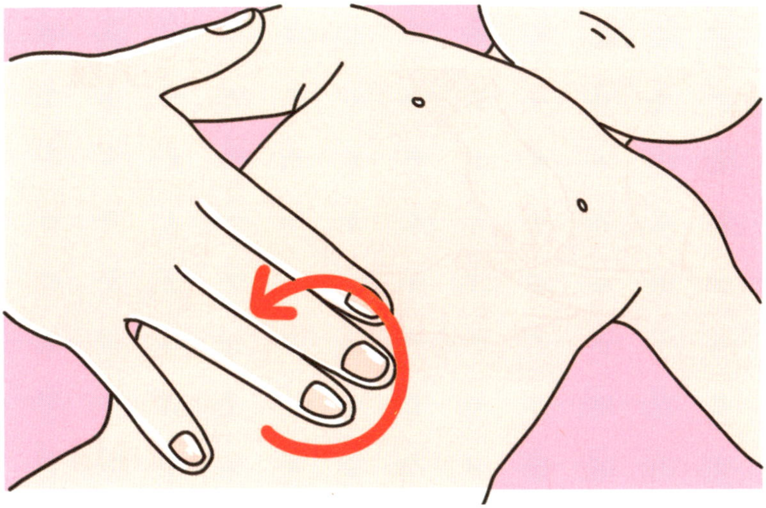

1 摩腹、揉脐、振腹

操作：令宝宝裸露腹部，并仰卧，将双手搓热，以逆时针围绕宝宝肚脐，轻轻摩擦 50 次；然后将内劳宫对准宝宝肚脐，掌心吸住宝宝皮肤，略加施压，以手掌带动宝宝腹部皮肤，逆时针按揉 50 次；最后手掌位不变，轻轻上下振动手掌 100~200 次。

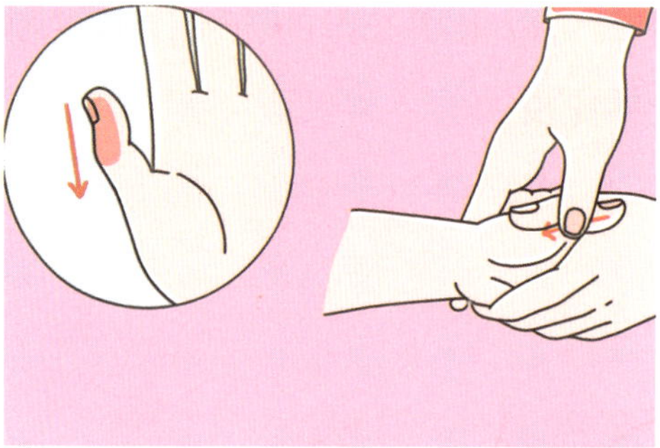
补脾经

2 补脾经

脾经手部反射区位于拇指外侧缘或拇指螺纹面。

操作：以拇指指腹自宝宝拇指桡侧自指尖推至指根，100~200次。

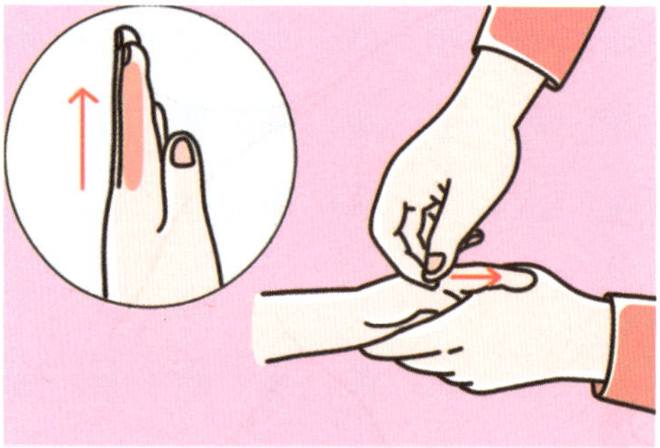
清大肠

3 清大肠

大肠经手部反射区位于食指指腹，食指尖至虎口成一条直线。

操作：以拇指指腹自宝宝虎口直推至食指指尖，100~200次。

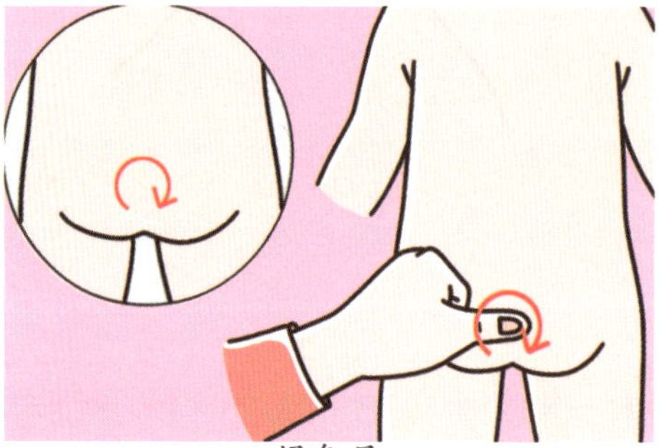
揉龟尾

4 揉龟尾

龟尾位于人体臀部的尾椎骨处，俯卧取穴。

操作：令宝宝俯卧，裸露腰臀，用拇指指腹顺时针揉按龟尾50次。

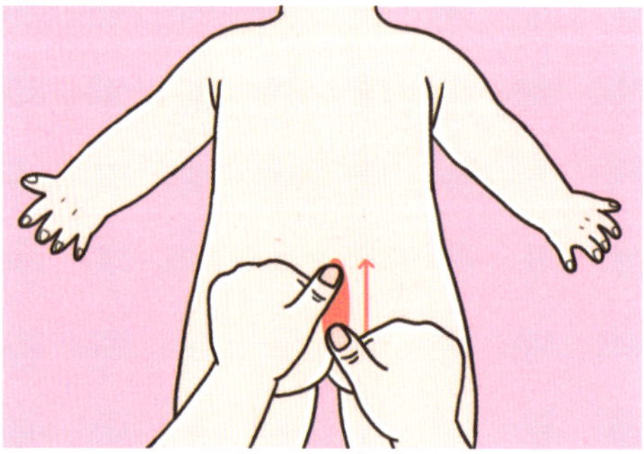
推上七节骨

5 推上七节骨

上七节骨位于背部的第4腰椎棘突下至尾骨尖的一条直线。

操作：令宝宝俯卧，裸露腰臀，用掌根或拇指指腹从尾骨尖向上推至第 4 腰椎，5~7 次。

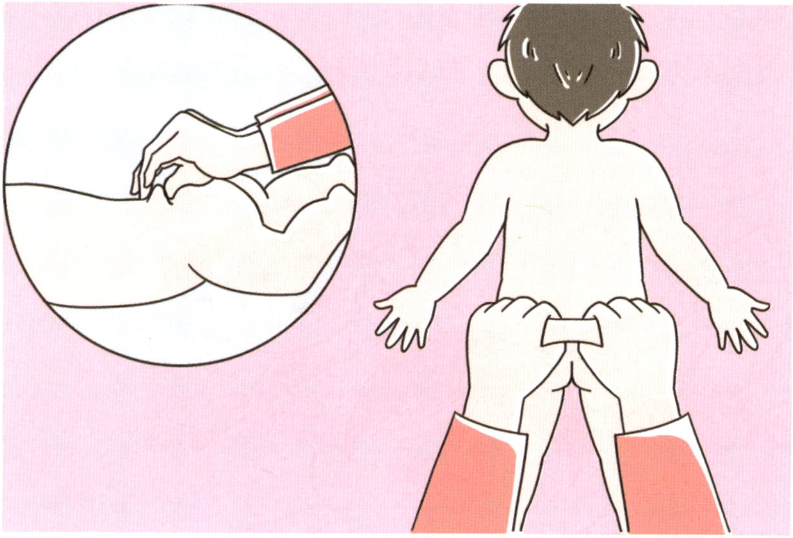

捏脊

6 捏脊

华佗夹脊位于人体背部，脊柱两侧的 0.5 寸处，从尾骶部开始至第 1 胸椎两侧的两条直线。

操作：令宝宝俯卧，裸露腰背部，食指半屈，用双手食指中节靠拇指的侧面抵在孩子的腰骶处；拇指与食指相对，向上捏起皮肤，同时向上捻动。两手交替，沿脊柱两侧自第 5 腰椎向上边推边捏边放，一直推到大椎旁边，3~9 次。

· 温馨提示 ·

以上小儿按摩治疗，每天 1 次，并根据脱水程度给予口服补液盐或静脉补液，以纠正水、电解质及酸碱平衡紊乱，高热可予退热药。

居家检查

观察宝宝两眼窝是否有明显下陷，口舌是否干燥；如有以上特征，再捏起腹部及大腿内侧皮肤，看看回缩速度，很慢的话，可以初步确定为脱水。

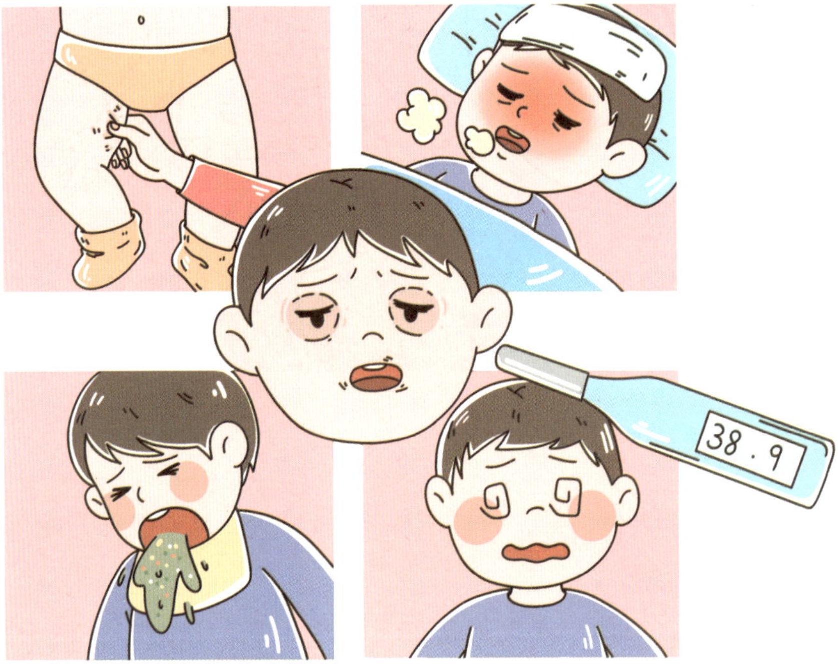

居家观察鉴别

脱水后，人体不能维持正常体温，生理机能也将发生障碍。脱水严重时，体温可能会超过 38.5℃，出现精神萎靡或者烦躁不安的状况，身体持续发热、呼吸急促、全身无力、心跳加快等情况，更严重的，会持续呕吐或呈现喷射样呕吐，肌肉抽搐痉挛或颈部及肢体僵硬，甚至意识模糊、昏迷。

以上症状需要照料人员格外注意观察，绝不能疏忽大意。

小儿脱水的饮食注意事项

如果宝宝在 1 岁以下，提倡母乳喂养，按时哺乳，暂停添加辅食。

2 岁以上的宝宝，饮食要尽量清淡，可以吃点粥、烂面条，加点小咸菜，不能吃生冷、辛辣、油腻、刺激性的食物，也不能吃得太多太杂，脱水纠正以后可以逐渐增加营养丰富的食物。

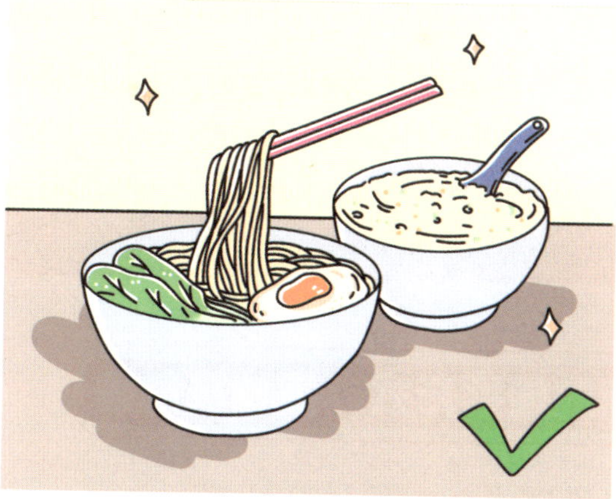

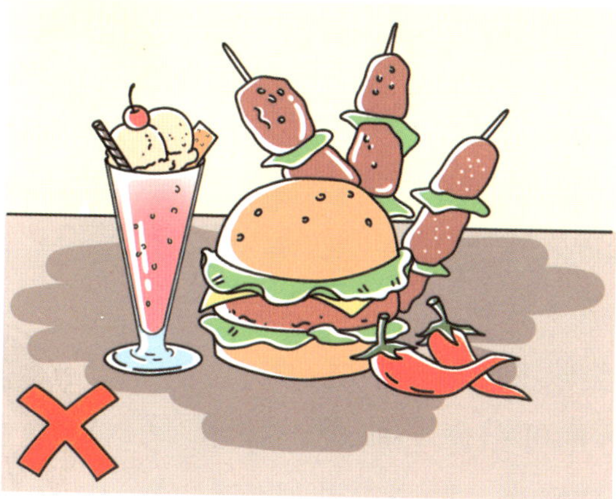

轻度脱水可以少量多次喝水。

若宝宝是因为腹泻出现脱水且症状严重，并伴有酸中毒等症时，宜采取中西医结合治疗的方法。

第十五章 手足口病

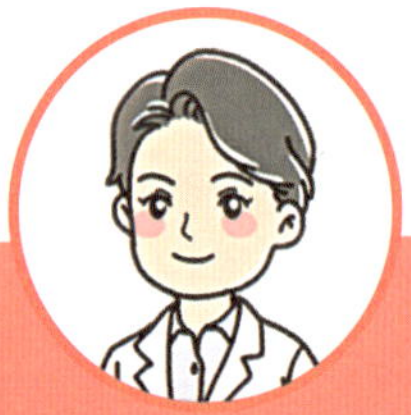

手足口病的定义

手足口病是由肠道病毒感染引起的一种常见急性发热出疹性传染病，以手、足、口腔等部位的皮疹、疱疹、溃疡为典型表现，5 岁以下的儿童尤易感染。

据统计，我国北方地区每年 7 月是手足口病的发病高峰期，而在南方地区则有 5 月和 9~10 月两个发病高峰期。

手足口病的传播方式、症状及危害

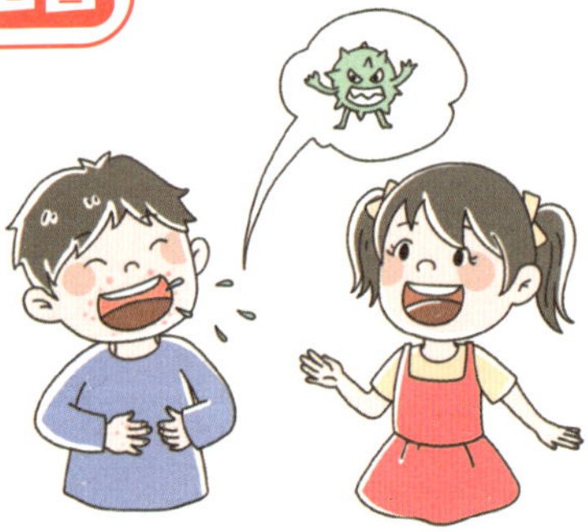

手足口病的传播方式主要是密切接触。病毒会寄生在患者的咽部、唾液、疱疹和粪便中，不仅可通过唾液、喷嚏、咳嗽，说话时的飞沫传染给别的孩子，还可通过手、生活用品及餐具等媒介物间接传染。被传染上的孩子会在手、足、皮肤或口腔黏膜上出现类似水痘样的小疱疹。

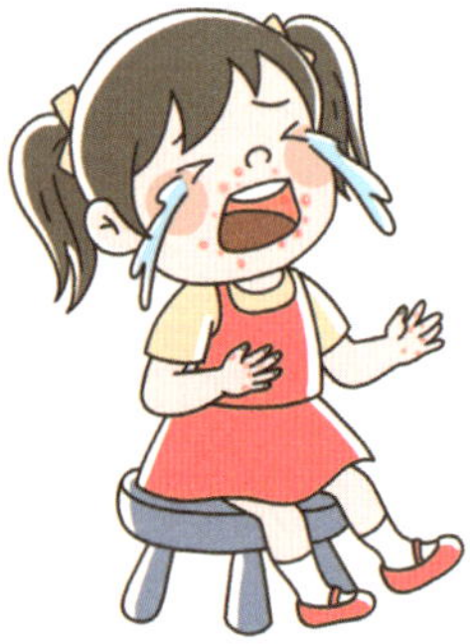

少数患病幼儿可引起心肌炎、肺水肿、无菌性脑脊髓膜炎、脑炎等并发症，个别重症患儿病情发展快，甚至导致死亡。经过合理治疗后，多数患儿可在一周内痊愈。

手足口病的症状及证型的划分

典型症状参照表

普遍性	个例
发热，手、足、口、臀等部位出疹，皮疹周围有炎症引起的红晕，疱疹内液体较少，不疼不痒，皮疹恢复时不结痂、不留疤。	少数病情严重的宝宝可出现精神差、嗜睡、烦躁、心跳加快、出冷汗、四肢发凉、皮肤发花等症状，甚至出现口唇发紫、咳粉红色泡沫痰、血压降低或休克等严重症状。

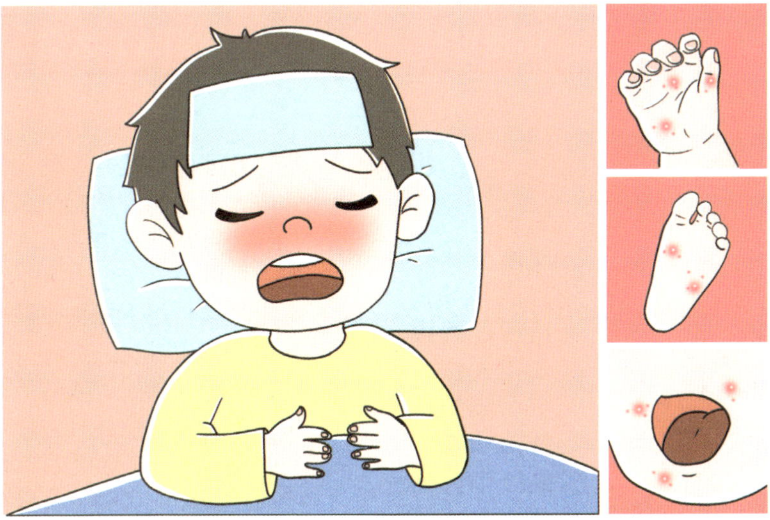

了解了该病的基本情况，当然预防还是重中之重。

婴幼儿家长平时要给宝宝做好个人卫生，养成勤洗手的好习惯，避免在疾病流行期间前往人群密集场所，对于婴幼儿用品要做到定期消毒。与此同时，还可以通过接种疫苗的方式进行预防。

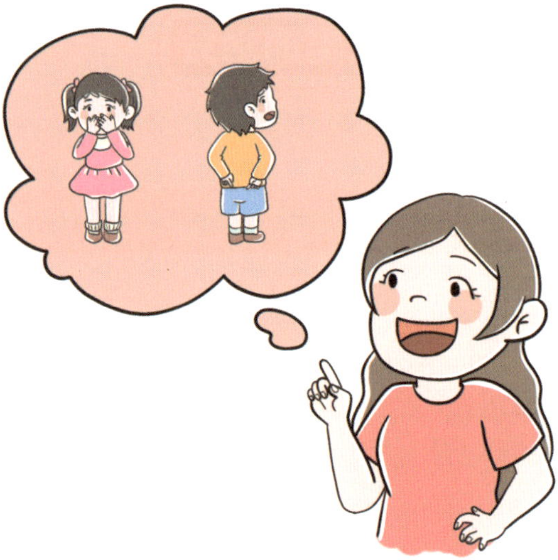

● 传染途径参照表

传播方式	传播过程	我们该怎么做
粪口途径（主要传播途径）	病毒通过感染者的粪便排出体外污染环境，然后他人因食用或饮用受污染的食物、水源，或接触污染源使手部沾染病毒后进食，导致“病从口入”而感染病毒。	及时处理并且教会婴幼儿自己分辨大小便的身体感觉，且能有效地告知其身边的大人。比如，可以教会宝宝有大小便感觉的时候，用手指指小屁屁或者捂着嘴巴说出拉臭臭（臭臭、粑粑、尿尿、嘘嘘等是容易让小朋友记住并且方便说出来的词语），甚至更简单地直接站在某处或者蹲下，以此示意身边的照料人员能够及时明白宝宝的真实需求，进而能够及时处理，不至于让宝宝一时不知所措，自己去用手接触粪便或者尿液。

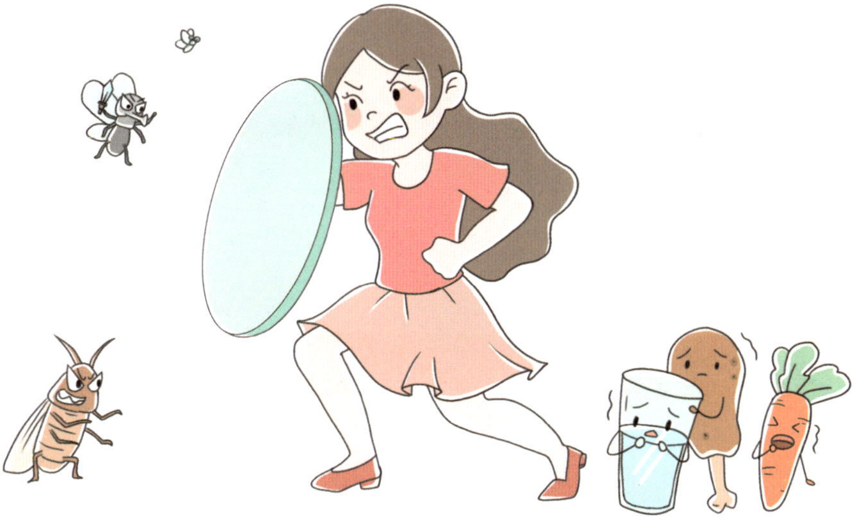

传播方式	传播过程	我们该怎么做
经呼吸道飞沫传播（次要传播途径）	病毒由感染者通过咳嗽、打喷嚏、说话时排出的分泌物或飞沫，使他人由呼吸道吸入感染。	尽量不让宝宝接触该类病患，做到空间隔离即可。
区域流行	苍蝇、蟑螂等也可携带病毒，间接污染食物或水源，导致手足口病的传播。	随时关注该病流行动态，尽快离开病区或者及时得到当地疾控中心专业人员的帮助。

什么情况需要及时就医？

宝宝在出现手足口病特征性皮疹等症状后，如合并有以下情况，应警惕病情加重，需及时就医。

● 及时就医参照表

症状分类	具体表现
持续高热	体温大于 39℃，常规退热效果不佳。
神经系统表现	出现精神萎靡、头痛、眼球上翻或者明显震颤、呕吐、易惊、肢体抖动、吸吮无力、站立或坐立不稳等。
呼吸异常	呼吸增快、减慢或节律不整。
循环功能障碍	出冷汗、四肢末梢发凉、全身皮肤可出现斑片状颜色变浅、血压升高。发热的同时或发热 1~2 天后，可在其口腔黏膜、唇内见到疱疹，疱疹破溃后会形成溃疡，疼痛感较重，患儿常表现出烦躁、哭闹、流口水、不吃饭等不适症状。

手足口病的中医辨证分型及建议用药参照表

证型	症状	建议用药及治疗方案
心脾积热	发热，无汗，手、足、口出现疱疹，其中口舌疱疹色红，疼痛剧烈，患儿流涎较多，纳差，不能进食，大便秘结，舌质红，苔黄腻。	可考虑服用蓝芩口服液或者双黄连口服液，以减轻症状。
湿热交阻	发热，无汗，手、足、口出现疱疹，口舌疱疹色暗红，疼痛不剧，腹胀，纳差，大便正常或稍溏，舌暗红，苔白腻或稍黄腻。	手足口病进入中期，需要清热解毒，可以服用牛黄解毒片或者万应胶囊。口腔患处可以喷敷西瓜霜、锡类散消炎止痛。用金黄散或青黛散涂在手足疱疹处，可令病情尽快好转。
邪毒炽盛	高热、皮疹明显，无汗并烦躁，嗜睡，烦躁，易惊，或伴肢体痿软、瘫痪，舌红，苔白腻或黄腻。	高热惊厥，可以暂服安宫牛黄丸或紫雪丹。此时须前往医院，寻求专业治疗。
阴阳两伤	心悸、胸闷、气短或呼吸困难，口唇发绀，口吐白色或粉红色泡沫痰，或四肢不温，不能平卧，舌质红、苔黄。	此种情况不适合在家中治疗，应立即前往医院诊治。

按摩手法

心脾积热型

1 清心经

心经手部反射区位于掌面，中指从指根到指尖的一条直线。

操作：以拇指指腹由宝宝中指指根向指尖方向直推 100~200 次。

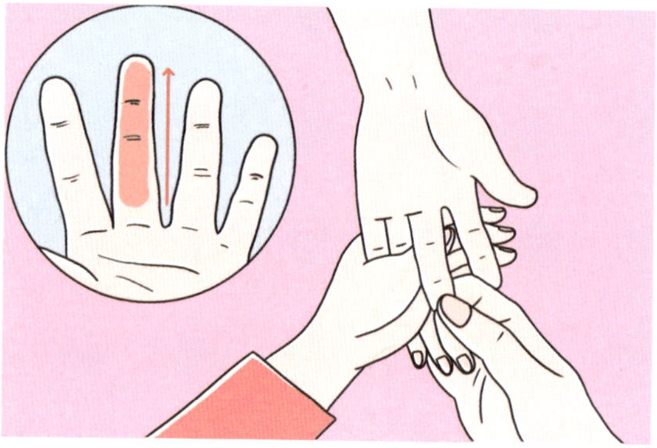

清心经

2 清肝经

肝经手部反射区位于掌面，食指从指根到指尖的一条直线。

操作：以拇指指腹由宝宝食指指根向指尖方向直推 100~200 次。

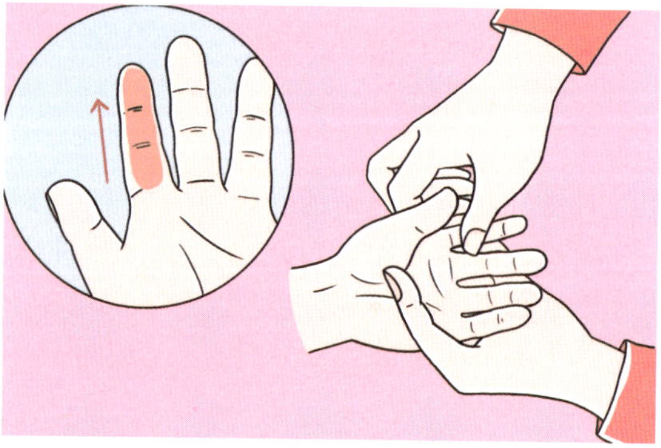

清肝经

3 清肺经

肺经手部反射区位于掌面，无名指指根到指尖的一条直线。

操作：以拇指指腹由宝宝无名指指根向指尖方向直推 100~200 次。

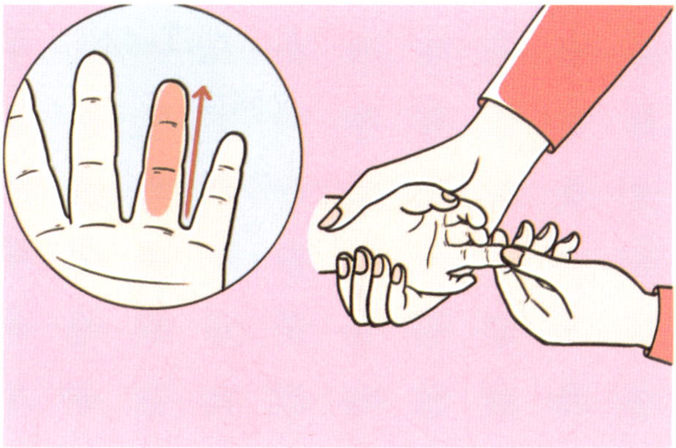

清肺经

4 按揉合谷

合谷位于手背，第二掌骨中点。

操作：以拇指指腹置于合谷位上，逆时针方向按揉 200 次。

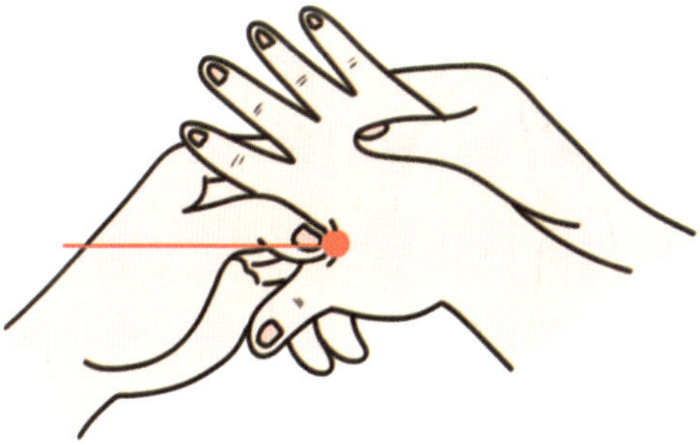

按揉合谷

湿热交阻型

1 清天河水

天河水位于前臂内侧正中，自腕横纹上至肘横纹上的一条直线。

操作：以食指、中指二指指腹自腕部推向肘部，推 200~300 次，推的方向一定要从腕到肘，切记不可反向操作。

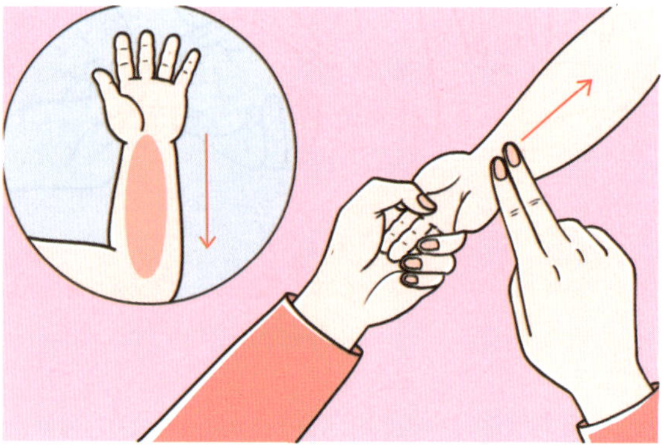

清天河水

2 退六腑

六腑位于前臂尺侧（小指侧），自肘关节至腕横纹的一条直线。

操作：以食指和中指指腹自宝宝肘部推向腕部，200~300 次。

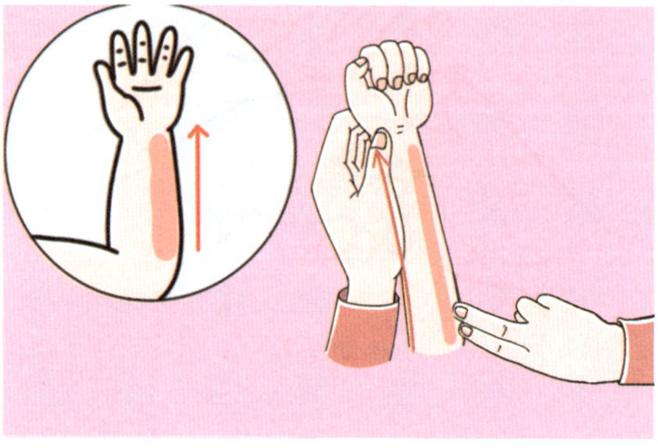

退六腑

3 清小肠

小肠经手部反射区位于小指外侧面边缘，自指根到指尖的一条直线。

操作：以拇指指腹由宝宝指根推向指尖，200~300 次。

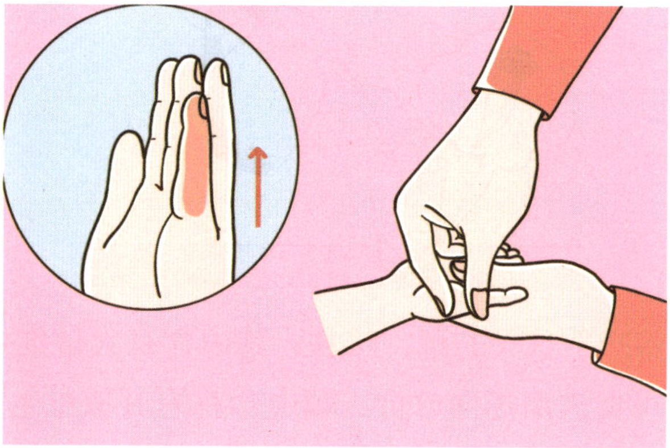

清小肠

4 按揉小天心

小天心位于掌面，大小鱼际交接处凹陷中。

操作：以手指指腹置于穴位上，按逆时针方向按揉 100~300 次。

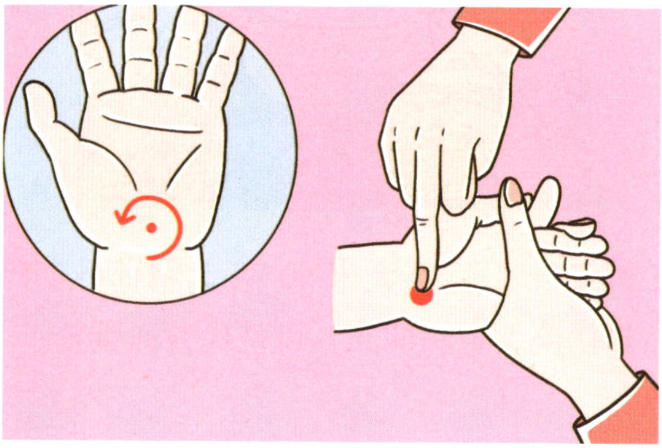

按揉小天心

食疗

白萝卜汁：取白萝卜汁100毫升，加等量白开水，每次少量喂食，每日数次。

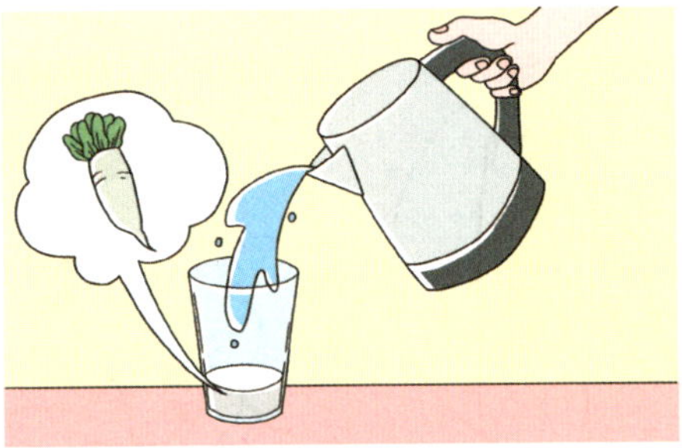

藕汤：盛产于秋天的藕，味甘，其中含有大量维生素C和丰富的维生素K，可促进溃疡面愈合。藕中含有的B族维生素、叶酸和微量元素铁、锌等，能促进口腔黏膜上皮修复。取莲子芯6克、藕30克，水煎服，每日1次，连服3~5日。

涂抹蜂蜜：用筷子蘸蜂蜜1滴，涂于口腔溃疡处。疼痛随即减轻，可见效2小时，每天可间隔操作数次。

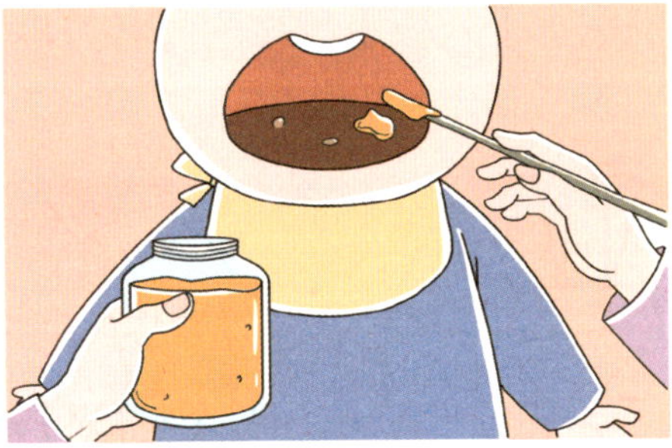

荷叶粥：鲜荷叶2张、大米50克，将荷叶切碎煮粥吃。鲜荷叶理脾活血，清热化瘀。患病期间，可替代普通粥食。

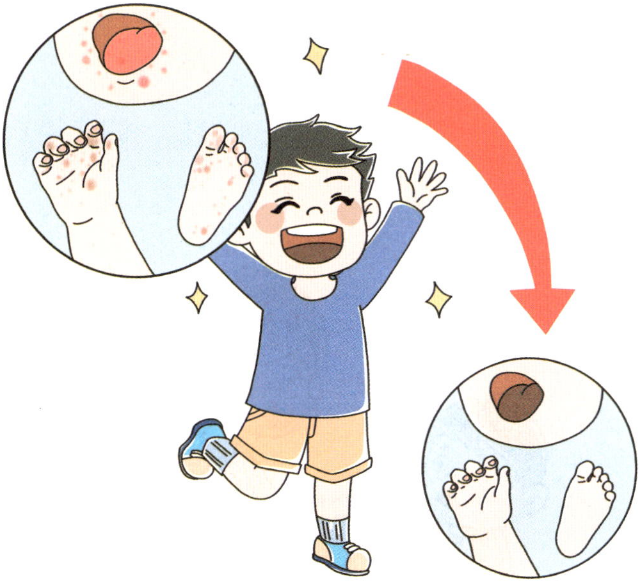

家庭护理要点

喂食宝宝容易消化的食物，如粥、果汁、牛奶、蔬菜等，还要多喝水。宝宝的奶瓶、奶嘴在使用前后要充分清洗、保持干燥。

轻症的宝宝不必住院，在家休息、调养即可，以减少交叉感染。

手足口病的病程通常为 7~14 天，疱疹干涸、结痂或溃疡愈合就表明痊愈了。

患病后，在手心、脚心及小屁屁上可看到皮肤斑丘疹。脚心最为多见，疱疹呈圆形或椭圆形扁平，小至米粒、大至豌豆大小，较硬并内有浑浊液体，疱疹周围绕以红晕。宝宝每次餐后，最好用温水漱口。口腔糜烂时，可涂鱼肝油，以减轻疼痛，并促进糜烂处早日愈合。

普通手足口病的宝宝，症状最严重期一般在三天左右，体温比较高，这时照料人员一定要多安抚，或者以多种方式（做游戏、玩玩具、讲故事、看动画片等）转移宝宝的注意力，以减轻病情的干扰。

手足口病的日常注意事项

注意口腔皮肤清洁，每天用生理盐水漱口，同时注意防止宝宝抓挠皮肤疱疹，以防破溃感染。

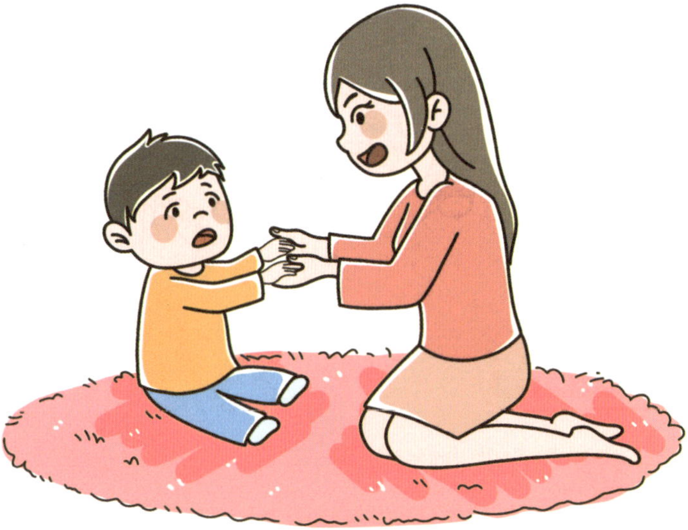

流行期可每天晨起检查宝宝皮肤（主要是手心、脚心）和口腔有没有异常，检查其体温变化。宝宝发热时多给喝温开水，宜吃清淡稀软的饮食，宝宝口腔疼痛时注意给吃低温食物，疼痛厉害不能进食时要及时去医院输液，补充身体所需的热能。

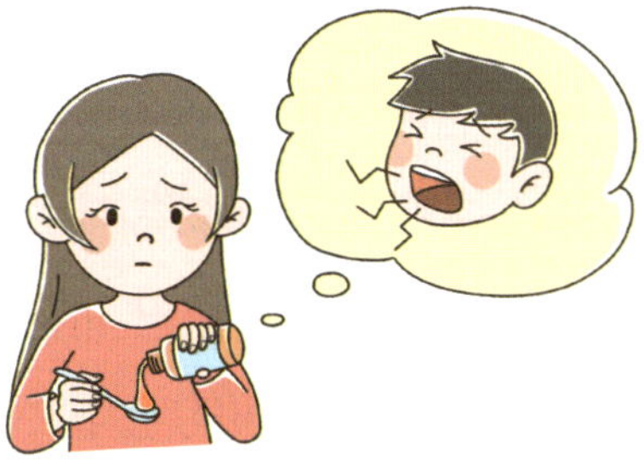

流行期间不宜带宝宝到人群聚集、空气流通差的公共场所，居家要勤晒衣被。饭前便后要用香皂或洗手液等给宝宝洗手，避免污染破溃的疱疹，并且将其指甲剪短，以防抓疹子而造成皮肤感染。

接种疫苗

对于 6 月龄以上的婴幼儿，可以接种 EV71 型灭活疫苗。基础的免疫程序包括 2 剂次，2 剂之间间隔 1 个月，疫苗应在 12 月龄前完成接种。

手足口病在护理好的前提下，一般一周内可康复。但如果此前疱疹破溃，极容易传染，出现并发症，可合并心肌炎、脑炎、脑膜炎、弛张性麻痹等，故应加强观察，不可掉以轻心。

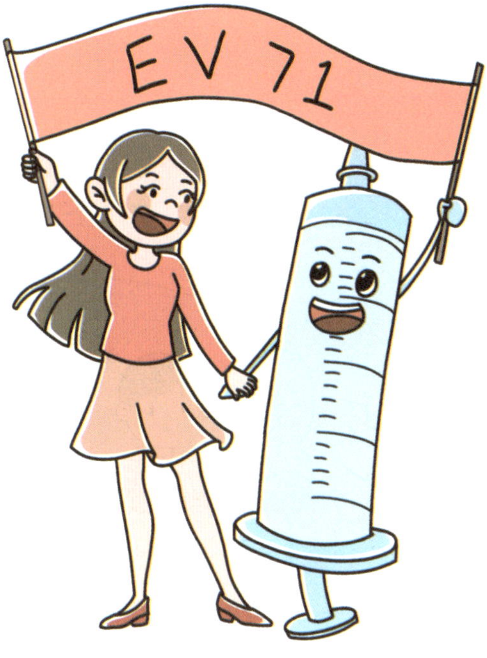

第十六章 儿童中耳炎

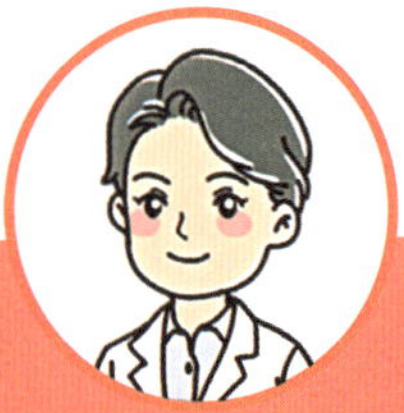

儿童中耳炎的定义

中耳炎是小儿最常见耳病之一，其原因与小儿耳部的解剖结构、生理和病理都有密切的关系。

儿童中耳炎是细菌和病毒等病原体沿咽鼓管进入鼓室，从而引起中耳腔黏膜感染，引发的疾病。

中耳炎发作时，会出现耳痛、听力下降、耳鸣、耳闷的症状，个别患儿还会伴随食欲减退、呕吐、腹泻等全身症状。

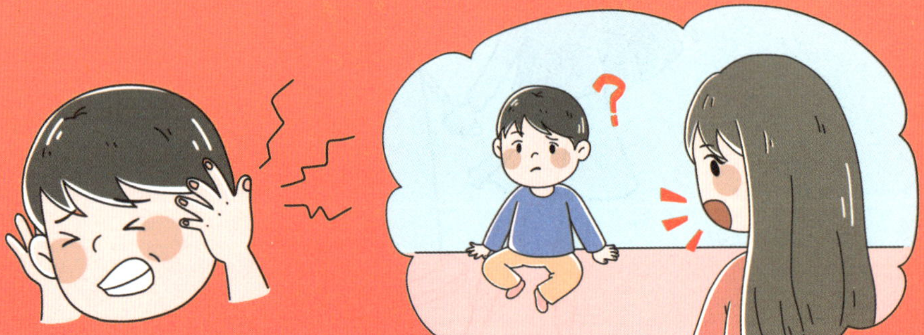

据统计，6 周岁以下 90% 的儿童至少有一次急性中耳炎病史。急性中耳炎多发于冬、春季节，并且与上呼吸道感染有关。

儿童中耳炎的症状及证型的划分

● 儿童中耳炎的分型及注意事项

类型	病因	症状	注意事项
非化脓性（卡他性）	多由上呼吸道感染、鼻炎与鼻窦炎、咽炎与鼻咽炎、腺样体肥大等病引起。	自觉耳内有胀闷感，似有物堵塞，在打喷嚏、擤鼻涕时好转。有听力减退的情况，并有自声增强的感觉。还有的宝宝会出现耳鸣或者耳内疼痛感，但多不严重。	由于3岁以内的儿童往往不会主诉，所以较小宝宝的急性非化脓性中耳炎，往往不能得到及时治疗而转变为慢性非化脓性中耳炎，在出现了明显听力损失后，才被父母发现。
化脓性中耳炎	多由上呼吸道感染，或者游泳时不注意卫生，哺乳位置不正确，外伤等导致。	如果看到宝宝不明原因的搔耳、摇头、哭闹不安、发热，并伴有消化道中毒症状如恶心、呕吐、腹泻等时，要及时去医院确诊防治。	由于2岁以内宝宝的岩鳞缝尚未闭合，中耳黏膜与硬脑膜之间有丰富的血管及淋巴管联系，故中耳的急性化脓性炎症可影响邻近硬脑膜，出现脑膜刺激征，要引起重视。

非化脓性中耳炎是咽鼓管阻塞，通气及引流功能障碍而引起的非化脓性炎症。小儿发病率很高，也是小儿常见的致聋原因之一。通常由于上呼吸道感染，特别是合并鼻炎，没有及时治疗，或不能正确擤鼻涕引发。

所以预防和治疗的最好方法，就是增强免疫力，预防感冒的发生。

化脓性中耳炎主要引起局部症状，全身症状一般较轻。但是如果炎症向四周扩散，或病原体毒力较强，宝宝抵抗力低，很容易引起严重的并发症。

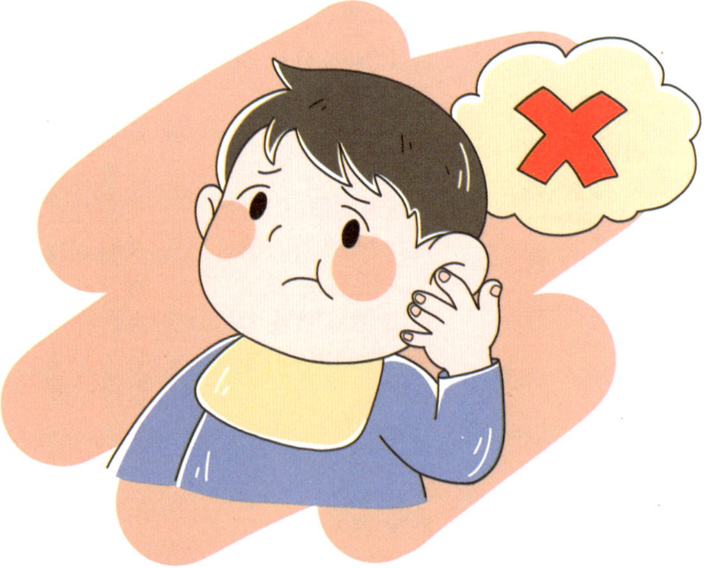

要引起重视的是，化脓性中耳炎，不仅影响听力，甚至可危及生命。

中耳炎化脓症状出现后，可能引发鼓膜穿孔，鼓膜穿孔后，全身不适、耳痛、耳鸣、听力衰弱等症状会有明显减轻。但这并不意味着病情改善了，鼓膜穿孔后，脓液会残留在耳道内，导致反复化脓，加重症状。症状严重时，甚至还需要动手术修补鼓膜。

急性化脓性中耳炎如果没有得到及时和正确有效的治疗，病程超过 8 周，有可能发展为急性坏死性中耳炎，损伤骨质，也容易反复发作，长期不愈，之后转为慢性化脓性中耳炎，从而影响宝宝听力。因此，最好还是在中耳炎发病初期及早诊疗。

中耳炎的症状参照表

指征	症状表现
挠耳朵	宝宝在 2 岁以前不会表达疼痛，不过，如果他不断地摸耳朵、挠耳朵、揪耳朵，要仔细观察，看看是不是得了中耳炎。
发热	中耳炎往往伴随着突然出现的发热，体温可升至 37.8~40℃。如果吃了药，仍然持续不退热时，就要考虑宝宝有患中耳炎的可能，要尽早去耳鼻喉科检查。
左右摇头	耳朵里不舒服，宝宝就会试图通过摇头来减轻症状。所以，发现宝宝躁动不安、摇头，要想到他的耳朵可能不舒服。
哭闹	如果宝宝突然变得烦躁，哭闹不止，而且夜里也不好好睡觉，这时要立即带他去看医生。
耳周围有干皮	中耳炎发作时，中耳内会积水，鼓膜肿胀。鼓膜穿孔时，就会有黄色的分泌物流出。宝宝耳朵周围如果出现干皮，就要注意了。
听力障碍	由于液体大量存留于中耳部位，因此可能让宝宝暂时听力障碍。如果你发现宝宝对你的召唤反应迟钝，要尽快带他去耳鼻喉科检查。

● 中耳炎中医辨证分型及建议用药参照表

证型	症状	建议用药
风邪犯耳	耳中感到胀闷，伴有耳鸣、听力下降、鼻塞、流涕等外感症状。	银翘解毒片
气滞血瘀	有耳胀、耳中闭气的感觉，偶有刺痛感，严重者有耳鸣现象。	血府逐瘀胶囊
肝肾不足	听力下降明显，常伴随头晕眼花、手足心热、大便秘结、小便黄赤、口渴等症状。	六味地黄丸
脾气虚弱	听力下降时轻时重，面色无华，有气无力，食淡无味，食少懒言，常伴腹胀、大便稀薄等症。	补中益气丸
肝胆火盛	耳鸣、耳痛常急性发作，伴有头痛、听力下降、发热、面红目赤，夜不安眠，易惊恐或发怒。	耳聋通窍丸

对于儿童中耳炎，中医按摩也能起到不错的疗效。

按摩手法

1 补肾经

肾经手部反射区位于掌侧，小指从指根到指尖的一条直线。

操作：从指尖推向指根，两手各推100~200次。

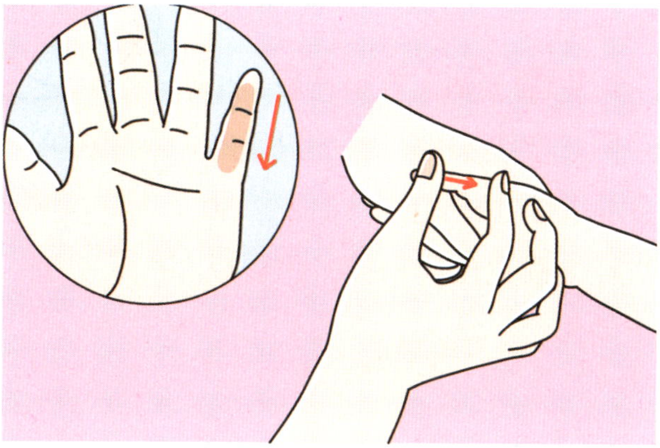

补肾经

2 清肝经

肝经手部反射区位于掌侧，食指指根到指尖的一条直线。

操作：单手固定好宝宝手掌，掌心向上，另一手拇指指腹从宝宝食指的指根推向指尖，两手各推200次。

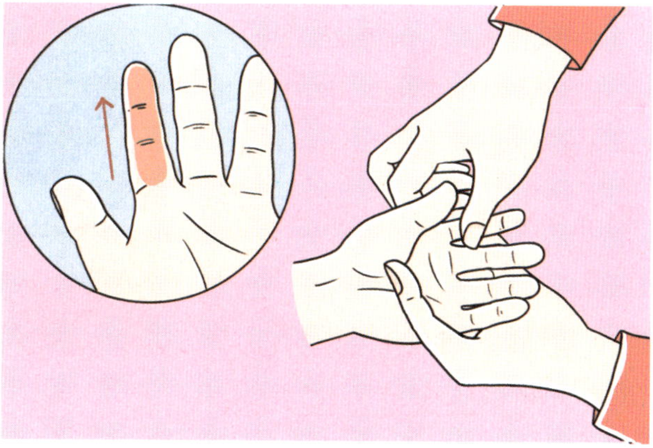

清肝经

3 按翳风

翳风用于风邪犯耳类型的中耳炎，效果更好。其位于耳垂后方乳突与下颌角之间的凹陷处。

操作：站在宝宝背后，单手固定宝宝头部，另一只手的食指指腹按压宝宝同侧位 50 次。之后更换另一侧，重复以上动作。

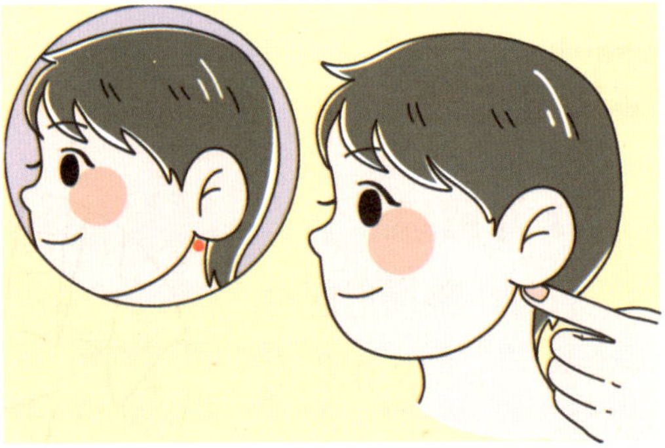

按翳风

4 按风池

风池位于颈后两大筋与耳垂齐平的凹陷处。按压风池可以治疗所有类型的中耳炎，缓解因为中耳炎引起的耳鸣和疼痛。

操作：站在宝宝背后，先以双手四指固定好宝宝头部，再用双手拇指同时按揉风池 50~100 次。

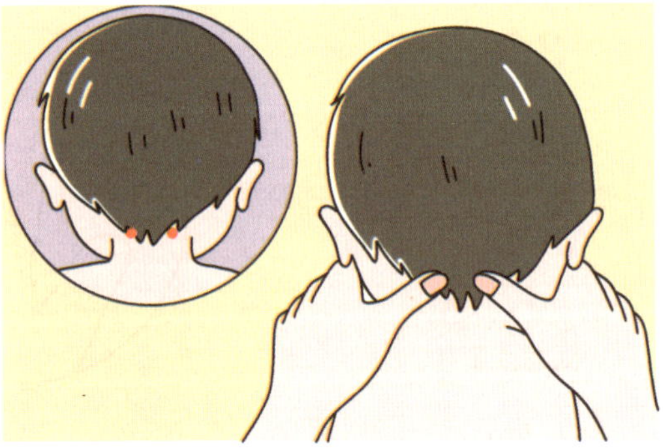

按风池

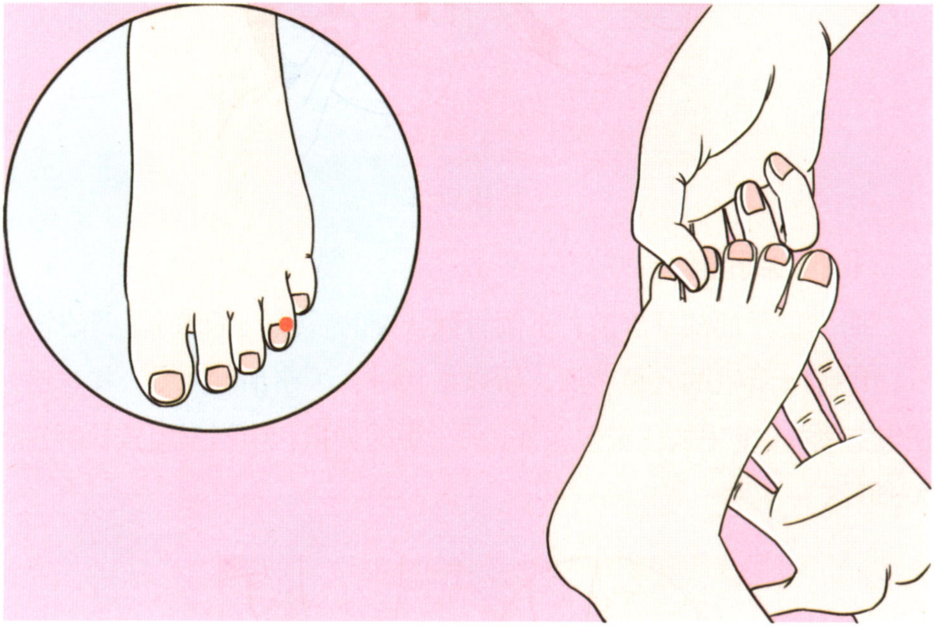

掐按足窍阴

5 掐按足窍阴

足窍阴是清利耳道的重要穴位，位于第四脚趾的外侧趾端，距离趾甲 0.1 寸处。

操作：以手指指甲掐按足窍阴穴 5~10 次，力度要适中，不要刺破皮肤，以宝宝可以接受为度。

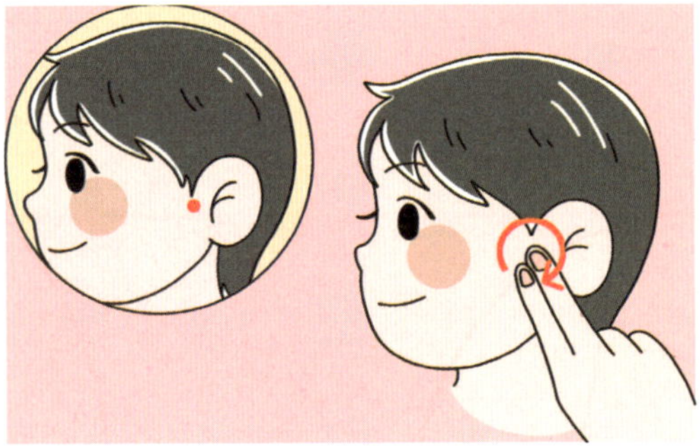

按揉听宫

6 按揉听宫

听宫位于面部耳屏前，下颌骨髁状突的后缘，张口时呈凹陷状。

操作：听宫的穴位较深，所以按揉时，可略加重力度。操作时站在宝宝侧面，单手扶住宝宝头部，另一手的食指和中指指腹按揉听宫，30~50 次 。

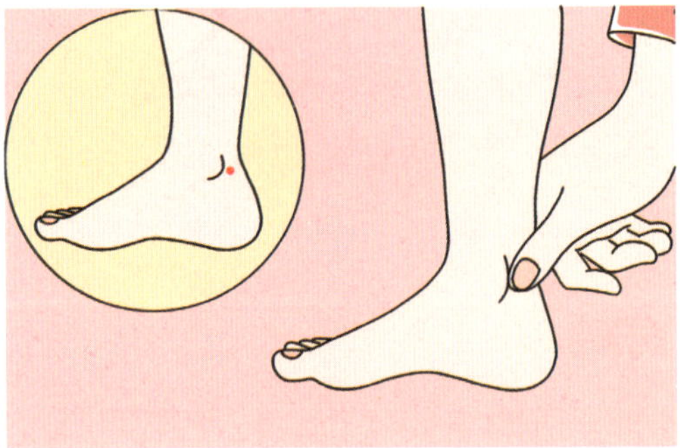

揉太溪

7 揉太溪

太溪是补肾的关键部位，对于肝肾不足的中耳炎，效果显著。太溪穴位于内踝尖与跟腱之间的凹陷处。

操作：单手托住宝宝外脚踝，裸露出内踝侧，用大拇指轻轻以顺时针方向揉太溪，双侧各 50~100 次 。

食疗

白茯苓粥：白茯苓15克，粳米50克。制作方法是白茯苓研细末，与粳米入锅，加水500毫升煮成稠粥，每日2次，分早晚温热服食。

功效：利水消肿，可以有效缓解化脓性中耳炎引起的耳内流脓、耳部胀痛的症状。

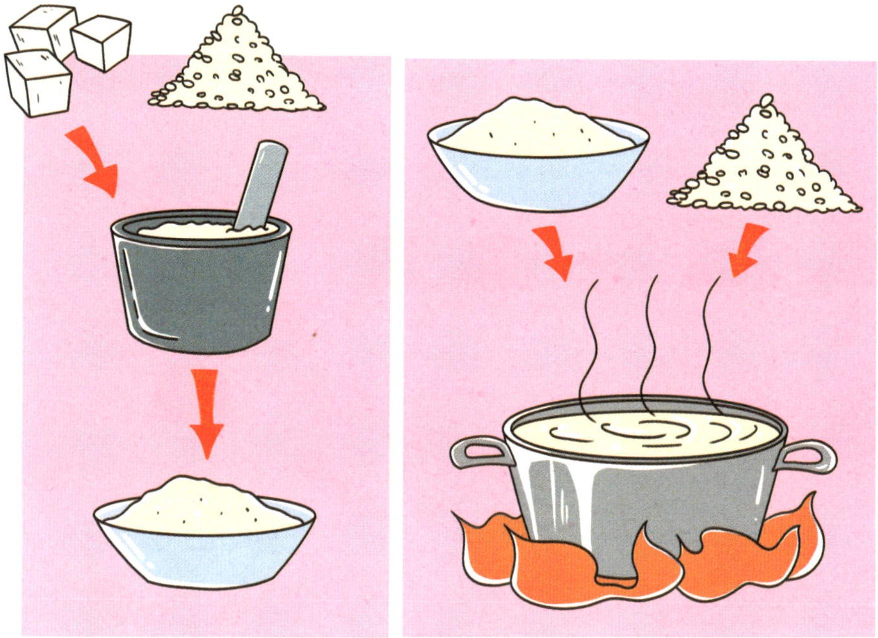

豆豆饭：白扁豆50克、郁李仁15克，黑豆5克，粳米250克。制作方法是将白扁豆、黑豆浸泡，郁李仁去皮研碎，与粳米一起煮至五成熟过滤，上笼蒸熟即可。

功效：健脾渗湿。主治脾虚湿困，上犯耳窍型的化脓性中耳炎。

冬瓜药膳：冬瓜 30 克，鲜九龙吐珠叶 13 片，用一大碗水煎成半碗，每日 1 剂，连服 5 天。

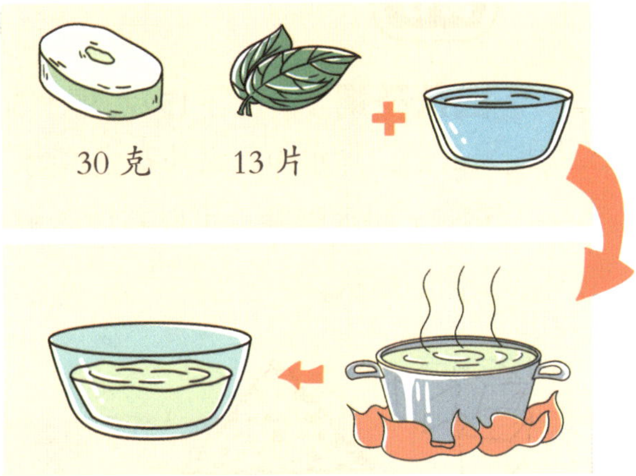

薏米红糖饮：薏米 18 克，柴胡 9 克，金银花 12 克，鳖甲 15 克，红糖适量，将金银花、柴胡、鳖甲煎汤取汁，与另外二味煮粥服食，每日 1 剂，连服 5 天。

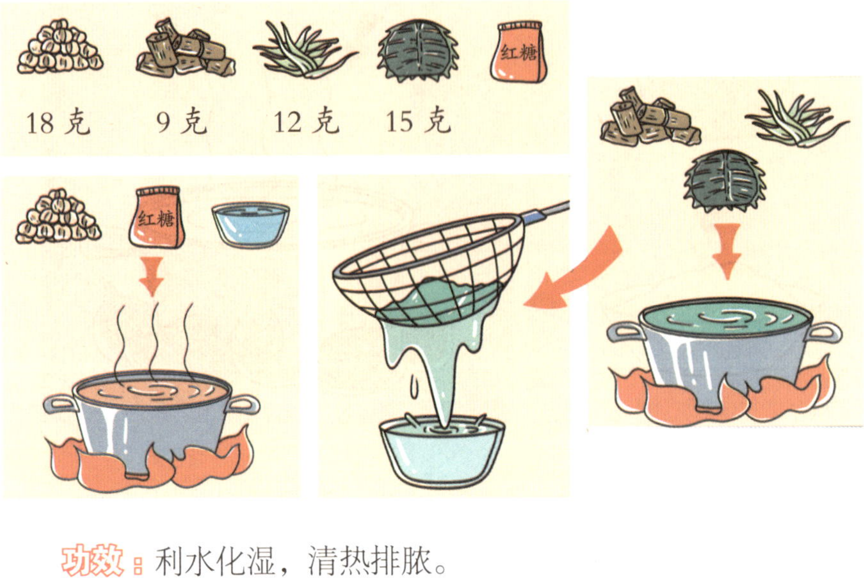

功效：利水化湿，清热排脓。

· 温馨提示 ·

1. 急性中耳炎宝宝应食清凉、散热的食物。
2. 慢性中耳炎宝宝应食健脾、补肾的食物。

儿童中耳炎的防护

●儿童中耳炎日常防护参照表

分型	具体操作方法
急性化脓性中耳炎	遵照医嘱用抗生素，最好连续使用一周。有高热者可同时酌情用退热药，按医嘱每天给宝宝耳部上药，但在滴药前要先揩去耳道内的脓液。在鼓膜没有愈合之前，应避免水进入耳道。
感冒引发的中耳炎	应用干净手帕或纸巾帮助其轻轻擦去鼻腔分泌物，对于较大的宝宝，要指导其正确擤鼻涕，即交替将鼻翼压向鼻中隔，分别擤左右两个鼻孔，切忌用手捏紧双侧鼻孔擤鼻涕，以免增加鼻、咽部的压力，使鼻涕和细菌通过咽鼓管反流至中耳内，诱发中耳炎。

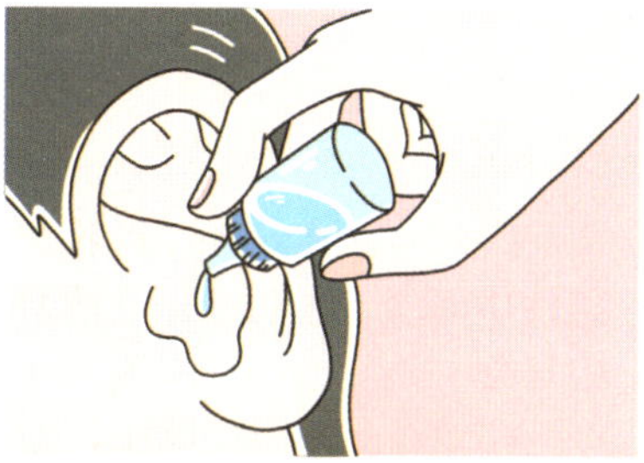

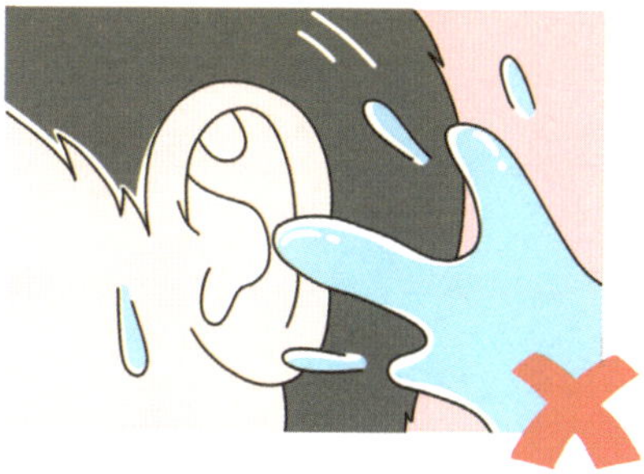

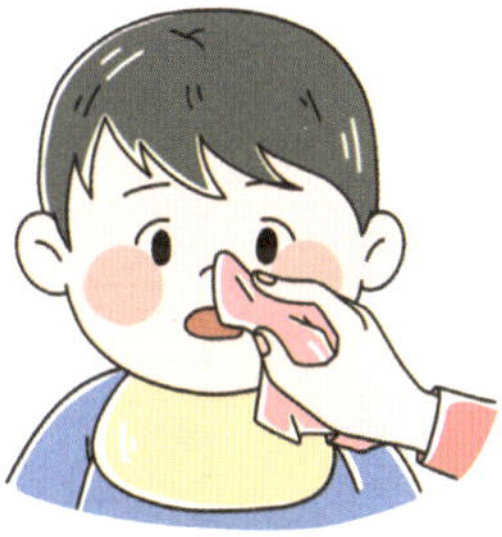

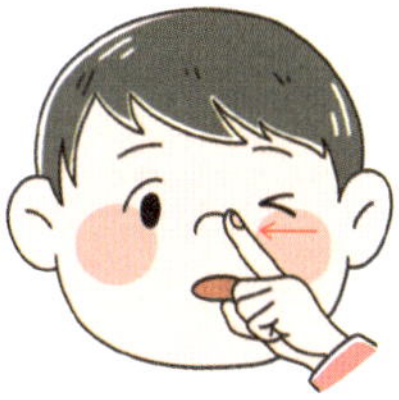

●儿童中耳炎注意事项参照表

情况分辨	注意事项
急性中耳炎、慢性中耳炎	及时进行治疗，不可拖延。饮食最好以清淡、易消化的流食或半流食为主，避免孩子因咀嚼导致疼痛。
治疗中耳炎期间	不要再给孩子清理耳屎，以免不小心加重对耳膜的损伤。

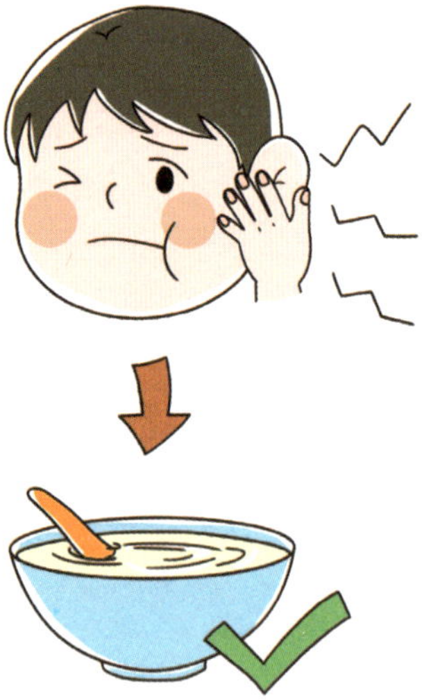

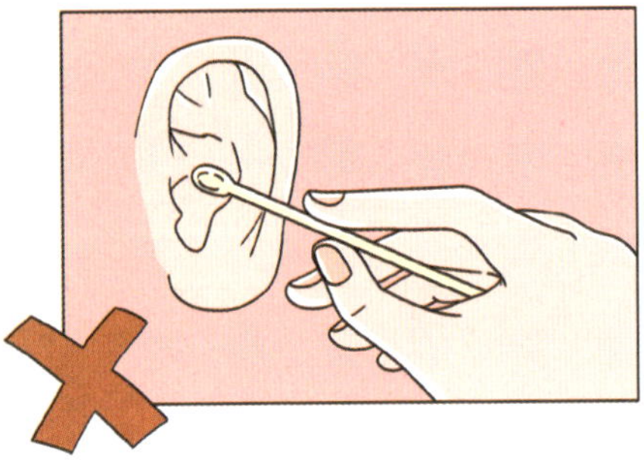

那些让宝宝患上中耳炎的坏习惯

1 提捏鼻子

家长都希望宝宝长得乖巧可爱，对于鼻子有点儿“塌”的宝宝，家长总觉得经常提捏他的小鼻子能改善鼻型，让鼻子“挺”一些。可是提捏小鼻子的动作，却很可能会导致宝宝急性化脓性中耳炎。

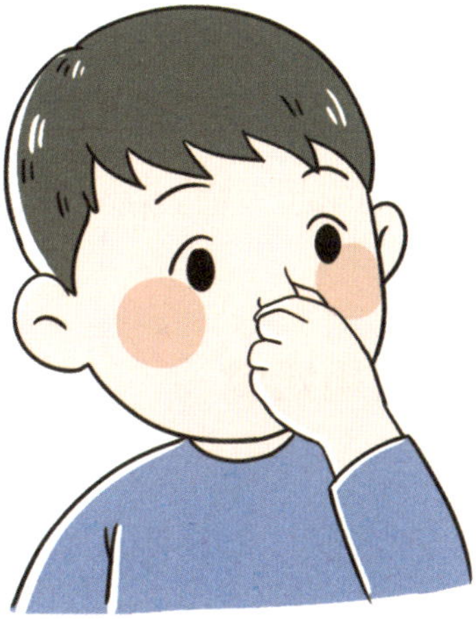

鼻子离耳朵那么远，捏鼻子为什么会引发中耳炎呢?

分析：经常捏鼻子，可能损伤鼻腔的黏膜与血管，降低鼻腔自身的防御功能，增加细菌、病毒感染的机会，还会令鼻腔中的分泌物因受到挤压，通过咽鼓管侵入鼓室，从而引发耳道发炎。

2 躺着喂奶

父母们在养育宝宝的初期，由于经验不足，很多小细节会被忽略。比如说，宝宝喝奶的动作。最好让宝宝以坐姿进食。如果平时习惯躺着喂奶，宝宝可是很容易患上中耳炎的。

分析：小宝宝肠胃发育不完善，加上进食时吞进一些空气，故容易在喂食后反胃。当食道或胃里的食物反流入咽喉、口腔或鼻腔中时，这些被污染的反流物就容易通过咽鼓管侵入耳内，引起耳内黏膜发炎。

3 乱擤鼻涕

宝宝一旦因外感或者鼻炎，鼻涕增多时，家长便会经常给他擤鼻涕。但是，擤鼻涕需要掌握一定的方法，否则很容易导致中耳炎。

分析：父母们最常用的方法，就是两手指捏住两侧鼻翼，用力将鼻涕擤出。由于孩子的两侧鼻孔都被捏住，鼻涕的出路被堵死了，便在外力的迫使下向鼻后孔喷出，通过咽鼓管而侵入中耳，其中的细菌、病毒趁机繁衍而引起炎症。据统计，大约有 1/3 的中耳炎患儿就是这样导致的。

4 滥用奶嘴

很多父母都爱用没有奶瓶的“安慰奶嘴”让孩子安静入睡。但这种行为却是让宝宝感染中耳炎的帮凶。这是为什么呢？

分析：在调查了 100 位半岁到 1 岁半的小宝宝后，专家们发现连续 6 个月使用安慰奶嘴的宝宝，患上中耳炎的概率比不使用者高 30%。原来，宝宝频繁的吸吮动作，很容易使病菌从鼻腔后端潜入咽鼓管，进而引发中耳炎。

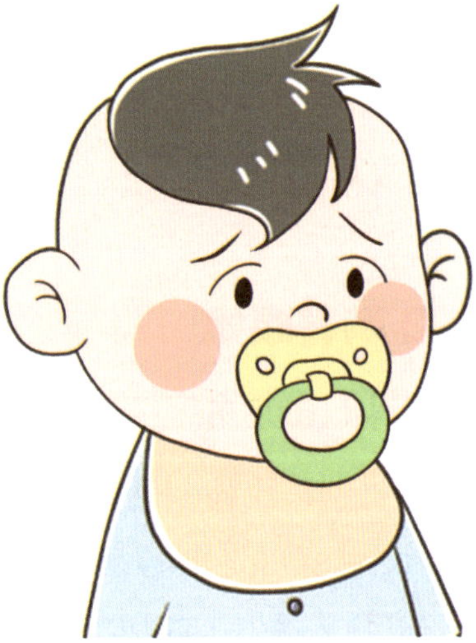

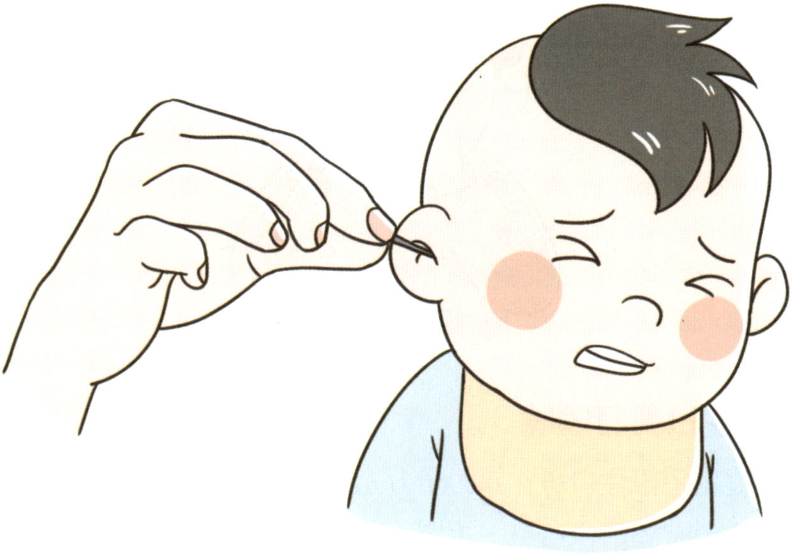

5 经常掏耳朵

一些父母喜欢用发夹、棉签等物品给宝宝掏耳朵。宝宝皮肤娇嫩，耳道不如成人完善，经常这样做，很容易让细菌进入中耳腔内，引起中耳腔感染，还可能造成鼓膜损伤。

正确做法：如果宝宝因为耳屎太多而觉得不舒服，尽量不要用工具掏，可以用含有过氧化氢（双氧水）成分的溶液来溶解耳屎。另外，如果年龄较小的宝宝耳朵不舒服，最好交给医生来处理。

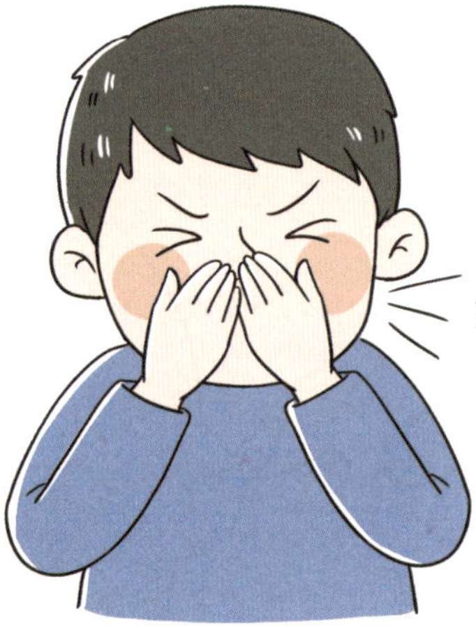

6 捂住口鼻打喷嚏

打喷嚏用手捂住口鼻？错，千万别这么教孩子。同擤鼻涕一样，在宝宝打喷嚏的时候捂住口鼻，也容易引起急性中耳炎。打喷嚏时捂紧宝宝嘴和鼻子，会使鼻部压力增高，细菌就容易随气流由咽鼓管进入压力低的中耳鼓室，引起中耳发炎。

正确做法：教会宝宝用纸挡住口鼻或者对着胳膊打。喷出的飞沫虽然会附着在衣服上，但至少会阻断细菌的进一步传播。这一方法也是世界卫生组织提倡的。

7 游泳、洗澡缺失保护

游泳、洗澡时宝宝的耳朵最容易进水，水进入耳朵没有及时得到清理，极容易诱发宝宝内耳感染、损害听力。

正确做法：当知道宝宝耳朵进水后，让宝宝侧躺在自己的大腿上，让进水一边的耳朵朝下，用手掌紧压宝宝的耳根，然后迅速松开，连续数次做这个动作，水就会被大部分吸出。然后固定宝宝的头部，用消毒棉签伸进宝宝耳朵约 1 厘米深的位置旋转，将剩余在宝宝耳朵里的水拭干。

预防小贴士

增强体质：增强身体的抵抗力，保证睡眠时间和睡眠质量，坚持锻炼身体。

预防感冒：防治呼吸道感染，预防感冒是预防中耳炎的基础，若不慎感冒应及时治疗。感冒期间鼻腔内的分泌物会增多，此时不可用手捏紧鼻孔擤鼻涕，因为这样可增加鼻和咽部的压力，使鼻涕和细菌通过耳咽管进入中耳，感染中耳炎。

注意耳部卫生：尤其要保持耳部干燥。游泳时，选择干净的游泳池。若水流进耳朵里，应及时处理。首先，控出耳内积水；其次，吹干耳内残留水渍。具体方法是将外耳向上及向外拉，使耳道伸直。让吹风机在距离耳朵 5~10 厘米远的地方，向耳内吹，以暖风或冷风吹 30 秒。如此可以消除细菌及霉菌生长的潮湿环境。

及时医治其他疾病：要适时处理宝宝其他的病变，比如鼻腔类疾病。得麻疹等急性传染病时，要多注意口腔、鼻腔的清洁卫生，以有效预防中耳炎。

合理饮食：饮食要清淡、容易消化、营养丰富，要多吃新鲜蔬菜和水果，不要吃辛辣刺激的食物，如酒、葱、蒜等，以防热毒内攻。平时有症状时，可以适当多吃一点清火败毒的食物，如金银花露、绿豆汤等。

避免呛咳：给宝宝喂奶时，避免过急。同时，要注意奶嘴上的孔不要过大，宝宝会因为来不及吞咽而引起呛咳，使乳汁通过咽鼓管上行，引起中耳感染。

避免耳外伤：给宝宝挖耳朵时，动作要轻柔，避免损伤耳内的皮肤黏膜而引起感染。

第十七章 小儿贫血

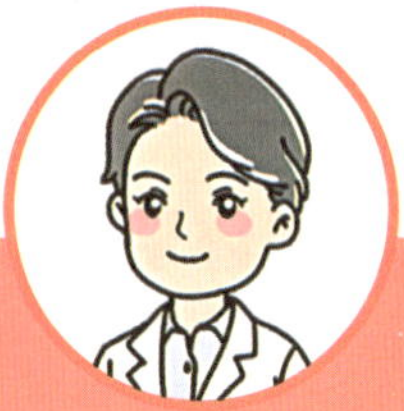

小儿贫血的定义

小儿贫血是小儿时期的常见病，为影响小儿生长发育诱发感染性疾病的主要因素之一。小儿贫血是指 0 ~ 14 岁的儿童，血液中单体积内的红细胞数目、血红蛋白量和血细胞比容低于正常标准而引发的贫血。

小儿贫血发病率大约为 10%。因为儿童的红细胞数和血红蛋白含量会随年龄不同有差距，具体诊断标准如下：

0.5~5 岁：血红蛋白含量 <110 克 / 升，血细胞比容＜ 0.33；

5~11 岁：血红蛋白含量 <115 克 / 升，血细胞比容＜ 0.34；

12~14 岁：血红蛋白含量 <120 克 / 升，血细胞比容＜ 0.36。

小儿贫血的症状及证型的划分

● 小儿贫血的种类及症状参照表

种类	症状	原因
红细胞或血红蛋白生成不足	皮肤苍白干燥；生长迟缓、毛发干枯；肝脾、淋巴结肿大；呼吸、心跳加快；食欲减退、恶心呕吐、腹泻；精神状态较差、头昏耳鸣	造血物质缺乏，铁元素摄入不理想；骨髓造血功能存在障碍。
溶血性贫血		红细胞结构缺陷，缺乏转换酶。
失血性贫血		因外伤或出血性疾病导致的急性失血；因钩虫病、新鲜牛乳过敏等疾病引发的慢性失血。

小儿贫血的类型及发病情况，受年龄和地理环境的影响较深。

新生儿期发生的贫血，多和母体有关；婴幼儿期的贫血则和感染、造血物质缺乏或遗传因素有关；儿童期多见慢性失血性贫血。

小儿贫血的医学分类及发病原因

分类	病因
失血	1. 急性失血：外伤性、出血性疾病（血小板减少性紫癜、过敏性紫癜、血友病等）。 2. 慢性失血：钩虫病、肠息肉、溃疡病等。
溶血	主要原因为红细胞内在缺陷。或其他溶血因素，包括免疫因素、感染因素、化学或物理因素、脾功能亢进等。
红细胞生成不足	1. 造血物质缺乏：缺乏铁质、叶酸、维生素 B_{12}、维生素 B_6、铜、钴、激素等。 2. 再生障碍性贫血。 3. 感染中毒，胶原性疾病、慢性肾炎、乙型肝炎等。 4. 骨髓病性贫血：白血病、淋巴瘤等。

小儿贫血的常规分类及症状参照表

分类	症状
急性贫血	主要是急性失血性贫血，表现为突发的头晕、眼花、疲倦、乏力，严重者会出现昏倒、昏迷。
慢性贫血	临床上较多见，表现为长期的面色、唇色、指（趾）甲、口腔黏膜苍白，以及一过性头晕、眼花、耳鸣、疲倦、乏力、精神不振。

贫血，在中医学中属于“血虚”的范畴，主要因为心脾两虚、肝肾阴虚、肾阳不足、脾虚湿困等引起。心主血，肝藏血，脾统血，肾生髓，脾虚则气血生化无源，肝虚则生化无源而血不能藏，肾虚则不能主骨生髓而至精髓亏损，生化无根。中医补血，多以养心、肝之血，滋脾、肾之阴为要。

● 小儿贫血的中医辨证及建议用药参照表

证型	症状	建议用药
脾胃虚弱	面色苍黄，口唇黏膜爪甲苍白，不思饮食，体倦乏力，大便溏泄，舌淡苔白。	参苓白术散
心脾两虚	头晕目眩，心悸气短，纳少乏力，面白肢冷，腹满便溏，舌淡。	归脾丸
肝肾阴虚	头晕目眩，耳鸣盗汗，腰膝酸软，恶寒，面色萎黄，口干，舌红少苔。	六味地黄丸
肾阳不足	头晕目眩，形寒肢冷，四肢不温，面色㿠白，夜尿频数，舌淡苔白。	金匮肾气丸

按摩手法

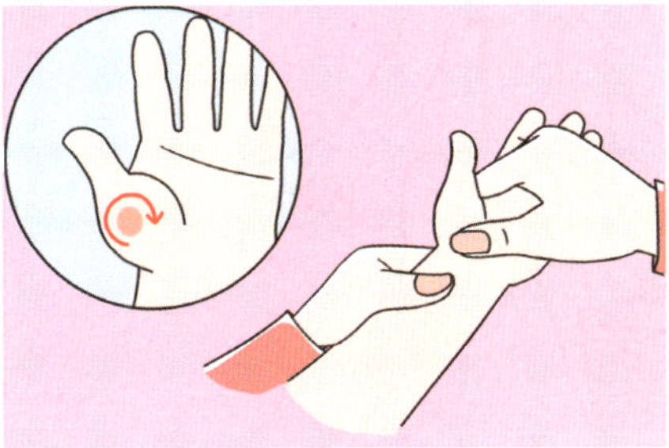

按揉板门

1 按揉板门

板门位于手掌面大鱼际最高点。

操作：单手固定宝宝手掌，掌心向上，另一只手以拇指指腹顺时针按揉板门，双手各 50 次。

2 按揉足三里

足三里位于小腿外侧，外膝眼下 3 寸，胫骨旁一横指。

操作：固定宝宝小腿，然后用拇指指腹顺时针按揉该穴，双侧各 50~100 次。

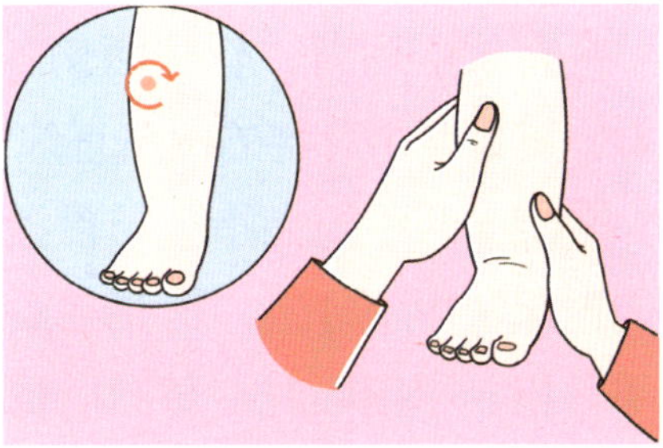

按揉足三里

3 补脾经

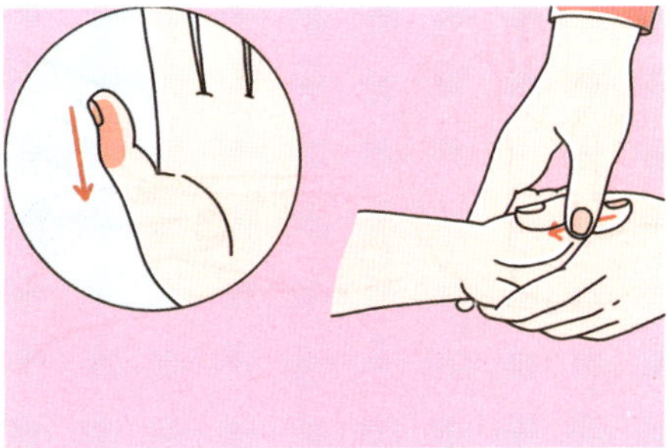

补脾经

脾经手部反射区位于拇指桡侧缘末节，自指尖至指间关节横纹处。

操作：先固定宝宝手掌，掌心向上，然后用拇指指腹从宝宝拇指桡侧缘指尖向指关节横纹处轻推 200 次左右。

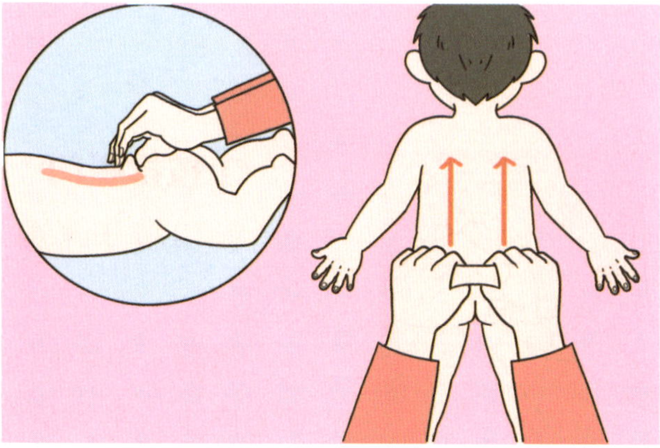

捏脊

4 捏脊

夹脊位于后背，脊柱两侧各 0.5 寸处，从颈部第 1 胸椎开始至尾骶骨，贯穿整个背部的两条直线。

操作：两手拇指指腹与食指、中指指腹相对用力将脊背夹脊处的皮肉捏起，由下往上，拇指在后，食指、中指在前。拇指向前推动，两手食指、中指同时交替向后捻动，两者相互配合，边捏边放，连续不断地向颈部推移。每捏 3 次向上提一次，每日 3~5 次。

5 推上三关

上三关位于前臂桡侧缘，自腕横纹至肘横纹成一直线。

操作：令宝宝掌侧位，掌心向内。单手托住小儿尺侧腕关节，以右手拇指或并拢的食、中二指指腹在前臂桡侧，由腕横纹起推至肘横纹，50~100 次。

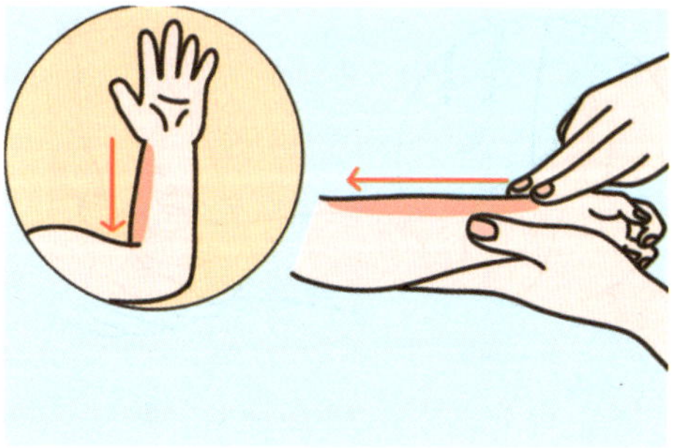

推上三关

食疗

小儿贫血多发于6个月至3岁的宝宝，主要是由蛋白质及铁的缺乏所导致。宝宝出生后的饮食主要是奶类，所以蛋白质不会缺乏。而铁元素在奶类中含量很少，并且有些食物中的铁由于有草酸盐、碳酸盐和植物酸盐等，会干扰铁的吸收利用，所以缺铁性贫血很常见。

刚出生的宝宝由于有母体留下的储备铁，一般不会发生贫血。随着婴幼儿的生长发育，这些铁储备一般半年左右就消耗干净了。这个阶段的婴儿生长发育很快，一般到1岁时体重已是出生体重的3倍，血液循环中具有携氧能力的血红蛋白增加2倍，需要更多的铁元素来合成血红蛋白。这些铁元素怎样补充呢？

合理喂养是保证小儿获得铁元素和营养物质所必需的，也是防止缺铁性贫血极为重要的一个方面。也就是说，乳食的调配要根据小儿年龄的不同，选择适当的饮食。如出生后6个月的宝宝就要注意添加辅食，以满足生长发育的需要，可以适当选用鸡蛋黄、瘦肉末、蔬菜汁、水果汁、蔬菜泥、猪肝泥等等。这样，可以有效地防止缺铁性贫血的发生。

后天喂养不当，是贫血发病的主要原因之一。所以贫血的治疗原则，以补益为主。正如《黄帝内经》中所说："虚则补之。"除药物治疗外，食疗的方法也非常有效。

糯米山药粥：糯米300克，薏仁米50克，大枣20枚，莲子20克，山药30克，白扁豆30克。

功效：上述食材浸泡一夜后，煮烂成粥服食。服用此方健固脾胃，滋阴养血，性质平和，且不滋腻，可长期服用。

木耳大枣汤：鲜木耳 20 克，大枣 30 克。

做法：将上述食材煮熟后，加少量红糖服用。木耳滋肾润肺，大枣益气养血，搭配后则效果更佳，补血期间可隔日服用。

木耳瘦肉汤：鲜木耳 25 克，瘦肉 100 克。

做法：以上食材加水炖煮至烂熟，加盐调味后，食肉服汤。瘦肉中富含铁元素，可促进红细胞的生成和功能的维持，且瘦肉中含的半胱氨酸和血红素可促进人体吸收铁元素，有改善贫血的功效。

养血汤：龙眼肉 10 克，花生米 12 克，薏苡仁 30 克，大枣 10 枚。

做法：以上食材，加水同煎服汤。此食疗方滋养心血，健脾益气，可每日服食。

参枣汤：党参 10 克，大枣 20 枚。

做法：以上食材泡水 1 小时后，水煎 1 小时，之后去党参，食枣喝汤。服用此方可改善体质虚弱及消瘦、疲倦的状况。

·温馨提示·

饮食治疗小儿缺铁性贫血，可以吃动物的肝脏，但不宜吃太多，建议一周吃一两次，每次 50~100 克即可；也可以通过补充铁剂治疗，每次补充 25 毫克为宜；还可以用鸡蛋黄来补铁，蛋黄中的铁含量非常高，但它的吸收率较低，建议 6 个月的宝宝可以每天吃四分之一个蛋黄，看看宝宝是否能够适应，如果宝宝吃了以后没有消化不良的情况，以后可以逐渐增加喂食蛋黄的量，但不要超过一个。

小儿贫血的日常护理

贫血的宝宝机体抵抗力较弱，因此要注意气候变化，要及时增减衣物。同时要注意，尽量吃易消化的且富有营养，尤其是含铁丰富的饮食。6 个月到 2 岁的宝宝需要及时添加辅食，不能单一地吃母乳、牛奶或奶粉，添加辅食时，可以适度吃一些蛋黄、猪肝、动物血、鱼、虾等食物；不满 6 个月的宝宝一般不需要补血。如果因为早产的关系，宝宝没有吸收到足够的来自母体的铁，需要在出生后补铁，还可以补充促红素等，帮助血色素的合成。

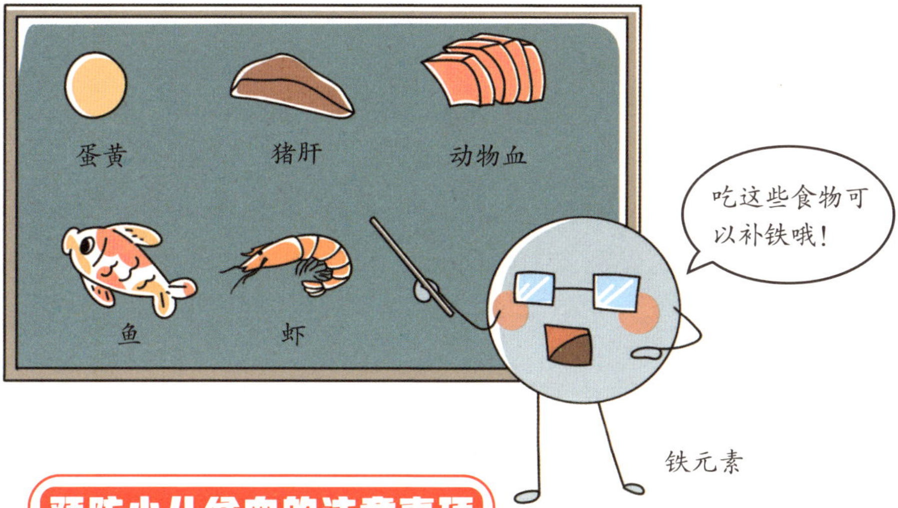

预防小儿贫血的注意事项

要时刻保持合理喂养，了解母乳喂养的优越性与合理喂养的必要性。母亲孕期和哺乳期的营养，也不要忽略。在宝宝可以添加辅食时，要及时添加含铁丰富及铁吸收率高的食物，如蛋黄、瘦肉，动物的肝、血等。当宝宝出现不良饮食习惯，比如偏食，就要及时纠正。而且有必要让宝宝养成良好的卫生习惯，防止和及时治疗钩虫等肠道寄生虫病。